轻轻松松话健康丛书

# 运动养生
## YUNDONG YANGSHENG

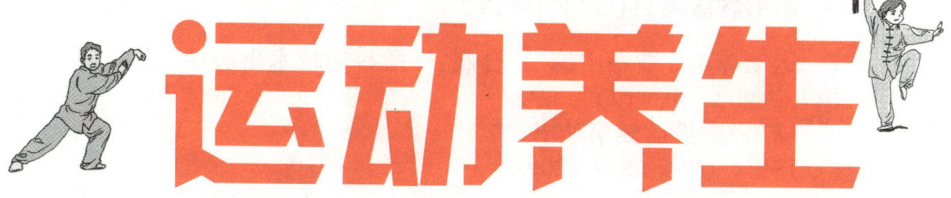

主　编　李　青
副主编　潘兴乾　邢金芳　吴庆民　毕永梅　洪永富
编　委　陈海燕　陈　静　崔海游　高竹青　缪　莉
　　　　任德玲　宋　涛　王　瑾　王　军　夏　杰
　　　　张　洁　周楠楠　周　琼

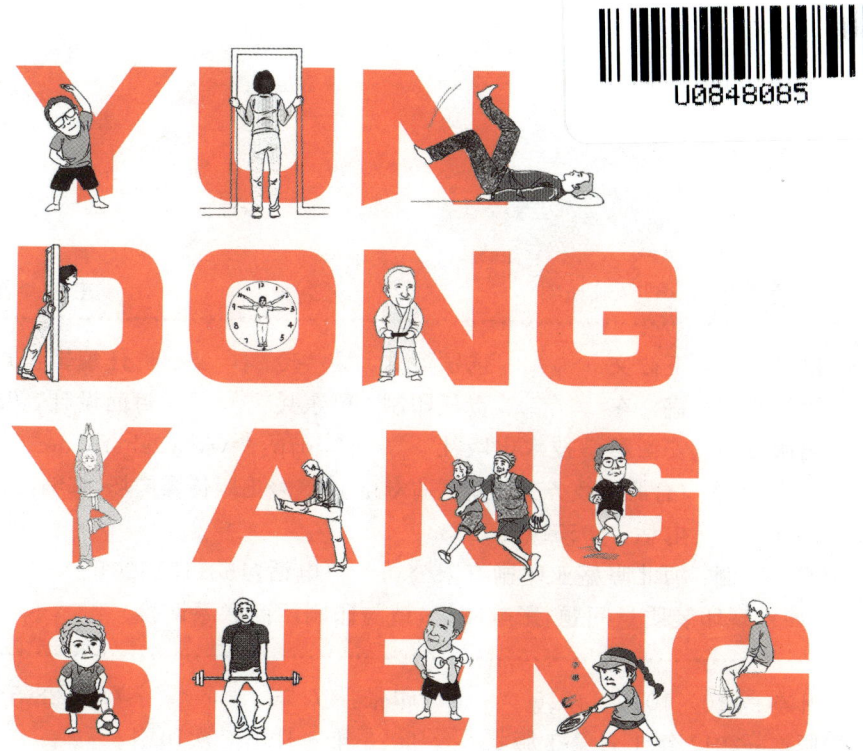

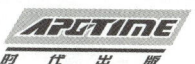
时代出版传媒股份有限公司
安徽科学技术出版社

## 图书在版编目(CIP)数据

运动养生 / 李青主编. --合肥:安徽科学技术出版社,2017.1(2025.6重印)

(轻轻松松话健康丛书)

ISBN 978-7-5337-6399-2

Ⅰ.①运… Ⅱ.①李… Ⅲ.①健身运动-养生(中医)-基本知识 Ⅳ.①R161.1

中国版本图书馆 CIP 数据核字(2014)第 194259 号

## 运动养生

主编 李青

| 出 版 人:王筱文 | 选题策划:吴 玲 | 责任编辑:吴 玲 |
| 责任校对:盛 东 | 责任印制:梁东兵 | 封面设计:朱 婧 |

出版发行:安徽科学技术出版社　　http://www.ahstp.net

(合肥市政务文化新区翡翠路 1118 号出版传媒广场,邮编:230071)

电话:(0551)63533330

印　　制:河北晔盛亚印刷有限公司　　电话:15811513201

(如发现印装质量问题,影响阅读,请与印刷厂商联系调换)

开本:710×1010　1/16　　印张:17.75　　字数:328 千

版次:2017 年 1 月第 1 版　　2025 年 6 月第 2 次印刷

ISBN 978-7-5337-6399-2　　　　　　　　　　定价:88.00 元

版权所有,侵权必究

# 前　言

随着社会老龄化问题的日益严重，健康已被越来越多的中老年人所关注。什么是健康？简单地说，健康就是拥有强壮的体魄，能抵御各种疾病的侵袭；深层次地说，健康还包含健全的精神状态，良好的心理调节能力。因此，提升自我保健意识，培养健康的生活习惯，必将成为越来越多的中老年朋友的追求。

近年来，安徽益寿文化传媒有限公司出版的《益寿文摘》报畅销全国，影响力大，已发展成为"中国报业领军品牌""中国老年健康报业龙头报纸"，"益寿文摘"注册商标也被评为"中国驰名商标"。其传授的医学养生保健知识，引领众多中老年人形成了健康的生活方式，解除了无数读者的病患。为惠及全国中老年朋友，《益寿文摘》报社特组织多名医学专家，从《益寿文摘》报中遴选精华，编撰了这套《轻轻松松话健康丛书》。

本套丛书共计 100 余万字，分《家庭医生》《运动养生》《食疗养生》《中医验方》四个分册。丛书图文并茂、通俗易懂，集科学性、知识性、趣味性、实用性于一体，旨在帮助中老年人正确认识疾病，制订正确、合理的膳食及运动计划，采取科学、有效的治疗方法，寻找最适合自己的保健方式，从而享有高品质的生活。不过需要说明的是，书中介绍的内容仅供读者朋友诊断、治疗疾病时参考，如果身体不适，患者还是要及时去医院诊治。

希望本套丛书能为您开启健康长寿之门，陪您共度瑰丽夕阳人生。由于编者时间及水平有限，丛书难免存在不足之处，敬请广大读者批评、指正，以便再版时修订。

编者

2016 年 5 月

# 目 录

## 防 病 篇

过敏体质者户外锻炼时五注意 /2
"四步"呵护你的肩 /2
10个要诀防运动伤害 /5
带"病"运动要留心 /6
老年人锻炼,头颈是禁区 /6
运动时头痛需细寻因 /7
适度运动有助于预防骨质增生 /8
有骨刺,更要防止运动损伤 /8
有些运动不适合你 /9
坚持锻炼可防驼背 /10
直腿抬高运动可强壮膝关节 /11
健身时尤其要保护膝关节 /11
倒着走时要保护足、膝、颈 /12
加强对症锻炼,改善关节僵硬 /13
多做腿部肌肉锻炼护关节 /14
留住肌肉有助于健康 /14
撞脚后跟可舒活筋骨 /15
练习盘腿可改善呼吸 /15
原地踏步可增加肺活量 /16
每周运动5次可防感冒 /17
预防血栓"动"起来 /18
常踢毽子能防血栓 /18
耐力性运动可改善血脂水平 /19
下蹲练习可强心脏 /19

午休时间锻炼易疲劳或诱发运动性休克 /20
正确跑姿防损伤 /21
长跑助你远离心脏危机 /21
每天做15个俯卧撑可保护血管 /22
高血压患者不宜跑步 /23
双脚打圆画圈可预防脑梗死 /24
常练脚趾操,小脑不萎缩 /24
预防老年性痴呆的简易运动 /25
运动是防痴呆的第一利器 /26
不对称运动,健脑防衰老 /26
疏通经络、调和气血,没事绕着圈走 /27
防跑步受伤,细节很重要 /28
跑步:保养前列腺的最佳运动方式 /29
经常跳跃防便秘 /29
饭前小运动可助消化 /30
按摩揉腹法,养护肠胃 /30
多练抬腿防疝气 /31
腰不好多练仰卧起坐 /32
每天下蹲10分钟 /32
坐1小时蹲三五分钟 /33
久坐不动最伤腰 /34
脚趾抓地防尿频 /34
小劳术:古代保健体操 /35

运动养生

按摩淋巴,延缓衰老 /36
善用梳子防病养生 /37
"梳"理身体能防病 /38
大强度锻炼可致肌肉僵硬 /38
抬头向上看有助于缓解抑郁情绪 /39

隐性运动能减压 /39
规律运动防发胖 /40
经常用力勾拉小手指有助于补肾强身 /41
绝经女性多跑多跳添性趣 /41

## 治 病 篇

双脚晃动促进循环 /44
运动让血脂更健康 /44
锻炼不规律会加重血脂异常 /46
同是高血压,运动莫求同 /47
只要运动,血压就会下降吗 /48
高血压患者不宜饭后百步走 /48
心脏病患者,做运动就像开车 /49
感冒期间的最佳运动与最差运动 /49
已患颈椎病,不宜做"米字操" /50
腰椎间盘突出患者的站立锻炼 /51
把腰痛"爬"走 /52
腰肌劳损患者可练练养生桩 /53
严防锻炼扭伤腰 /54
久坐背痛可推门框 /55
背痛时左手拉右手 /55
持杖行走可治腰肌劳损 /56
颈肩病症,试试按摩 /56
头枕手掌可治疗肩周炎 /57
多捶臀可缓解坐骨神经痛 /58
慢性咽喉炎患者可做做操 /58
刮眉握拳可治心烦失眠 /59
腹式呼吸,让我摆脱失眠 /60
"咬牙切齿"可治头昏沉 /61
慢性头痛操 /61
头昏多做健脑操 /61
健脑多做左侧操 /63

经常快走可改善帕金森病症状 /63
俯仰呼吸可缓解胆绞痛 /64
脂肪肝患者的运动疗法 /64
合理锻炼可改善消化功能 /65
晨起转腰可改善便秘症状 /66
顺时针摩腹,是补还是泻 /67
按摩小腿防尿路结石 /68
糖尿病的爬山疗法 /68
糖尿病老人运动"三要" /69
每天5分钟,轻松降血糖 /70
糖尿病患者运动宜选游泳 /71
蹲马步可减少遗精 /72
老年女性锻炼要有针对性 /73
仰卧起坐可治妇科病 /73
常走"一字步"可防治痛经 /74
跳舞可减轻关节痛 /74
膝关节病患者如何运动有讲究 /75
静脉曲张、腿酸痛患者可仰卧举腿5分钟 /76
静脉曲张患者不能多运动 /77
做静脉曲张保健操,赶走腿"蚯蚓" /77
老寒腿运动法 /78
老年类风湿关节炎患者运动时该注意啥 /79
疾病的最佳锻炼法 /80

# 目 录

## 方 法 篇

12个动作从头练到脚 /82
健身锻炼须专心 /84
我的"五子"健身法 /85
8枚钢球双手转 /86
5套健身土办法,练出一副好身板 /87
练书法,心静如水 /88
捡烟头也是种健身 /89
老年人日常做运动的五个要点 /89
老年人做逆龄运动悠着点 /90
田径教练教你:从零开始学跑步 /91
爱跑步者多练深蹲 /92
老年人健步走的注意要点 /92
6种方法增加散步效果 /93
每天一万步,要注意什么 /94
配合四动作,走路更健身 /96
没事跑两步 /96
光脚跑胜过穿鞋跑 /97
跑步后踢小腿助放松 /98
不是人人都会长跑 /99
跑步时别伤着跟腱 /99
"跑圈"时要向左转 /100
户外活动时可做写字操 /101
张张嘴、摇摇头,日常巧健身 /101
肩关节、膝关节,锻炼方式大不同 /102
经常"三搓"好处多 /103
生活中的健身二法 /104
经典运动也能这样做 /104
睡前捶背好入睡 /105
健身不妨"加一点" /106
健身者:五个提醒放心上 /107
锻炼肌肉应一次练透 /108

根据体形选择运动方式 /109
没有要钟情一生的运动 /110
老年人床上锻炼十法 /110
老年人室内养生保健操 /113
不出家门巧健身 /114
老年人的"每日养生锻炼法" /115
老年人:要做平衡运动 /116
健身过度,身体会有警告 /117
健身可别自以为是 /118
笔直站5分钟,等于散步40分钟 /119
健身中的自我七注意 /120
8个动作放松颈椎 /121
运动的"酸加、痛减、麻停"原则 /122
先上后下,避免损伤 /123
学会放松,肌肉不痛 /123
退步走与深呼吸不宜长期坚持 /124
热身时转脖子不好 /125
按摩保健的三大误区 /125
运动时穿袜子有讲究 /126
运动内衣带子不能太紧 /127
初练太极拳时须注意保暖 /127
方法比骑行更重要 /128
健身自行车你会骑吗 /129
健身新项目——筷子舞 /129
踢毽子尽量找同龄人 /130
踢毽子应快慢适度 /130
户外有风雨,室内巧锻炼 /131
若跳广场舞,必知几件事 /131
老年人不宜跳绳 /133
脑力劳动者健身十步骤 /134
下班前敲敲三个地方 /136

运动养生

年轻上班族的"无形健身操" /136
起床前做套养心操 /137

## 强　身　篇

饮食搭配好,健身效果翻倍 /140
家庭式运动最利于坚持 /141
简单运动,累积健康 /141
常做小动作,换来大健康 /143
骑自行车运动到底有哪些好处 /144
牵手去爬山 /145
老年人"山地跑"大有益 /146
走走跑跑,燃烧脂肪 /146
隔天慢跑,健身效果更好 /147
负重跑步可增强健身效果 /148
家中花样跑,"跑"出健康来 /148
软垫上踏步,增加运动量 /149
散步锻炼得看体质 /150
维持体重靠运动 /151
中低强度锻炼更减脂 /152
"低谷期"要调整运动量 /152
运动专家赵之心谈:健骨,坚固您的健康 /153
扶膝而坐能护腿 /155
举腿"写字"练腹肌 /155
水中慢跑的适宜人群 /156
女要瘦身,男要扭胯 /157
女士健身的注意事项 /157
力量锻炼让女性更"有型" /158
跳绳10分钟等于慢跑半小时 /159
如何跳绳更科学 /160
如何养足精气神 /161
练剑健身又修心 /162
丢开麻将去健身 /162
我的骑车健身法 /163

捶胸顿足强健肺 /164
原地踏步可增加肺活量 /165
锻炼与补肾,防性欲"冬眠" /166
让手指灵活的"益指操" /166
踮脚尖运动助老人更健康 /167
常做踮脚运动好处多 /168
按摩足底可提高男人性功能 /169
天然按摩器,身边处处有 /169
手杖健身操 /171
玩玩翻绳,让手脑更灵活 /172
呼啦圈太重伤内脏 /173
练习扭腰器,小腹要绷紧 /174
打球需防肩损伤 /174
打保龄球的适宜人群 /175
举哑铃动作别太快 /175
跳舞健身功效好 /176
广场舞到底该怎么跳 /177
华尔兹舞适合中老年女性 /178
练"坐操"强体质 /178
倒立好处多,不能盲目练 /178
"抛"出健康好身体 /179
搓耳动作巧强身 /180
健体强身十项功 /181
六类健身运动堪称最优 /182
6分钟运动既瘦身又解乏 /183
健身美体打网球 /184
道家明目功 /185
科学打好太极拳 /186
怎样打太极拳才最健身 /189
打太极拳时最好不用音乐伴奏 /190

目 录

## 长 寿 篇

人到中年如何运动才能延缓衰老 /192
坚持步行有益健康 /193
古稀老人"组团散步" /194
每天万步走 /195
慢运动：身心平衡,享受宁静 /196
温和运动可产生"愉快素" /198
走出愉悦,身心健康 /198
生命在于运动,运动要讲科学 /199
常锻炼老得慢,跑步使肌肉干细胞增加 /200
每周运动3小时,延缓衰老10年 /201
锻炼可生成新的脑细胞 /201
散步能"长脑" /202
一日抖三抖,活到九十九 /202

五压运动可延缓关节衰老 /203
释放体内静电,达到阴阳平衡——光脚走路,常接地气 /205
以"声"养生 /206
练唇操,老得慢 /206
身心合一话太极拳 /207
拍手养生真惬意 /208
九旬老人酷爱放风筝 /209
九旬老爹每天锻炼、写小楷 /210
长寿功法：八段锦 /211
常搓8处,延年益寿 /213
90岁进行运动仍对健康有益 /214
养生常在细微处 /215
老夫妻有情运动、愉悦身心 /216

## 季 节 篇

24节气,24种运动——一整年的运动规划 /218
春练"惜汗",排毒调身心 /220
户外运动伤害巧应对 /220
新年健康要有计划 /221
"晨练"与"晚练",哪个适合你 /222
春节期间运动应"对症下药" /223
初春锻炼有讲究 /224
春季锻炼的"三大纪律、八项注意" /225
春季绕楼散步易受凉 /227
出外踏青养眼睛 /227
夏季健身八注意 /229
夏季锻炼须防"热病" /230
运动调理,迎接酷暑 /231

天热摇扇,远离病患 /232
夏季体内阳气散发,拍打可通经络、除病气 /233
中老年人夏季多做撞背运动可增加阳气 /234
耐热锻炼宜早进行 /234
夏季重养心 /235
夏季健身,趋利避害 /236
夏练三伏,首选游泳 /237
防空调病可做手指操 /239
夏季减肥有氧运动小技巧 /239
初秋锻炼应遵"4A"原则 /240
秋季健身,动前先"醒"腰 /240
老年人秋练悠着点 /241

运动养生

秋季健身6个提醒 /242
糖尿病患者秋季应如何锻炼身体 /244
秋季登山的"清规戒律" /244
秋季要如何运动才能保护心脏 /245
秋季锻炼要避免伤肺 /246
冬泳不妨从初秋开始 /247
冬季锻炼应严防运动损伤 /247
老年人冬季运动应掌握四个"细节" /248
冬季空气冷,锻炼时别大口喘气 /249
冬季十大健身误区 /250
冬季长跑到底好不好 /251
冬季常按肚脐,可使肾气健旺 /252
冬季护肝四招 /252
老年人冬练的"八大注意"事项 /253
名医推荐"暖身操",专治"寒婆婆" /255

## 名 人 篇

老子的"道家八式保身操" /258
温家宝跳绳很标准 /260
名人糖尿病患者的健身招 /261
三式气功助邵逸夫延寿 /263
溥仪:植物园劳动得健康 /264
园艺健身,益寿延年
　　——记女红军莱玲的健身之道 /265
钟南山:慢跑最适合办公族 /266
白岩松的健康公式 /267
六小龄童:随身携带"金箍棒" /268
魏宗万:动则不衰,乐则长寿 /269
李伯祥:每天早晚快步走 /269
一把梳子、一套八段锦养出40岁的好身体 /270
爱因斯坦也爱步行 /271
毕加索运动养生 /272
看国外领导人如何健身 /272

# 运动养生 1

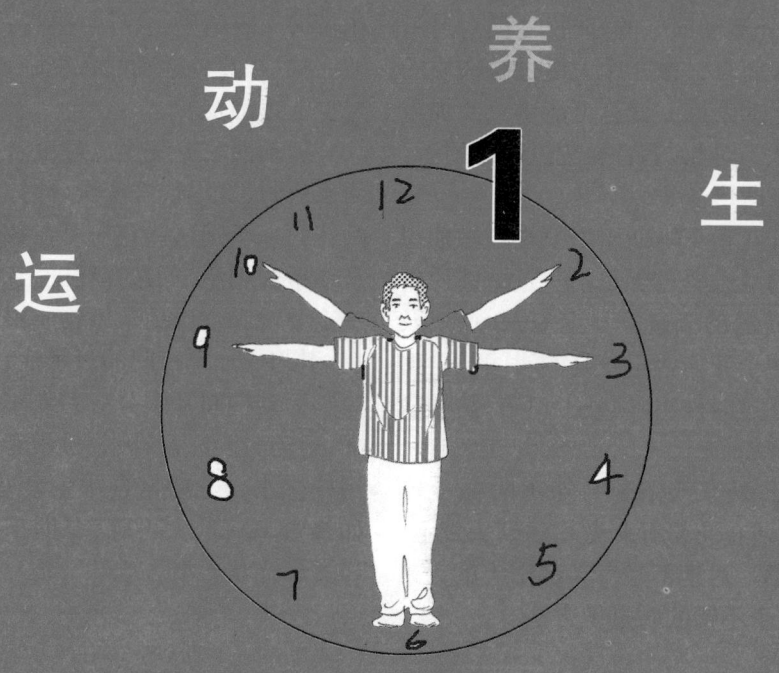

防病篇

## 过敏体质者户外锻炼时五注意

风和日丽、百花盛开、温度适宜的时候，是户外运动锻炼的好时机。但对过敏体质的人而言，在充斥大量过敏物质的环境中运动锻炼，就有可能诱发或加重过敏症状。对此，笔者提醒过敏体质者，户外锻炼时应注意以下几点。

**避开花粉高峰期** 季节性过敏症患者最大的敌人莫过于花粉。过敏体质者进行户外运动应避开早上6—9点以及黄昏这两个花粉含量较高的时间段。如一定要在这时外出，须戴上口罩，防止吸入过多花粉。

**外出锻炼戴帽子** 外出时戴上帽子，既能防止花粉等刺激物沾到头发上，又能防晒。对于不是每天都洗头的人来说，这是个不错的防过敏方法。

**戴上眼镜护好眼** 医学研究发现，花粉进入眼睛里，会导致眼痒、流泪等过敏症状。在户外运动时戴上眼镜，能有效减少上述困扰。

**运动回家要洗澡** 过敏者户外运动回家后，最好尽快洗个澡，冲掉沾在身上的花粉，否则这些花粉可在数小时后对身体造成刺激。如选择在晚上锻炼，睡前一定要洗澡，以免致敏物质停留在身体上，引起或加重夜间的过敏症状。

**运动期间补水分** 春夏季节气候干燥，运动时要注意补水，过敏者可适量饮用柠檬水，吃些富含维生素C的食物，如蜂蜜、草莓、大枣等，有助于避免或减轻过敏症状。

（朱本浩/文）

---

## "四步"呵护你的肩

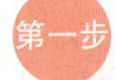 **第一步　全身预热**

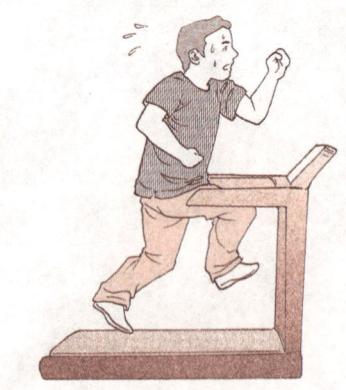

**垫个软垫跑一跑，20分钟就搞定**

对于肩关节肌肉有损伤的人，全身预热是非常有必要的，时间在15~20分钟即可。

怎么做：如果你的家里有跑步机，则

防病篇

可以按照速度指示为6（6千米/小时）的标准慢走15~20分钟。如果没有跑步机，可以在地上铺一个软垫，甚至是一个薄的被褥，赤脚原地踏步15~20分钟也行，直到身体微微出汗就可以了。

教练提示：在跑步机上慢走，速度要控制在6千米/小时以内，如果速度超过7，对膝盖的损伤较大，一般不提倡。

## 第二步　局部预热

**扣提展沉要标准，慢提快放别心急**

做完局部预热，会感觉肩关节特别活络，针对性的练习也更容易做到位。

怎么做：局部预热主要有两个动作。一是肩部的扣、提、展、沉，也就是向四个方向绕肩。

"扣"，就是在自然站立的情况下，双臂自然下垂，肩向前移，并往里扣；"提"，就是以扣点为基础提肩。要求肩头向上提到你的最高点，停一两秒；"展"就是以肩头的最高点为基点，双肩用力向后展；"沉"，就是以展点为基础，肩部顺势往下沉。二是肩部慢提快放。这个动作要容易些，具体要求是两肩在自然水平状态下，慢慢往高提，然后靠自然重力快速放下。

教练提示：以上两组动作，最好是站着做，也可以坐着完成。分别做30~50次，直到肩部感觉稍微有点热、有点酸就可以了。

局部预热

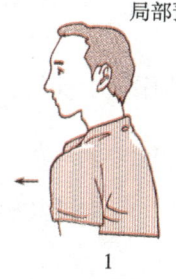
1

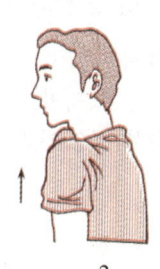
2

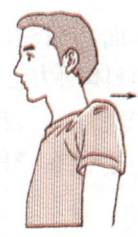
3

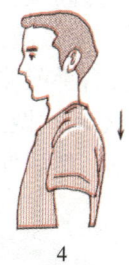
4

## 第三步　力量练习

**做完侧举做前举，俯身举臂再整理**

做这个动作最好找家人帮忙，检查动作是否到位。前三个可以坐在椅子上完成。

怎么做：像做广播操一样，双臂侧平举和前平举。侧平举时，掌心向下，举到不舒服时停顿1秒缓缓收回。前平举的动作跟这个类似，向身体前侧平举就可以了，要全程用力。接下来做俯身举臂。坐在椅子或床边，收腹挺胸，双脚并拢。俯身低头，身体尽量贴住大腿，头顶和尾骨在一条直线上。两臂由小腿外侧向上运动，掌心朝向地面，感觉到两肩胛在逐渐靠近。

最后，双手各握一个装满水的矿泉水瓶，肩部做扣、提、展、沉的动作就可以了。

教练提示：锻炼要循序渐进。每组动作做20次以上，每天早晚都做。

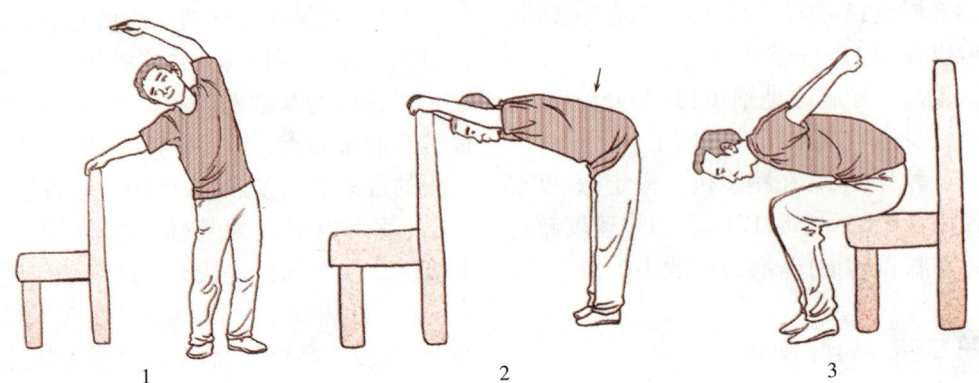

## 第四步　伸拉放松

**单手撑墙身体转，两臂交叉压一压**

这一部分可以让刚刚得到拉伸的肌肉合理放松。

怎么做：先伸拉前面。面对墙壁站立，右手前伸托着墙。身体用力往左转，头不动。做到位，保持20秒左右，再换另一边。然后伸拉后面。右手臂在身体前方伸直，然后用左手臂由外向内轻压右手臂肘部，感觉肩后部肌肉在拉伸。保持20秒左右，换另一边。最后是伸拉中枢。右手臂在身体前面伸直，然后移动到胸部以下，用左手扶着右手腕或右手臂，再往里压。保持20秒左右，然后换另一手臂伸拉。

教练提示：每个动作至少保持10秒，分别做20次以上。

（刘志友/文）

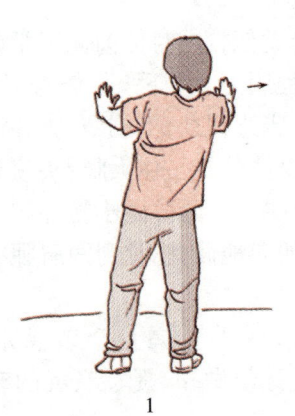
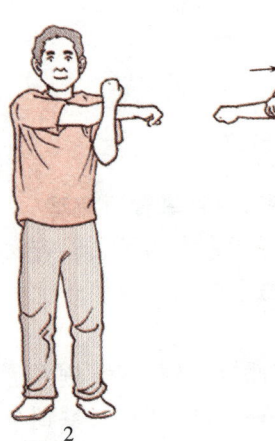

## 10个要诀防运动伤害

老年人运动更容易受伤,不妨看看运动专家总结出的老年人防止运动受伤的10个要诀。

1.充分热身,循序渐进。老年人运动量若过大,动作过快,更易受伤。充分热身很关键,比如跑步前应多走动走动,打网球前可跑几分钟,再跳跳绳。

2.练练下蹲。下蹲是老年人防止运动损伤和保持腿部及腰部力量的最佳单项运动。双腿分立,与肩同宽,后背保持直立,下蹲至大腿与地板平行,然后慢慢起身。动作重复20次。

3.静卧撑。静卧撑可有效锻炼老年人核心肌肉群。静卧撑与俯卧撑相似,但是前臂着地,保持不动,身体躯干部分绷直保持30秒,稍微休息后,重复相同动作。

4.金鸡独立。平衡练习有助于防止摔跤和脚踝扭伤。每天练习几次单腿独立(金鸡独立),保持20秒,换腿站立。练习一段时间后,可闭眼练习。

5.保护跟腱。研究发现,老年跑步者常见伤之一是跟腱伤。老年人不妨靠墙站立,拉伸脚跟,一条腿向后伸展,脚跟着地,拉伸保持30秒,膝部慢慢弯曲,再保持30秒。换腿重复同样动作。

6.关注疼痛不适。40岁之后,肌肉中负责组织修复的干细胞减少,不起眼的肌肉撕裂也容易变成巨大伤害。因此,一旦发现运动时疼痛不适,不要强行继续运动,应该立即去看医生。

7.增强肩部力量。随着年龄增大,肌腱及韧带水分变少,肩部更容易拉伤。多练习扩胸运动,或者使用拉力器。

8.喝巧克力牛奶。老年人摄入足够的蛋白质有益增强肌肉力量,常喝巧克力牛奶可促进运动后肌肉恢复。

9.硬球按摩足弓。脚跟和足弓酸痛是老年人运动时常见的不适症状,容易导致脚底筋膜炎。专家建议,将一个硬球(比如高尔夫球)放在脚底滚动按摩可以放松足弓。

10.增加力量训练。研究发现,力量训练14周可以使老年人肌肉纤维增长10%,肌腱僵硬缓解64%。但老年人进行力量训练时不必太卖力,以免造成肌肉损伤,经常拎拎重物即可。

(周向前/文)

运动养生

## 带"病"运动要留心

带"病"运动的患者一定要先了解自己的病情和体能,从事适合病情和体能的运动。

**心血管疾病** 运动训练是心血管病人保持健康的重要方法,但必须小心规划运动量和运动强度,应以"循序渐进"为运动计划的大前提,先依照患者个人喜好、环境因素与身体健康状况选择一些轻或中度的运动,然后持之以恒。

**脊椎问题** 脊椎有问题的人做运动必须从最基本的开始,尤其是强化"核心肌群"(躯干、腹部的位置)的运动,目的在于锻炼身体内部最接近脊椎、肩关节和髋关节的肌肉群,借此改善脊椎问题。

**糖尿病** 开始运动前先测一下血糖,避免引起血糖过低的情况,运动后可以再测一次血糖,评估运动量和强度是否适合自己。美国糖尿病协会建议,血糖正常时才可开始运动。糖尿病患者运动时最好随身携带一些甜食(如糖果)以备不时之需,万一出现低血糖现象可迅速提供能量。另外,要注意运动装备,确保鞋袜合脚、透气。

**关节炎患者** 关节炎患者应该养成运动习惯,但应量力而为,而且不应做太过剧烈、容易造成关节损伤的运动。运动前也一定要先热身,活动一下关节、肌肉及韧带,让关节做好准备,减少损伤情况。另外,一旦感觉疼痛或不适,就要马上通知健身教练并找出原因,避免二次伤害。

**高血压** 适量运动有助于维持正常血压水平,是一种不花钱的降血压方法。但是,高血压患者不适合做剧烈运动,尤其要避免急停急起、高运动强度(如举重)或需要闭气的运动(如伏地挺身、倒立等),而且注意不要做太多弯腰、低头的动作。

(王东梅/文)

## 老年人锻炼,头颈是禁区

有一位患动脉硬化的老年人,每天早晨打太极拳锻炼身体。由于近来经常感到头晕,便晃动和摇摆颈部想使头脑清醒。结果事与愿违,头晕更加明显,甚至在活动颈部时还常常出现眼前发黑的现象。

实际上,这位老人的这些症状是大脑供血不足所致,而活动颈部会使大脑缺血更加严重,甚至影响到了眼睛的血液供应,出现眼前发黑和暂时性视力障碍症状。

一般来说,轻度的动脉硬化不会影

响大脑的血液供应，所以颈部活动后不会出现什么症状。而重度的动脉硬化，会使大脑血液供应减少，出现头晕、头痛和记忆力减退等症状。此时活动颈部，很可能加重脑缺血，甚至发生缺血性脑卒中。因此，老年人在体育锻炼时不要过度活动颈部。

（《益寿文摘》/荐）

## 运动时头痛需细寻因

### 缺乏锻炼者进行剧烈运动

平时缺乏锻炼的人，参加了速度较快的跑、跳运动时易出现头晕、头痛，有时还伴有多汗、恶心等症状，这是身体不能及时提供剧烈运动所需的氧气供应的反应。有时疲劳或睡眠不足也会出现上述症状。

### 体内热量不足

当头晕等现象发生在锻炼一段时间后或接近结束时，尤其在外界温度过高或过冷的条件下出现这些症状，可能与体内热量消耗过多、供应不足有关。

### 某些疾病引起

患慢性鼻炎、鼻窦炎、内耳疾病、贫血、高血压的人，在运动时易出现头晕、头痛的现象。中年妇女运动时出现头晕、脸色苍白、心慌等症状时，常常与缺铁性贫血有关。

### 做好准备活动和整理运动

在每次锻炼前应做好充分的准备活动，锻炼结束后，做好整理运动。

### 保证供给机体足够的热量

在进行长时间、中低强度运动时，应服用足够的含糖食品，避免运动时因热量不足引起虚脱等问题。

### 及时发现和治疗过度疲劳

当已出现过度疲劳后，宜采取积极的作息方式（如散步、游泳、听音乐等）及时消除。

（《益寿文摘》/荐）

运动养生

## 适度运动有助于预防骨质增生

生命在于运动，没有运动，没有新陈代谢，生命就完结了。但是如果骨关节有骨质增生，就不宜进行过度运动，以免诱发新的骨质增生。

为了保护患病的负重关节，骨质增生患者要适度运动，不要过度运动。骨质增生了，受伤的部位活动时疼痛，如果不顾疼痛而拼命地活动，这样就会加快增生部位的损伤，医学上称机械性损伤。生长出的骨刺进入肌肉和组织内，在医学上称为游离死骨，可长期刺激肌肉组织，使上述症状加重。

适当的体育锻炼是预防骨质增生的好方法之一。因为关节软骨的营养来自关节液，而关节液只有靠"挤压"才能够进入软骨，促进软骨的新陈代谢。适当的运动，特别是关节的运动，可增加关节腔内的压力，有利于关节液向软骨的渗透，减轻关节软骨的退行性改变，从而减轻或预防骨质增生，尤其是关节软骨的增生和退行性改变。

（薪跃/文）

## 有骨刺，更要防止运动损伤

很多人认为爬山、爬楼梯等运动是预防骨质增生的好方法，其实最好的锻炼是快走、慢跑、游泳等。运动可以改善血液循环，也可以增进骨骼的营养，但要科学掌握运动方法和运动量。

骨质增生患者如果爬山、爬楼梯或蹲下起立等，会使关节承受的压力比平常高达4倍，反而对治疗不利。因此选择适合的运动方式十分重要，并非运动越多、越剧烈就越好。在运动量方面，以稍感疲乏，但易恢复为度。运动时间可以安排在早上、下午、晚上，每次30~60分钟。原则是"要活动、少负重、循序渐进、持之以恒"。如果有心血管疾病，要在医师指导下锻炼。

关节的保养在于两个"勿"：勿过劳和勿过凉。患者在发作期尽可能少活动，提倡科学锻炼的同时，注意关节部位不要直接吹风、冲凉水。

（《益寿文摘》/荐）

防病篇

# 有些运动不适合你

据媒体报道，57岁的重庆大妈做弯腰俯身猛抬头动作时猝死。

对于老人以及患有某些疾病的人来说，并不是所有的锻炼都有益健康，有的运动不但不能强身健体，还会诱发或加重原有病症，甚至导致心脑血管意外而危及生命。

## 关节炎患者不宜打太极拳

河南省中医院骨伤病诊疗中心主任孙永强：这是因为太极拳的很多动作都需要保持半蹲姿势，再加上一些扭转动作，使膝关节负重过大，摩擦和挤压增多，这对原本就老化的膝关节犹如雪上加霜。

## 脑供血不足患者不宜倒退走

郑州市第九人民医院老年科主任岳梅枝：倒退走路可以缓解颈部、腰部的紧张状态，刺激腰部、上肢、下肢不经常活动的肌肉，锻炼小脑，增强平衡力。但脑供血不足的老人血管储备能力低，倒退着走会加重心脑血管负担，颈部来回转动也容易使颈动脉受压迫，管腔变窄、血流减少，加重大脑缺氧，甚至发生转颈时突然晕倒。

## 糖尿病患者不宜快跑

岳梅枝：糖尿病患者快跑时心率可上升，交感神经系统兴奋，会刺激内分泌器官，释放肾上腺素和去甲肾上腺素，并刺激肝糖原的分解，使血糖猛然升高。经常处于血糖升高、波动的情况，糖尿病更易损伤心、脑、肾等器官，出现并发症。

## 青光眼患者不宜倒悬

河南省中医院眼科主任张凤梅：有研究表明，青光眼患者在做倒悬运动后，眼压和视网膜动脉压增高，有的会出现暂时性视野缩小和眼睑出血，严重者会造成眼睛永久性损害。

## 腰椎间盘突出患者不宜练重力操

孙永强：重力操中包含反复弯曲及扭动身体的动作，能增强背部、臀部及腿部肌肉的力量，还可调节脑部腺体与脊柱的功能。不过，孙永强说，腰椎间盘突出患者因腰椎间盘弹性及韧性下降，向前做弯腰、扭腰等动作时会引起椎间盘纤维破裂，髓核组织从破裂口脱出，刺激压迫脊髓神经根，引起腰腿部剧烈疼痛，下肢神经受损，甚至可导致肌肉萎缩，严重时可能瘫痪。

### 高血压患者不宜下蹲起立

岳梅枝：高血压患者下蹲时，会压迫腹部，限制呼吸肌的活动，使人不能进行足够深的呼吸，这样会造成血中氧气不足，肌肉血管收缩，反射性地引起血压骤升，这对高血压患者来说，无异于火上浇油。另外，下蹲后突然快速起立，会使脑部的供血一过性减少，容易诱发缺血性脑卒中。

### 骨质疏松患者不宜走鹅卵石路

孙永强：走鹅卵石路能刺激足部穴位，促进全身气血循环，健身防病。但骨质疏松患者一般都伴有软组织退化和软骨退化，在鹅卵石路上走，会加剧病变部位磨损，造成膝关节肿胀和疼痛。另外，骨质疏松会使跟骨硬度减低，在坚硬不平的鹅卵石上行走，足底组织损伤会引起足底筋膜发炎，从而导致局部剧烈疼痛。

### 冠心病患者不宜做深呼吸

岳梅枝：深呼吸时肺通气和换气量增加，可使血氧饱和度提高，有利于肺内残留气体及其他代谢物质排出，但有冠心病的老人不可轻易尝试。这是因为深呼吸使血液中的二氧化碳大量排出时，机体会发出自我调节指令，使血管口径缩小，循环阻力增加，导致心、脑、肾等重要脏器的血流量减少70%左右。患有冠心病的老人若强烈深呼吸几分钟，就容易诱发剧烈心绞痛，甚至心肌梗死。

（《益寿文摘》/荐）

## 坚持锻炼可防驼背

驼背是老年人极为常见的一种生理现象，给老年人的身体、心理都带来严重的伤害。其实，如能进行一些有意识的防驼背锻炼，老年人便可以轻轻松松防驼背。

老年人可以坐在靠背椅上，双手抓住椅背两侧，昂首挺胸，保持脊柱挺直，每次坚持10分钟左右，每天做3次。使用双杠锻炼脊柱、肩背骨骼也很有效，方法是背靠双杠中的一条杠杆，双手把持，身体适度后仰，有意识地矫正脊柱，防止前倾，此方法每天可做三四次。此外，老年人即便是躺在床上，也能进行防驼背训练，譬如仰卧时，在驼背突起处放一条枕头，身心放松，保持仰卧5~10分钟，休闲之时也达到了防止驼背的效果。

（郑万里/文）

## 直腿抬高运动可强壮膝关节

许多老年人本身就有膝关节退行性病变,却不知道如何正确锻炼,结果导致膝关节病变加剧。因此,进行正确的锻炼,才是根本的解决之道。

正确的锻炼原则是:要在最大限度减小关节负荷的情况下,加强肌肉和骨质的锻炼。老年人最好进行对膝关节没有损伤的运动,如游泳、骑车、散步等。

直腿抬高运动是一个简单易行的锻炼方法,日常生活中即可练习。具体方法是:平躺在床上,把腿伸起,让大腿上的肌肉收紧、绷直,与床成45°夹角,每次都维持1秒,让伸直的腿停留在半空中,再慢慢地放下。如此重复50次为一组。

此种运动方式也可以站着练习,初次做的时候,次日大腿肌肉会有酸痛感,但是持续练习一周以后,酸痛感就会逐渐消失,取而代之的是膝关节的抗负荷能力逐渐得到加强。

(周俊华/文)

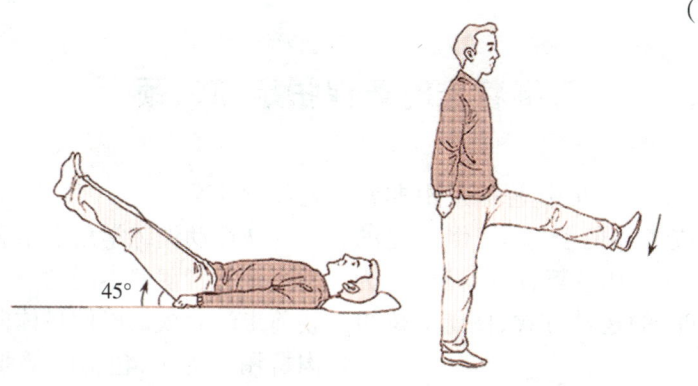

## 健身时尤其要保护膝关节

### 膝关节几乎和所有运动相关

膝关节是人体最大的关节,位置很浅,结构复杂,像个铰链,几乎所有用腿的活动都与膝关节有关。膝关节由胫骨、股骨和髌骨组成,这些骨头的表面都覆盖一层光滑的软骨,就像垫子一样发挥着缓冲、保护作用,它使相邻骨骼能够相对滑动。

膝关节损伤最常见的是骨性关节炎,主要表现为关节疼痛、僵硬、肿胀、畸形。北方发病率明显高于南方,女性高于男性,主要是因女性绝经后,体内激素水平改变,造成关节软骨脆性增加所致。

### 保护膝关节的四要素

要素一:不要把爬山和上下楼梯当成锻炼方法。运动前一定要先热身,宜多从事一些柔性的运动,譬如游泳等。

要素二:避免从事负重的运动,比如提过重的重物等。肥胖者要注意减肥。

要素三:少穿高跟鞋,减少膝关节所受的冲击力。

要素四:及早就医。如果已经有膝关节骨性关节炎,早期可以口服一些氨基葡萄糖,尽量延缓疾病进展,如果疼痛比较明显,可以去医院做理疗。

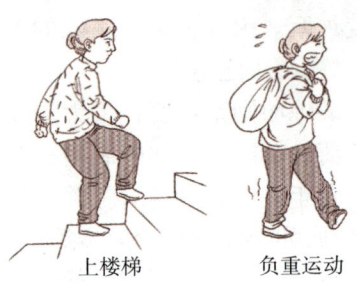

上楼梯　　　负重运动　　　高跟鞋

(蔡谙/文)

## 倒着走时要保护足、膝、颈

倒走锻炼如今在中老年人中非常流行,清晨或黄昏的公园里,倒着走的身影随处可见。凡事都有利有弊,作为有悖于"常理"的运动方式,倒走锻炼更是如此。

从运动训练学角度来看,倒走和正常行走有着截然不同的锻炼效果。我们朝前走的时候,以使身体向前屈曲的肌肉群用力为主,包括腹部肌群、髂腰肌、股四头肌等;而使身体后伸的肌肉群,包括腰背肌、臀大肌、股二头肌等作为辅助,只起到平衡和维持姿势的效果。朝前走时间长了,屈肌群得到的锻炼多于伸肌群,就容易出现腰背痛、臀部酸、大腿后侧肌肉酸痛等症状,进一步加重就会变成腰肌劳损。

倒走的时候刚好相反,身体略向后仰,骨盆向后略微倾斜。每迈出一步,都是由腰背肌、臀大肌先收缩发力,而身体前侧的肌肉群成为对抗平衡的肌群。这

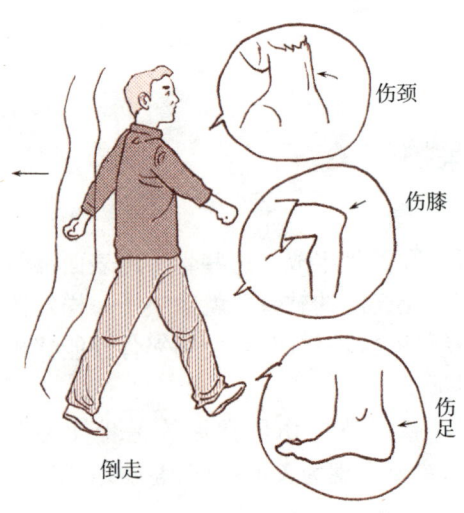

倒走　　伤颈　伤膝　伤足

样一来,身体背侧主管后伸的肌肉群得到锻炼,能有效防治腰肌劳损和腰椎间盘突出。

但是,从运动医学的视角来看,倒走比正向行走难度明显加大,进行倒走练习时需要注意一些问题,以防出现意外。

从步态上来说,我们正常行走的时候,足跟先着地,然后过渡到足底、前足,最后足趾抬离地面。而倒走的时候向后迈步,足趾先接触地面,然后前足着地支撑,接着过渡到足底、足跟,最后足跟抬起。这样和正常行走不同的是,足趾和前足受到地面的冲击较大,因此对于足部第一跖趾关节有炎症和外翻(俗称大骨拐)以及扁平足、足弓塌陷的朋友,倒走的时候可能导致病情加重,需要谨慎选择。

(黄鹏/文)

## 加强对症锻炼,改善关节僵硬

年轻时保养不当,上了年纪,胳膊、腿难免会不好使。有些症状可能会慢慢消失,有些则是危险信号。广州友好医院骨科主任蔡振基提醒说,若人们在中青年时出现关节僵硬的迹象,则要加强对症锻炼,防患于未然。

### 膝关节响:蹲马步

练习方法:脚尖朝前,大腿与地面平行,挺胸、收腹、平视。每天坚持做一次,开始时可以每次做5分钟,以后慢慢延长。

开始最好扶着桌子、柜子等固定物体,以免发生危险。如果膝关节在发出声响时还伴有疼痛,可能是半月板损伤或长了骨刺,应及时去医院就诊,不要盲目运动。

### 脖子僵硬:摇摇头

练习方法:坐直或站立,头分别向前用力低下,向后仰,再分别向左、右倾,各做10次。然后分别按顺时针、逆时针的方向慢慢摇头,各做10次。还可以用空拳轻轻叩击头部、颈部,这样做不仅能解除颈部肌肉疲劳,还能改善大脑血氧供应,健脑提神。

### 直不起身:多扭腰

练习方法:站立,脚与肩同宽,双手叉腰,先按顺时针方向转动腰部10圈,再按逆时针方向转动10圈。若条件允许,可经常游泳,使腰和脊椎都得到伸展,保持腰椎肌肉的紧张度。

(李振辉/文)

## 多做腿部肌肉锻炼护关节

预防关节疾病,平时要多注意膝部保暖,多做腿部肌肉锻炼,尽量减少膝盖的承受力。以下六种练习方法不妨一试。

1.仰卧位,屈腿。将一条腿伸直,慢慢向上抬高,勾起脚尖,停留片刻。放下伸直的腿,恢复屈腿状态。另一条腿重复上述动作。重复20次为一组,每天3~5组。

2.仰卧位,腿伸直,然后脚跟着地,尽量屈膝。如此反复,20次为一组,每天3~5组。

3.仰卧位,双腿轮流屈腿,再伸直,像骑自行车一样。重复20次为一组,每天3~5组。

4.仰卧位,一腿膝关节屈曲,另一腿膝关节伸直,脚后跟靠着墙面,用力伸直膝关节。当感到膝关节后部紧张时,坚持10秒,然后放松。换腿重复上述动作。重复20次为一组,每天3~5组。

5.俯卧位,在踝关节的下方垫上毛巾卷,踝关节用力向下压,尽可能伸直膝关节。坚持10秒,然后放松。换腿重复上述动作。重复20次为一组,每天3~5组。

6.坐在椅子上,轮流伸直左右腿,伸腿的同时用力勾起脚尖。重复20次为一组,每天3~5组。

(胡万里/文)

## 留住肌肉有助于健康

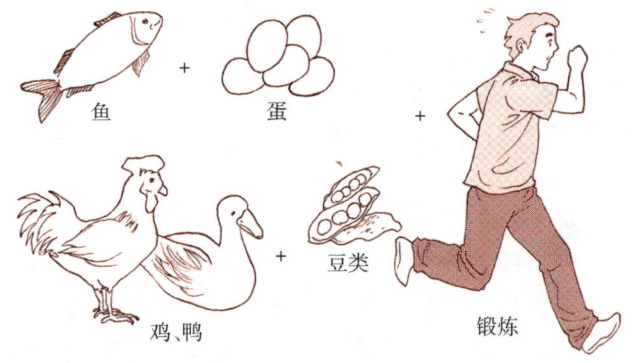

肌肉享有"生命发动机"的称号,肌肉衰弱首先累及心脏,成为诱发心血管病的"帮凶",还会使人体基础代谢降低,形成肥胖。此外,肌肉少了,关节的负担

就会加重,产生关节痛。

有调查发现,年龄增加对人体肌肉的影响特别明显。在20~40岁时,肌肉变化不大;到了50岁,肌肉量就开始快速走下坡路,男性大约减少1/3,女性约减少一半。同时肌肉力量也开始衰退,其中以腿部肌肉萎缩最为严重,因此要着重锻炼腿部肌肉,减少腹部脂肪。

中国中医科学院西苑医院老年病中心副主任刘征堂表示,科学锻炼有助于强健肌肉。老年人应该从身体负担小又易于学习的简单项目做起,将有氧运动与力量练习结合起来。比如散步、慢跑、游泳等,可满足肌肉对氧气的需求。其中以游泳最佳,是保证肌肉年轻化的最好方式;力量练习包括举哑铃、投掷、俯卧撑等。这些项目可减少脂肪量,防止其耐力衰退。此外,有规律地补充富含蛋白质的食物,以鱼、禽、蛋、豆等为佳。

(聂世佳/文)

## 撞脚后跟可舒活筋骨

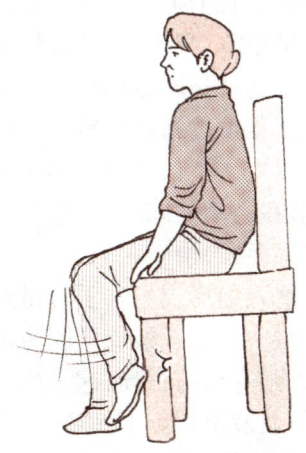

脚部有很多穴位,平常坐着的时候撞击脚后跟,能达到舒活筋骨的功效。

具体方法:坐在椅子上(坐着时双脚垂直,撞击椅腿即可),每天早晚撞击2次,每次10~15分钟(单脚频率大约每分钟65下);撞击时两脚不要同时撞,要一先一后。锻炼时间最好安排在早晨洗漱后或晚餐前,锻炼完喝点白开水。这种锻炼要持之以恒,效果才比较突出。

(《益寿文摘》/荐)

## 练习盘腿可改善呼吸

在瑜伽中,盘腿是最基本的动作。这样做有个好处就是有助于改善呼吸功能。这是因为人在采取盘腿坐姿后,有利于挺胸端坐,减轻腹腔压力,增加膈肌运动幅度,随之增加肺活量,从而改善了呼吸功能。尤其对慢性支气管炎、肺气肿等患者大有好处。同时,适当练习盘腿还能缓解焦虑情绪,有一定的镇静作用,使呼吸更加平稳。

但任何事情都有两面性,盘腿坐久了会引起下肢血流不畅,导致双腿麻木,甚至引起"腓总神经麻痹"或"静脉血栓形成"。所以,在腿麻木时要起身活动一下。

(王育勤　李尤佳/文)

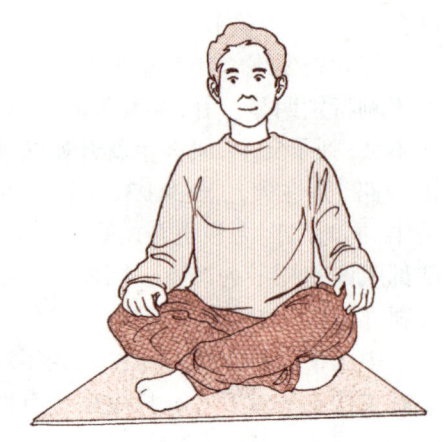

## 原地踏步可增加肺活量

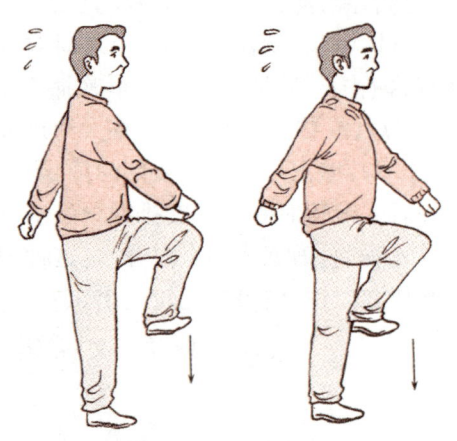

一群人站在广场上,整齐地排列着,并且有节奏地"一、二、一"地喊着口号,两只手臂也跟着上下摆动着。他们常常一走就是半小时,半小时之后,整个人便大汗淋漓。这就是原地踏步运动。

原地踏步虽然站在原地,但是它的运动量却很大,不仅可以增加人的肺活量,还能够在运动的同时,让全身得到锻炼。比如说手臂,由于跟着上下摆动,可以缓解有些人的肩周炎。手臂得到了锻炼,腿也跟着得到了锻炼,因为每踏一步,腿都要跟着抬得很高,这一抬一放之间,腿部的血液也得到了循环。特别是对于那些腿脚经常发麻的人,能够起到一定的保健作用。

(《益寿文摘》/荐)

# 每周运动5次可防感冒

## 运动可防感冒

一项研究显示,相比那些每周运动一次或不运动的人来说,每周坚持运动5次或以上的人们更少患感冒。

负责该项研究的美国阿帕拉契州立大学的大卫·尼曼对年龄在18~85岁的1000名志愿者进行了为期12周的呼吸系统健康跟踪访问。其间正值极易发生感冒的秋季和冬季。结果发现,每周运动超过5次的受访者,其感冒持续时间比那些每周只运动一次或根本不运动的对照组要短得多,只有后者时长的43%~46%。

尼曼称,他们从饮食习惯、精神状态、体重等多个层面对感冒的易感性进行了分析,结果发现预防感冒最为有效的方式就是规律和适量的体育锻炼。

## 缓慢运动拉升体温

从量变到质变,运动提高免疫力也应该细水长流。专家推荐的频率是,每周3~5次,每次运动30~45分钟。运动项目可根据个人兴趣选择,最好是有氧运动。

瑜伽 胸腺是身体内细胞免疫的中枢,其主要功能是使机体保持细胞免疫功能,杀伤外来病菌等。瑜伽的许多体式和呼吸法都有刺激胸腺的功能,通过刺激胸腺的分泌,提高身体的免疫能力。

太极拳 研究显示,每周练习3次太极拳,坚持4个月后,身体的免疫力会提高45%。美国研究人员也发现,经常打太极拳可以提高人体的免疫能力,减少疱疹病毒的发作概率。

慢跑和快走 北京市科学健身专家讲师团秘书长赵之心教授介绍,冬季多到空气清新的野外进行"慢跑和快走",是预防流感的最好方式。因为冬季室外的温度比较低,将人体温度提高比较难,所以要通过持续的缓慢运动拉升体温。

## 感冒后运动易发心肌炎

专家特别提醒,对于儿童、体质虚弱、老人等心、肺功能较弱者,感冒时参加体育锻炼更是有害无益。感冒是由病毒引起的一种急性上呼吸道感染性疾病,人体为了抵御入侵的病毒,会出现体温升高、白细胞增多等一系列病症。如果在此状态下再过度运动,就会使体内调节功能失常,氧的消耗量大大增加,从而加重心、肺等脏器负担,甚至会引起或加重心肌炎等急性心、肺疾病。

"休息才是治疗感冒的主要方法。"专家强调,当您感冒时不要试图通过体育锻炼来治疗,而应在医生指导下服药、休息、多喝水。

(王少华/文)

运动养生

## 预防血栓"动"起来

"久坐、久站、久卧"在如今这个"宅"时代,稍不留神就有可能被血栓"拴"住。10月13日是世界血栓日,血管病专家纷纷发出倡议"让工作、生活动起来"。无锡市人民医院血管外科副主任医师卢辉俊近日在接受记者采访时表示,血栓喜"静"怕"动",只要在工作、生活中随时动起来,并积极做好应对措施,这颗"定时炸弹"也掀不起多大风浪。

据了解,血栓是血管外科的常见病,其中包括动脉血栓和静脉血栓,从发病率来看,后者所占比重更大。卢辉俊透露,基本上他每日门诊都会遇到二三十个静脉血栓患者,动脉栓塞的患者每周也会遇到,病情严重的甚至已直接威胁到生命健康了。

卢辉俊告诉记者,血管内皮受损、血流淤滞以及血液黏稠,是引发血栓的三大主因。而每一种因素会对应着不同的发病人群。"所谓'血管内皮损伤',是由于需要长期、高强度伸拉四肢,对血管内壁造成损伤,长此以往形成血液斑块样凝集。"卢辉俊介绍说:"'血液黏稠'一般是由于激素水平或先天血液高凝,导致血管内易形成血栓。而对普通人来说,则与久坐不动导致的'血流淤滞'有关。"卢辉俊打比方:"活动少,不论是久坐、久站还是久卧都会引发血流淤滞,就像河水,水流缓慢的地方,泥沙就会容易沉积一样。"要远离静脉血栓,"动"是最有效的防控措施。

"对大多数人来说,血流淤滞是血栓形成的首要因素,建议久坐不动者每隔一两个小时就起来走动一下。通过腿部肌肉的收缩加快静脉血回流的速度。"卢辉俊强调,平时还要注意多饮水,因为饮水不足会导致血黏度增高,囤积的废物也难以排出。如晨起空腹饮一两杯水,可降低血液的黏度,使血管扩张,利于改善机体的新陈代谢,减少血栓形成。此外,情绪过于紧张、激动都可以引起血管痉挛、血压骤升、血液变稠,从而影响人体正常的血液循环,诱发血栓形成或血管破裂,因此保持情绪稳定对于预防血栓的发生也有积极意义。

(黄人杰/文)

## 常踢毽子能防血栓

踢毽子时的盘、拐、绕等动作需要肌肉一紧一松,使动静脉血管大量开放,可促进下肢血液回流,对预防一些血液回流障碍性疾病,如下肢深静脉血栓、静脉曲张等有好处,特别适合久坐的办公室一族。此外,随着毽子的起落,脊椎各关节一张一弛,有助于预防颈椎病。另外,踢毽子也有助于改善脑供血不足等,对中老年人预防"三高"也有好处。

中老年人踢毽子,最好在吃饭后休息半小时,找一个阴凉、有弹性的场地进行,时间不宜超过15分钟,感觉微微冒汗就可以停止。

(沈志伟/文)

## 耐力性运动可改善血脂水平

运动对血脂异常防治具有良好作用,长期坚持体育锻炼的人的血清总胆固醇、甘油三酯和低密度脂蛋白胆固醇水平都明显低于同年龄的不运动的对照人群,而高密度脂蛋白胆固醇的水平则明显高于不运动的对照人群。

各种运动中,耐力性运动是防治和治疗血脂异常的一种有效的方法。走、慢跑、走跑交替、上下楼梯、爬山、游泳、划船、滑冰、滑雪、旱冰等需要持续一定时间的健身性运动,都属于耐力性运动。

耐力性运动可以使血脂发生有益性改变,运动者锻炼后血液总胆固醇水平平均下降0.26毫摩尔(10毫克/分升),低密度脂蛋白胆固醇水平平均下降0.13

毫摩尔(5.1毫克/分升),高密度脂蛋白胆固醇水平平均升高0.03毫摩尔(1.2毫克/分升)。

运动强度和运动时间都会影响人的血脂的改变。较低强度、较长时间的运动与较大幅度的血脂改善相关联。每周3~4次的中低强度的耐力性运动就可以引起血脂发生适宜性的改变。

同时,耐力性运动用于预防冠心病有一个阈值量,即:对健康成年人来说,要达到预防冠心病的目的,耐力性运动的最小运动强度应为50%最大摄氧量,运动3~4天,每次运动的持续时间为20~60分钟,每周的总能量消耗应达到4184~6276千焦(1000~1500千卡)。

(党黛/文)

## 下蹲练习可强心脏

人下蹲时,肢体如同折尺形,下肢肌肉对血管的挤压作用,能加快静脉血液流回心脏;站起来时,下肢肌肉放松,动脉血又快速流入原来被挤压的下肢血管里。这样一蹲一起、一压一松,相当于为血液流动增加了一股动力,这种动力被称为人体"第二心脏"。有人研究认为,做下蹲运动 5~15 分钟,它的运动量相当于步行 1 小时,是一种省时间高效率的有氧运动,坚持锻炼能增强心血管功能。

先做准备运动,下肢屈伸运动各做 9 次,放松腿部防止损伤。然后取站立姿势,两脚分开,略比肩宽,脚尖的方向基本是外八字形。下蹲时,两手平行前伸(手心向下),同时下蹲至大腿与地面平行,两手臂也保持与地面平行,后脚跟离地,重心落在前脚掌上,头部到腰部的躯干要始终保持笔直状态。下蹲停留 10 秒,两手收回按在膝盖上,借助手臂力量缓慢站起(体力较强的不必依托膝盖),同时深吸一口气,前后甩动几下手臂放松身体,再接着下蹲。连续做 10~15 次,休息片刻,可以再重复 1 遍。下蹲频率为每分钟 4~6 次,每天做 1~2 遍下蹲运动。

本法采用手臂依托膝盖站起,减轻膝关节压力,避免膝关节损伤;缓慢站起,甩动手臂放松身体,等血液回流头部平稳后再下蹲,避免出现头部缺血头晕现象,所以很适合体弱的中老年人练习。据有关资料报道,下蹲法简单有效、强心健身,随时随地可进行。每天只需锻炼 5~15 分钟即有强心效果。注意:本功法不适合患有严重高血压、心脑血管病、糖尿病或膝关节有问题的朋友锻炼。

(《益寿文摘》/荐)

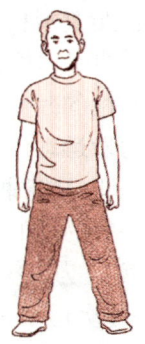
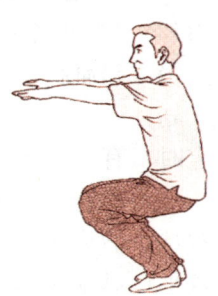
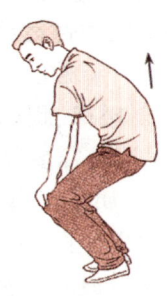

## 午休时间锻炼易疲劳或诱发运动性休克

现在,一些忙于工作的中年人热衷于利用午休时间锻炼,其实,经过一上午的消耗,人体内血糖水平较低,此时锻炼,不仅运动强度达不到,锻炼效果大打折扣,严重的还可能诱发运动性休克。

同时,大脑和心脏是人体主要耗能器官,大脑消耗的营养大约是人体摄入营养总量的 1/3,如果不注意合理休息,在疲劳的情况下锻炼,长此以往容易导致死亡。最合理的是在午饭后散步 20 分钟,然后休息 20~30 分钟。

当然,如果你已经习惯了中午锻

炼。那么请将你的饮食调整为一天4顿，即早餐吃得好；上午11时有一顿加餐，比如饼干、蜂蜜、巧克力等；中午从12时锻炼到13时，休息半小时后，再吃一餐，保证吃到八成饱；然后晚上下班后，再吃一顿。这样的分餐能从总体上减少食量，对于保持体形、减肥是非常有效的。但这样做，一定要保证晚上有至少7小时的睡眠。不然，长期下去，对大脑和心脏都不利。

(《益寿文摘》/荐)

## 正确跑姿防损伤

跑步虽然是很常见的运动，但是很多人不知道怎样跑才正确，下面这些要领帮助你重新认识跑步。

**头和肩** 保持头和肩的稳定，头要正对前方，除非道路不平，不要前探，两眼注视前方。肩部适当放松，避免含胸。

**臂与手** 跑步摆臂应是以肩为轴的前后动作，左右动作幅度不超过身体正中线。手指、腕与臂应是放松的，肘关节角度约为90°。

**躯干与髋** 从颈到腹保持直立，而非前倾(除非加速或上坡)或后仰，这样有利于呼吸、保持平衡和步幅。躯干不要左右摇晃或上下起伏太大。腿前摆时积极送髋，跑步时要注意髋部的转动和放松。

**大腿与膝** 大腿和膝用力前摆，而不是上抬。腿的任何侧向动作都是多余的，而且容易引起膝关节受伤，因此大腿的前摆要正。

**小腿与跟腱** 脚应落在身体前约一尺的位置，靠近正中线。小腿不宜跨得太远，避免跟腱因受力过大而劳损。同时要注意小腿肌肉和跟腱在着地时的缓冲，落地时小腿应积极向后扒地，使身体积极向前。另外，小腿前摆方向要正，脚应该尽量朝前，不要外翻或后翻，否则膝关节和踝关节容易受伤。如果在沙滩上跑步可以检查脚印以做参考。

**脚跟与脚趾** 如果步幅过大，小腿前伸过远，会以脚跟着地，产生制动刹车反作用力，对骨和关节损伤很大。正确的落地是用脚的中部着地，并让冲击力迅速分散到全脚掌。

(今夏/文)

## 长跑助你远离心脏危机

长跑,是近代较为流行的健身方式,不仅能够强身健体,而且能够提高心脏功能。长跑过程中有节奏地深长呼吸,能使人体吸进大量的氧气,当吸收氧气量超过平时的7~8倍时,肺活量便会相应提高;长跑还能让心肌供氧状态得到改善,使心肌纤维变粗、心脏收缩力增强,从而提高心脏工作能力,所以长跑是一种很好的锻炼方式。

不仅如此,长跑时,人体内的血液循环加快,对排泄系统的有害物质起到清洗作用,从而使有害物质难以在体内停留和扩散。

长跑不仅健身,还能健"心"。因为不重视比赛胜负,只求在轻松愉快中健身,所以最能促进体内释放一种多肽物质——内啡肽,从而使人产生一种持续的欣快感和镇静作用,对缓解现代社会高节奏和激烈竞争带来的精神紧张十分有益。

但平时没有体育锻炼习惯的人应该循序渐进,如果运动量大大超出平时负荷,有可能会造成猝死或者其他运动伤害。另外,要做好充分的准备运动,确保路况良好才开始长跑。

不过,长跑虽好,以下两类人要先咨询医生的意见,得到许可才能进行:轻度活动就有胸闷、头痛、头晕等不适症状者以及心脑血管疾病患者。

(江田/文)

## 每天做15个俯卧撑可保护血管

美国的一项新研究结果表明,经常进行举重、俯卧撑等力量训练,不仅能强壮骨骼和肌肉,还能起到改善血管弹性、增加四肢血液流动、降低血压的功效,对心血管的健康十分有益。

哑铃是非常适合进行力量练习的器械,练习时以站立位或坐位为主,进行上肢前举、侧平举及屈肘举,以加强上肢、肩部、胸部肌肉的力量训练。此外,也可以通过配合弯腰、踮脚尖、深蹲、收腹等

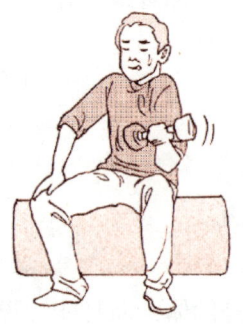
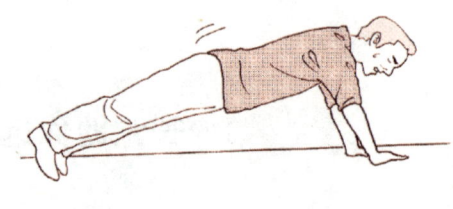

动作，对背部、腿部、腹部等肌肉进行练习。训练前要先选择合适重量的哑铃，一般需要选择65%~85%负荷的哑铃，所谓负荷是指每次所能举起的最大重量。上举哑铃时，动作速度不宜过快，应量力而行，每周以3~4次为宜。

与哑铃相比，老人做俯卧撑训练更加简单方便。标准做法是人俯撑在地上或垫子上，脚前掌支地，身体绷直，双手相距比肩稍宽，然后以手臂力量屈伸肘关节，带动身体一起一伏。锻炼时可以重复多组，每组12~15次，数量也可以依自己的承受力而定。

对于已患心血管疾病的人或是中老年人，以每周锻炼2~3次为宜，但不宜做长时间的低头、憋气、下蹲、弯腰等动作，切忌屏气使劲，以免使心脏血输出量骤增，血压上升，发生脑血管意外。同时不建议做标准的俯卧撑，可以选取高位俯卧撑锻炼，即对墙练习，双脚开立与肩同宽，距墙一臂远，面墙站立，两手掌撑在墙上，然后做肘关节屈伸运动。在训练过程中应密切注意自己的身体变化，如出现胸痛、呼吸急促等症状时，应立即停止训练并去看医生。

（赵艳/文）

## 高血压患者不宜跑步

跑步与行走不同，跑步是属于有氧代谢的锻炼，运动量要比行走时大得多，其运动时所消耗的人体热量是步行时的3倍，比爬楼梯时消耗得还多，所以慢跑对心脏的功能是有一定要求的。

跑步时，为了保持肢体的血液供应，心脏要加快收缩频率来维持，心跳一快心脏的输出量增加，对血管的压力也相应升高，由此产生的直接影响就是血压的升高。正常情况下，血管的调节作用会缓解由此产生的血压变化，这也就是为什么一般人跑步时的血压不会明显升高。而血压没有得到很好控制的高血压患者跑步时，这种升压反应会更强烈，更明显。

因此，对血压控制不好的患者，伴有心脏功能不全、肾功能不好且小便有明显蛋白的患者不宜进行跑步锻炼，可改为行走锻炼的方法更为合适。

（钱岳晟/文）

## 双脚打圆画圈可预防脑梗死

脑梗死是中老年人的常见病、多发病。尤其在冬季,更容易发生脑血管意外。同时,脑梗死的发病率也呈现年轻化的趋势。为此,多做双脚画圈运动,可以预防脑梗死。

双脚打圆主要是踝关节的运动。踝关节为足三阳经、足三阴经和阴阳二跷脉的通过之处。经常活动踝关节,不仅可以疏通相关经络,还可刺激关节周围的腧穴,起到平衡阴阳、调节气血、开窍醒神、补益肝肾的作用,使得肝阳上亢之气下降,从而预防脑梗死。

做双脚打圆运动时,身体自然站立,旋踝时,一只脚站立,另一只脚旋转,双脚交替进行。也可采取坐位或仰卧位进行,最好为站立旋踝。每次运动15分钟为宜,每天运动1~2次即可。

(章闽/文)

## 常练脚趾操,小脑不萎缩

人们很少有意识地活动脚趾,其实很多病是因为脚趾活动少引起的。下面这套脚趾操就是以一定的方法活动脚趾,从而改善人体的健康状况。脚趾操共分动、静和独立锻炼三部分,我们称之为锻炼脚趾的"三大法则"。

### 第一大法则:静

站立或坐着时两脚脚趾同时向上跷或交替跷脚趾。尤其是使用电脑或在电台、电视台或其他电磁场强度较大的工作环境中,不仅手动,脚趾也要动,以增强体内生物电来抵御外来的磁场对人体微磁场平衡的干扰。在晚睡早起时,可专门抽出一定时间,用脚趾抓挠或用大趾压住二趾背向下弹100~200次。

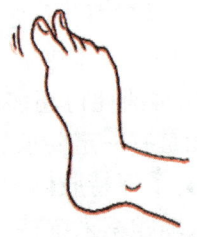

### 第二大法则:动

走路时,在脚离地面的瞬间,脚趾向上跷1次;跑步、上下楼时同样可以如此;骑自行车时,当向前踏脚踏板时,脚趾向下压1次,当从下向后上方抬脚踏板时,脚趾向上跷1次。

防病篇

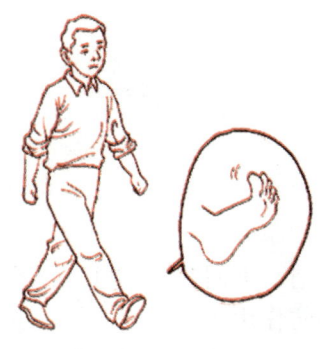

平,小腿自然下垂。以踝关节为轴,脚趾向上跷,同时带动脚部向上跷,然后再向下压,返至向上为1次。照此动作重复做16次。然后换两腿交换,按照以上动作,重复做相同次数或左腿多做几次。

(王楠/文)

### 第三大法则:独立活动脚趾

老年人要想延缓小脑萎缩,应该经常活动脚趾(初练者需靠近桌子或墙,以防摔倒)。

练习方法:一条腿独立,另一条腿抬

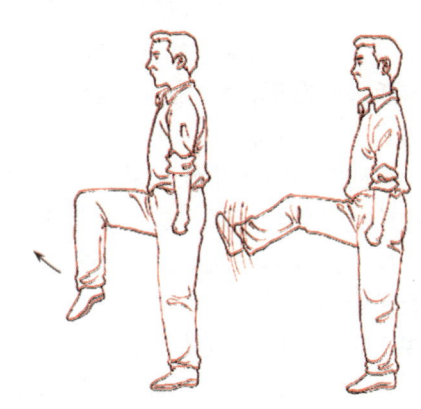

## 预防老年性痴呆的简易运动

老年人可根据自身条件选择适合自己的运动方式预防痴呆,这里推荐如下几种方式:

1. 太极拳　练习太极拳能在人的大脑皮质形成一个特殊的兴奋区,并提高人体的平衡能力和协调能力。太极拳动作舒缓,不易使人受伤,又能强身健体,是适合老年人的运动之一。

2. 散步　建议老年人一定要养成散步的习惯。散步会使人放松,有助于保持大脑清醒,增加血液循环,防止老年性痴呆的发生。为达到最好效果,散步时要抬头挺胸,眼睛平视前方,臀部肌肉保持紧张,双臂自然摆动,步幅适中,呼吸有节奏。同时,应选择在平地散步,时间可在半小时左右。

3. 健身球　健身球在手掌中转动,会刺激手上的穴位和经络,能够改善人体的生理状况。长期做健身球训练,能够调节中枢神经、增强记忆力、调和气血、疏经健骨。

4. 棋牌类　下棋或打牌可以运动大脑,防止大脑老化,保持计算力、记忆力等各个方面的能力。同时也是老年人融入社会的一种方法。但老年人下棋时间不宜过长,不要久坐超过1小时。只把棋牌类运动当作消遣，输赢不必放在心上。

（许二赫/文）

## 运动是防痴呆的第一利器

在我国，老年痴呆也已成为老年人的第四大健康"杀手"。如何才能预防？诸多国际研究发现，科学运动是预防老年性痴呆的第一利器。

运动能预防老年性痴呆，且运动时间越长效果可能越好。这主要是因为运动对维持良好的血流灌注是必须的。它还能降低糖尿病、中风等疾病的风险，而这些疾病本身会导致认知能力下降。

有人建议，应将运动当成每天要吃的"药"，这确实有一定的道理。从国内外研究来看，有氧运动比无氧运动效果更好，建议每周至少进行3次，每次30分钟以上的规律、持续运动，快走、慢跑、游泳、骑自行车等都不错。已患上老年性痴呆的人也应尽可能多运动，并努力保持愉悦的心情。下面这套"手指运动"也有一定的预防作用：

①每天早晨将小指向内折弯，再向后扳，反复做屈伸运动10回；②用拇指及食指抓住小指基部正中，早晚揉捏刺激这个穴位10次；③将小指按压在桌面上，反复用手或其他物体刺激；④两手十指交叉，用力相握，然后突然猛力拉开；⑤捏掐手心20次，有助于血液循环；⑥常揉搓中指尖端，每次3分钟。

上述方法可以交替使用，每天选2~3种。大家也可利用各种机会活动手指，如乘车时紧握栏杆或用手抓住吊环；闲坐时用手指拍击椅子把手，只要能活动手指或刺激手掌的方法都不妨一试。

（蔺慕会/文）

## 不对称运动，健脑防衰老

相对于帕金森病患者而言，老年性痴呆患者的脑功能虽然在退化，但其运动功能相对保留，患者及家人应主动和鼓励其参与运动锻炼。副主任医师吴卓华表示，不对称运动与脑部潜在功能的开发有一定的效果，能使其的代偿功能得到重新调整的机会。

1.捏手指：左手以拇指为中心，从食指到小指的顺序，对捏手指。同时，右手则用拇指对捏小指。

2.握拳：左手握拳，掌心向下，同时，右手摊开，掌心向下，交替进行。

3.肘关节旋转:左手肘关节贴于体侧,进行向前的垂直旋转,同时,右手肘关节向后垂直旋转,10次之后,左右反之。

4.摆臂:左手向前摆臂的同时,右手向后摆臂,动作类似自由泳。10次之后,左右反之。

5.耸肩:左肩向上耸起的同时,右肩用力往下压。5秒之后左右反之。

6.举手抬腿:站立,左手平举于体侧,右脚向体侧抬起。5秒之后左右反之。

7.碰脚尖:站立,左脚向前迈步呈弓字步。微微向前弯腰,右手缓缓触碰左脚尖。随后换边,左右反之。

吴主任认为,从病因来说,不对称运动并不能逆转老年性痴呆,但对于退化大脑的功能保留和重塑有可能带来益处。而且,运动可以增强患者的免疫力,有利于预防并发症以及加速康复。

(朱志安/文)

## 疏通经络、调和气血,没事绕着圈走

不少人上年纪后由于缺乏锻炼,以致多种疾病缠身,如头晕失眠、血脂升高、腰酸腿疼、体重超标……从而加速了人体的衰老。我国古代流传下来的八卦掌,其行走方法粗看像走圆圈。若以此法每天锻炼 20~30 分钟,有疏通经络、调和气血、保持人体阴阳平衡之功,可防治低血压、偏头痛、失眠等常见疾病。

初练时,可在地上画一个直径约 1 米的圆圈,人站立于圈外边缘,脊椎伸直,腰部自然下沉,如向右(左),先跨出左(右)脚,在距右(左)脚尖前 10~20 厘米处落脚,接着跨出右(左)脚,双脚以外八字形相互交替行走。行走时双手可垂于身体两侧或背向身后,不可低头弯腰,双膝自然屈曲,但速度切勿过快,如此行走一定圈数后换方向。

初练习惯后,即可练习八卦掌的行

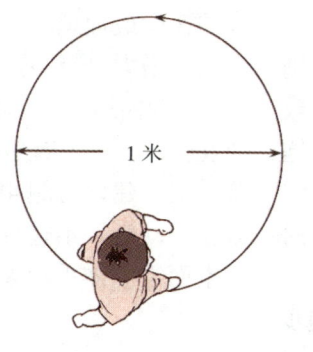
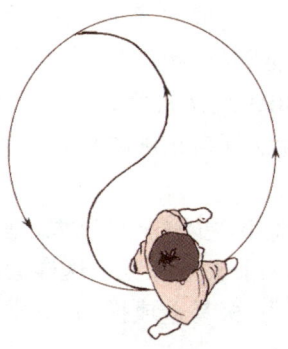

走方法。设想地面有一个1米左右的圆圈，走圈时双臂向两侧自然伸直。待向左、右方向各走完10~20圈后，换八卦掌的行走方法，即抬起双臂，一掌在上，不超过头顶，一掌位于上腹部，双掌心朝向身体的左右侧。走10~20圈后，同时换手换方向。当双臂感到累时，可采用自然下垂或背向身后的方法。

（黄珲/文）

## 防跑步受伤，细节很重要

美国《赫芬顿邮报》载文，刊出"9个跑步要领"，帮你预防跑步受伤。

1.头肩稳定。跑步过程中，头部和肩部应保持稳定，切忌摇头晃脑。两眼应注视前方，肩部适当放松。

2.身体挺直。从脖颈到腹部的身体躯干应保持自然直立，不要弯腰驼背或刻意挺直，左右摇晃幅度不宜过大。这一姿势有助于保持呼吸顺畅、身体平衡和步幅协调。

3.前后摆臂。跑步时自然摆臂十分重要，手的左右摆动幅度不应超过身体正中线，上下摆动不能高过胸部。摆臂过程中，手指、手腕和手臂都应保持放松，肘关节弯曲90°左右，靠近身体两侧。

4.轻轻握拳。跑步时，双手应自然轻握。握拳过紧会造成前臂肌肉紧绷，进而阻碍肩部正常动作。跑步时，手上千万别握着手机、MP3或饮料瓶，否则会导致身体摇摆，无法保持正确的直立姿势，增加损伤概率。

5.步伐短小。步伐一旦过大，跑步时就会有伸脚向前够的感觉，这样会产生破坏性的压力，极易造成损伤。日常跑步过程中，步伐不必太大，每次落脚点位于身体前方33厘米左右为宜。突然加大步伐容易导致跟腱受伤。落地后脚趾应有"抓地感"，身体同时前倾，以减缓脚部与地面的冲击力。冲击力越小，脚踝及其关节受伤的危险就越小。

6.迈向正前方。跑步时，最好避免腿部侧向动作。侧面摆动腿部不仅多余，还容易导致膝关节受伤。正确姿势应该是大腿迈向正前方。

7.小幅度扭胯。跑步过程中，胯部扭动幅度为5~7°。扭胯幅度超过10°则容易导致髂胫带综合征（膝外侧痛）或大腿后群肌拉伤等问题。

8.每分钟180步。多项研究证实，日常跑步锻炼时，成年人每分钟大约180步的速度最理想。否则身体与地面的冲击力会增大，导致膝关节疼痛。

9.勤换运动鞋。运动鞋穿太久，鞋垫弹性会减弱，失去缓冲作用，容易导致关节受损。建议每跑480~800公里就该换双新运动鞋。不过具体情况应视体重等因素而定。体重越大，运动鞋寿命越短。

（陈希/文）

## 跑步：保养前列腺的最佳运动方式

前列腺位于盆腔底部，上方是膀胱，下方是尿道，前方是耻骨，后方是直肠。前列腺的左右由许多韧带和筋膜固定，从而决定了它位置隐蔽和相对固定的特点。

由此，我们不难理解，跑步对前列腺的保养是怎样进行的。首先，跑步时，盆底肌肉规律而有节奏地张弛，仿佛是将前列腺放在"蹦床"上，让它在上面"弹跳"，使前列腺及其周围的器官和组织的血液活起来；其次，跑步时，腹腔内脏器尤其是肠管及大网膜，有规律、有力度地对前列腺造成冲击，起到了对前列腺的"按摩"作用。

我们再来比较其他运动对前列腺的影响就很容易理解了。散步因为对身体在垂直方向上的运动幅度减小，这种"弹跳"和"按摩"的作用就明显减弱，所以说这项运动对前列腺的保养是有益的，但是无法和跑步相比。游泳基本上是人体整体在水平方向上的移动，失去了内部的运动，没有了"按摩"，只有双腿夹水的动作，能够锻炼盆底肌肉，而对前列腺的"弹跳"作用是微乎其微的，它对前列腺的保养还不如散步呢。骑自行车时盆底肌肉和前列腺同时受到挤压，不但"弹跳"和"按摩"没有了，还造成盆底肌肉的紧张，更是无法和跑步相比。

跑步不受时间、空间、天气的影响，不需要他人的配合。但是，值得注意的是，剧烈运动也会造成前列腺的充血、水肿，对前列腺的保养不利。所以，不能快跑。要根据自身的体力，掌握好速度、时间和距离。

（孙震鹏/文）

## 经常跳跃防便秘

防治便秘最好的方式是通过跳绳震动内脏。弹跳能刺激骨骼、肌肉，促进血液循环，此外还能加强淋巴系统的免疫功能，这对缓解便秘十分重要。便秘患者走路时，可以尽量加大腰和胯部的转动，像模特一样走猫步，这样能起到对腹腔按摩的作用，能够加强内脏，特别是肠胃的蠕动，促进营养的吸收和废弃物的排

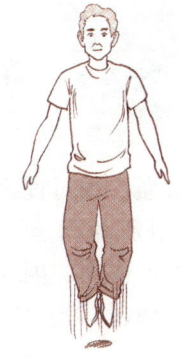

出,对肠胃功能失常、消化不良引起的便秘效果明显。另外,像慢跑、游泳、大步走这些体育运动,坚持练习也能起到预防和减缓便秘症状的作用。

腹部自我按摩也可缓解便秘。简单的方法为:仰卧位,以脐部为中心,用自己的手掌这样适当加压以顺时针方向按摩腹部。每天早晚各1次,每次约10分钟。可促进消化道的活动,保持大便通畅。

(兰花/文)

## 饭前小运动可助消化

饭前小运动,促进肠动力,可以帮助消化:

(1)两脚开立,比肩稍宽;两手从两侧向上举起,同时仰头吸气。

(2)臂从两侧回落至体前交叉,放松肩膀,同时吐气,头回复至中间位置。

(3)双手体前交叉,两脚向两侧分开,双腿屈膝同时吸气,两臂慢慢抬起从两侧向上平伸。

(4)身体回复直立,双手回落至体前并交叉,同时呼气,重复第三个动作,头向右侧。

(5)两脚开立,比肩稍宽;双手平伸,同时吸气。

(6)身体向左侧侧弯,双手伸直,头向上看,同时吐气。

(茉莉/文)

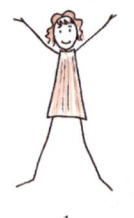 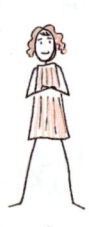 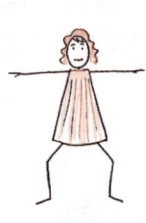 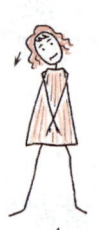 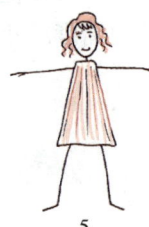 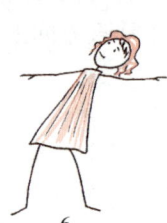

1　　　2　　　3　　　4　　　5　　　6

## 按摩揉腹法,养护肠胃

揉腹可增强胃肠对食物的消化和吸收能力,提高肝脏对糖、蛋白质、脂肪的代谢及解毒保护作用,因此可以强身健体,止腹痛、胃痛,防治慢性胃炎、消化不良、结肠炎、胃肠神经症、胃溃疡、十二指肠球部溃疡以及习惯性便秘等胃肠疾病。

揉腹功的方法,有揉中脘、揉肚脐、

揉气海、推任脉、揉满腹等数种。一般采取的简便方法为：男子右手在上，左手在下，内、外劳宫穴相对，对准脐下1.5寸之气海穴，男子自左而右，用暗劲以顺时针方向揉36圈，按摩范围由小渐大，最后上至剑突下的鸠尾穴，下至脐下5寸之曲骨穴，再换右手在下，左手在上，反向揉24圈，所揉之圈越揉越小，最后回归原位。女子则与此相反，先左手在上，右手在下，逆时针方向揉36圈，也是圆圈越揉越大，然后换手，左手在下，右手在上，顺时针方向揉24圈，所揉之圈越揉越小，最后回归原位。

揉腹功虽然温和无副作用，但有几种情况不宜采用。女性妊娠期、恶性肿瘤、胃肠穿孔、内脏出血、腹膜炎、急腹症等，禁止揉腹。女性月经期一般可以揉腹，下腹部要轻揉或不揉。腹壁有急性感染时，局部不要按摩。过饥过饱时也不宜揉腹。如有便意，先排空大小便再揉。

(《益寿文摘》/荐)

## 多练抬腿防疝气

老年人疝气发病率高，主要是因为老年人腹壁肌肉、肌腱退变，强度减低，加上肥胖或长期患病卧床等因素，极易导致腹壁肌肉萎缩，致使小肠或大网膜从腹壁薄弱处突出，严重时不得不依靠手术解决问题。因此，老年人应该有意识地加强腹肌锻炼，增加肌肉力量，避免疝气的发生。

(1)仰卧在床上，双臂平放在躯体两侧，两腿并拢上抬30~90°，再放平，最好稍悬空，一般反复做30次。继而双手交叉放在胸前，向前弯腰做仰卧起坐动作，反复做8~10次。

(2)平坐在床上，两腿向前伸展，上身挺直，两臂平放于体侧，掌心向下。用一条长毛巾套在双脚底，吸气，将腿弯曲伸展，抬离床面，身体后倾，胳膊伸直，平稳拉住毛巾两端，使躯体与双腿形成一个"V"字。呼气，腹部收紧，平衡身体，挺直腰背，尽量保持这个姿势，期间自然呼吸，然后将双腿和躯干慢慢放回床面。反复做3~6次。

(3)平躺在床上，做3~5分钟深呼吸，同时手掌在患部做轻柔的画圈按摩，然后放松身体10~15分钟。

(路波/文)

运动养生

## 腰不好多练仰卧起坐

中老年人容易"闪到腰",这与脊椎的退行性改变有关,同时也是核心部位肌肉力量退化造成的。要想避免这种情况,可以在确保安全的前提下,多练仰卧起坐和仰卧顶髋。

这是两个最有效保护腰椎的练习,但前提是先通过散步等锻炼,提高身体的健康水平,或者没有什么腰椎部位感觉异常的疾病。

仰卧起坐的标准做法是:仰卧在垫子或床上,屈膝成90°,两手贴于耳侧,收缩腹肌,将上身蜷起,但腰椎部位不得离开地面,到最大限度停一会儿,然后慢慢放下,几乎贴近地面时停下,立即做下一次动作。

中老年人练习仰卧起坐应该从有人辅助的体位做起。也就是说,请家人或朋友站在身前,两人四手相握,在对方的协助下完成仰卧起坐的动作。一般,每次1~2组,每组8~12次。这个动作能够加强腹部肌肉力量,给脊椎提供强有力的保护。

与腹部肌肉相对应的是腰背部的竖脊肌,这需要通过仰卧顶髋来加强。具体做法是:仰卧在垫子或床上,屈膝成90°,两脚自然分开置于垫面,双臂于体侧平放,然后两脚后跟和肩膀支撑,将髋部顶起,使膝盖到髋部再到肩部成一直线,保持几秒钟,返回继续。

一般每次练习2组,每组8~12次。中老年人练习这个动作时,也要在他人辅助下进行。让对方跪坐于体侧,双手伸出扶住自己的胯骨,随着动作施以助力。待能够轻松完成一组动作时,再尝试独立练习。

此外,多参加太极拳、交谊舞等温和的体育活动,也能增强腰部肌肉力量,保护腰椎。

(安洪波/文)

## 每天下蹲10分钟

下蹲运动简便经济、易于坚持、好处多多,每天只需10~15分钟即可,而且在家里、办公室或公园都能练习。

中国中医科学院西苑医院主任医师裴卉表示,只要持之以恒,下蹲运动能从以下方面改善身体功能:

改善腿部的血液循环。人的老化从腿开始,很多老年人跌倒、骨折和卧床不起是因为腿脚无力。而下蹲运动就像按摩一样,能促进下肢血脉相通,改善心脑血管功能,在稳定血压、调节内分泌、促进人体新陈代谢等方面有积极作用;增强关节的灵活性，延缓关节老化；对痔疮、前列腺炎、肾结石、便秘、腰肌劳损等疾病都有预防作用。

下蹲动作简单，做起来也有一定讲究：两腿分开，略比肩宽，自然站立；脚尖的方向基本是倒八字形，以脚的第二趾方向为准。

下蹲时，膝盖的方向要在第二趾的延长线上，这样做起来比较自然，不吃力。下蹲时躯干要保持笔直状态，臀部向身后撅起。下蹲的速度大约是5秒钟1次。

下蹲时吸气，站起来时呼气。老人下蹲时，最好不要深蹲，膝关节弯曲的角度不要小于60°，否则起身时容易头晕眼花。动作不要过猛，膝关节弯曲的角度可以由大到小，循序渐进。锻炼的次数以1天做30次为宜。体弱的人开始少做，有体力的人可多做。

患高血压、糖尿病的老人不能做下蹲运动，关节有问题的人也不宜多做。下蹲时，老年人应手扶床头或者门框进行锻炼，速度不能太快，应缓慢平稳。

（薛建冰/文）

## 坐1小时蹲三五分钟

很多人觉得，走着比站着累，站着比坐着累。其实，人体保持某种姿态，也需要肌肉持续工作来完成。相比而言，久坐会比一般的运动更容易产生疲劳，坐姿不正确的时候情况尤甚。这种微小的疲劳长期积累，可能会引起多种病变，比如腰肌劳损、椎间盘突出、下肢静脉曲张、颈椎病等。

因此，每坐1小时，就应起身活动一下，舒活一下筋骨，加强血液循环。最好到室外活动手脚与躯干，如果没有条件，可以离开座位3~5分钟，在办公桌旁做几个蹲下起立的动作。参与蹲起练习的都是大肌肉，且数量多，健身效果很好。既可以双足蹲，也可以单足蹲；既可以深蹲，也可以半蹲。需要注意的是，如果平时膝关节疼痛，选择半蹲即可，即蹲下时膝关节的垂直位置不要超过足尖，以减少髌骨所受的压力。

（荀波/文）

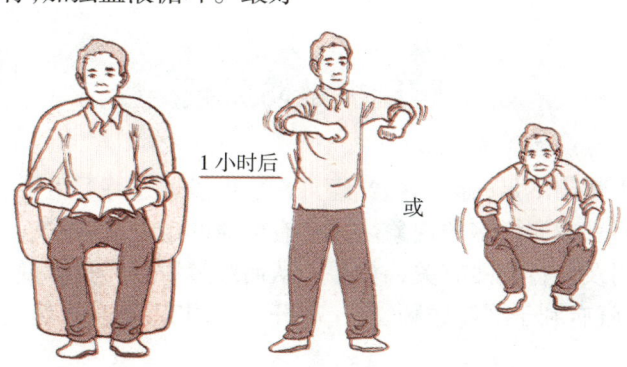

1小时后　或

运动养生

## 久坐不动最伤腰

很多人平时工作忙，一到假日就不愿意动。不是在家看电视、看电影、打游戏，就是约上三五知己打麻将、打扑克。坐得多，动得少，时间长了腰椎就容易疲劳受损。专家指出，腰椎错位和姿势不良有很密切的关系，但腰椎错位初期多没有明显症状，容易被忽视，等到腰腿部发生疼痛、麻木时，往往已引起腰椎间盘突出、下肢萎缩等病变。专家提醒，预防腰椎错位，切忌久坐，建议适度活动，多到户外走走。

人们经常将腰椎错位当成腰肌劳损或腰椎退行性病变，但三者比较起来，原因和症状都不相同。

腰肌劳损是长期运动、负荷造成的肌肉、筋腱损伤，疼痛一般比较表浅。

腰椎退行性病变多见于老年人，通常伴随骨质增生、韧带钙化、椎间隙改变，表现为腰酸软胀痛，下肢运动功能受限，走路平衡能力不佳，身高缩短。

腰椎错位的原因比较复杂，内因受

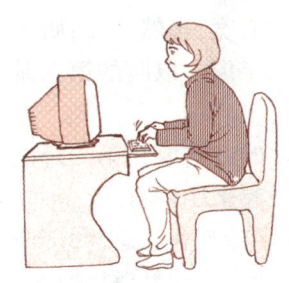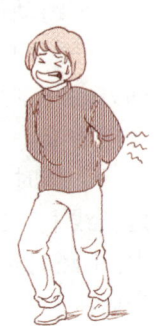

饮食、环境污染等影响，导致椎间盘脆性加大，韧性减少；外因与姿势不良、搬抬重物、睡软床、吃寒凉菜（如空心菜、白菜、竹笋）有关联。

"久坐不动的人腰椎错位机会最大。"陈栋表示，越来越多的年轻人出现腰椎错位甚至腰椎间盘突出，往往是因为出门就坐车，上班就坐在电脑前，回家又坐沙发的"连坐"习惯，这种看似舒服的生活习惯，却会对腰椎造成"威胁"和持久的伤害。因而腰椎疾患出现发病年轻化的趋势。

（羊城/文）

## 脚趾抓地防尿频

老年人由于肾阳不足，肺气虚衰，经常出现尿频、尿急、夜尿增多的现象。尿频还与脾虚气弱及血行瘀滞有关，如果能够疏通阻滞，就有利于缓解尿频。

可以通过练习甩手、身摇、气鼓荡等有节律的运动，促进气血在体内的运行，从而缓解尿频。具体做法：站立，两脚分开与肩同宽，全身自然放松，两手自然下垂。然后以肩为支点,手掌为力点,两手掌心向后,手腕用力向后甩,前虚后实,向前不超过脚面。每甩一次,两脚掌着地,并且脚趾同时用力在地上抓一下,大小腿肌肉用力收缩,肛门也用力提缩一下。要求呼吸轻、缓、匀、长,腹部起落应自然、轻柔,勿故意用力。年老体弱者,可量力而行。

甩手锻炼之后可以单独锻炼用脚趾抓地,一次抓5分钟左右,两只脚可分别进行,也可同时进行,一天2~3次。

夜尿增多也常为前列腺增生最先出现的症状,表现为每夜尿3~4次甚至更多。如锻炼后没有明显改善,要及时到医院泌尿外科就诊。

(杨璞/文)

## 小劳术:古代保健体操

生命在于运动,但又不可动之过甚。逸而不劳,则气血涩滞;劳而太过,则耗伤血气。宋代养生家蒲虔贯继承了汉代华佗"人体欲得劳动,但不当使极尔"的思想,设计了"小劳术"。

小劳术是一套肢体运动和自我按摩相结合的健身运动。"小劳"意指适当运动。蒲虔贯在《保生要录·调肢体门》中曰:"养生者,形要小劳,无至大疲。故水流则清,滞则浊。养生之人欲血脉常行,如水之流。坐不欲至倦,行不欲至劳。频行不已,然宜稍缓,即是小劳之术也。"

体弱多病的老年人不妨练练小劳术。小劳术动作简单、好学,具体方法如下:

(1)"屈伸手足":上下肢做和缓的屈伸动作。

(2)"两臂挽弓":两臂分别向左右拉开,做扩胸运动,似挽弓状。

(3)"两手拓石":两手由下而上托举。

(4)"双拳筑空":手握拳,一紧一松,反复多次,或反复屈伸五指。

(5)"手臂轻摆":两上肢轻轻摆动如

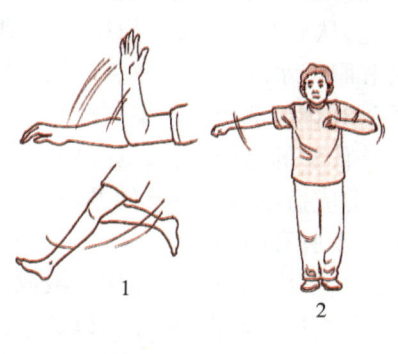

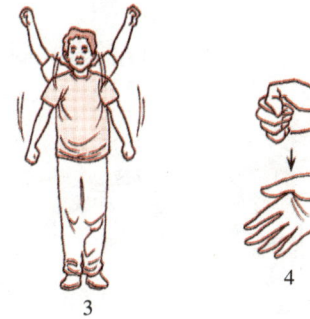

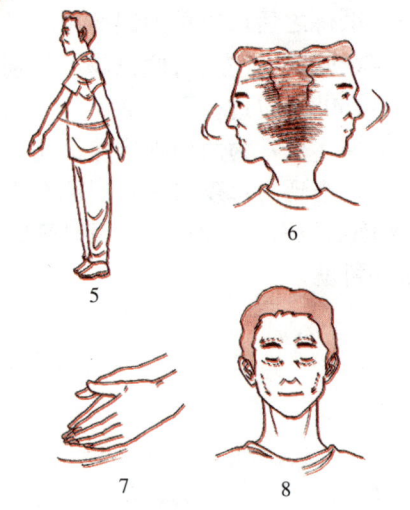

甩手状。

（6）"头项左右顾"：转头向后，左顾右盼。

（7）"腰胯左右转"：两手叉腰，俯仰转动腰部。

（8）"两手互擦"：两手相互搓擦、揉捏、转摇，似洗手状。

（9）"掩目摩面"：将两手掌搓热，轻掩于眼部，再揉摩额颞及面颊部。

【注意事项】呼吸自然，动作柔和，不可过激。

（《益寿文摘》/荐）

## 按摩淋巴，延缓衰老

脸部分布有很多淋巴组织，采用按摩手法改善淋巴循环，可以延缓脸部的衰老，使人们显得更加年轻。

首先，双手中指、无名指和小指并拢，从嘴角稍微偏下的地方开始把脸颊的肉推到鼻子的下方，重复3次。然后，从下巴中央开始揉向耳后。具体做法：用中指和食指按摩，从下巴的中央开始沿着脸部的轮廓直到耳朵后面的淋巴结处，在耳朵根处按一下。接下来，从眉头开始到眉尾按摩。具体做法：用食指和拇指夹住眉毛，从眉头开始按至眉尾。这对眼部疲劳和眼部水肿也颇有效果。最后，按摩脖子到锁骨的部位。这里同样是身体进行新陈代谢的重要路径，如果不进行按摩，会造成血液以及淋巴的循环不畅，进而引起水肿和暗斑。

进行淋巴按摩最好使用乳液或者面霜，让手指比较润滑，按摩时以感觉微微酸痛为宜。

（《益寿文摘》/荐）

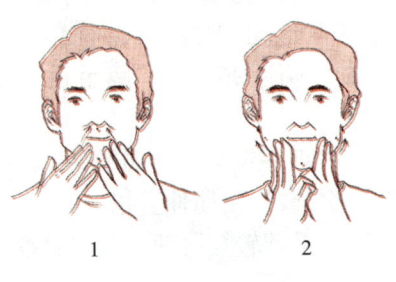 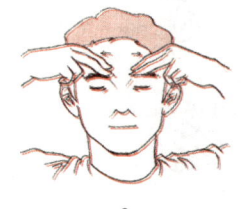 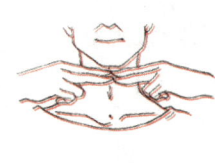

## 善用梳子防病养生

俗话说:"三分医,七分养,十分防。"养生的重要性可见一斑。而养生的一大境界就是,可以将身边寻常的日用品变成辅助保健的工具。对此,养生专家指出,梳子就是一把很好的养生利器,它相当于一块刮痧板,善用梳子养生,可防治多种疾病。

梳头提神、防失眠。经常梳头能够促进睡眠。宋代郭尚贤在《清异录》中写道:"梳头洗脚长生事,临卧之时小太平。"对于经常失眠的人来说,常梳头也许会收到意想不到的效果。

除了改善睡眠,梳头还有助于驱散头部的风湿病邪,促进头部气血循环、营养毛发、减少白发、防脱发、缓解头痛、减轻疲劳。特别是对于高血压、动脉硬化的患者来说,通过梳头经常刺激百会穴、太阳穴和风池穴,有降血压的作用,对血压不稳引起的眩晕症有特殊功效。

梳头养生,最好早、晚各1次。用梳子顺着经络方向,从前额正中开始,以均匀力量,向头部、枕部、颈部梳划,然后梳两侧,动作不要太慢或太快。一般每次梳100下左右即可。

梳背防背痛。中医常说"通则不痛,痛则不通"。办公室的白领经常久坐不动,久而久之就会肌肉僵硬,气血不畅,腰酸背痛,尤其是背心窝,总觉得应该用什么硬物顶住才觉得舒服。

在这种情况下,如果用梳背或梳柄经常拍打背部或按摩背部,便可以起到按摩背部穴位的效果,从而疏通经脉,促进血液循环。无论男士还是女士,都市白领不妨在办公室的抽屉里备一把梳子,工作一段时间之后,拿出梳子敲拍背部,可缓解工作疲劳,随时保持旺盛精力。

常梳手可强身。很少有人了解梳手的作用,其实梳手大有玄机。根据中医经络学说,在人体最重要的12条正经中,与手相关的经络有6条,相关的穴位有23个,还有经外奇穴34个,其中,比较重要的穴位有劳宫穴、鱼际穴、少府穴等。经常按摩或按压这些穴位,几乎可以治疗全身疾病。

专家提醒,梳手需要注意三个方面:首先要选用圆头梳梳手,尖齿梳容易划破手心皮肤;其次,梳手前要在手心抹上一层护肤油脂,以润滑梳子与手心,避免梳齿扎疼手心;在梳手时要从手心梳起,先从上往下梳、再从右往左横梳,再顺时针梳一圈,第二遍相反。每天坚持梳手按摩,就能达到强身祛病的目的。

梳背压颈防感冒。现代研究表明,按摩大椎穴可以增强人体免疫力。大椎穴位于颈部下端,第七颈椎棘突下凹陷处,它是手足三阳经与督脉的交会穴,无论是手三阳经还是足三阳经,都有络脉分布到大椎穴处,和督脉相交会。

用梳背或梳柄常按摩大椎穴,可以提高身体免疫能力,预防感冒、疟疾、咳嗽、颈椎病、肩背痛等疾病。

特别在秋冬季节，气温骤变，尤其容易引起感冒，因此要经常用梳背按摩大椎穴，远离感冒，保护身体健康。

（李强/文）

## "梳"理身体能防病

好的梳子相当于一块刮痧板，不仅有整理发型的功能，还有按摩保健、预防疾病的功效。经常梳头，就是梳理健康。

中医学认为，人的头部是"诸阳所会"，汇聚了人体的重要经脉和40多个大小穴位以及10多处特殊刺激区。经常梳头按摩这些穴位，可使头发根部的血液循环加快、发根坚固、发色黑润，从而疏通经脉，改善血液循环，宁神开窍，起到耳聪目明、醒脑提神、养生保健等作用。

用梳子梳理身体的不同部位会有不同的作用。梳颈部的大椎穴可以预防感冒、疟疾、颈椎病等；梳理背部可以防背痛；梳手、梳脚可以增强身体抵抗力；对于哺乳期的女性来说，用木梳梳乳，可以使乳房的血液循环加快，增强乳腺分泌和排泄潴留乳汁，对产后缺乳、积乳、急性乳腺炎等均有较好的改善作用。

"梳"理健康，贵在坚持。嵇康在《养生论》中说："每朝梳头一二百下，寿自高。"每天早晚用梳子顺着经络方向，以均匀力量，从前额正中向头部、枕部、颈部梳划，再梳两侧，每次梳100下左右，即可起到养生保健的作用。不过，饱食后勿梳头，以免影响脾胃消化。其余闲暇时间皆可梳头。

在梳子的材质上，尽量选择天然材质的角梳、木梳等，不容易产生静电从而损伤头皮。密齿梳适合稀疏头发，可梳出细密的发线来，除了看上去更密集外，密齿梳接触头皮较多，可增加血液循环；阔齿梳则适合易打结的头发。

（杨默/文）

## 大强度锻炼可致肌肉僵硬

肌肉长时间、高强度地承受负荷，耗能多，因而肌肉中便会堆积乳酸，使得肌肉的内环境发生变化，如血糖降低等，这时肌肉的工作能力就会下降。这是一种暂时的生理现象，也是机体保护性抑制反应和"自卫信号"。主要表现为动作不协调、注意力分散等。这说明肌肉已经疲劳，如果不注意调整和休息，肌肉就容易产生僵硬现象。

一般力量较差或中断练习时间较长的人,突然进行大重量、高强度的练习,容易造成肌肉负荷量过大,供氧不足,大量代谢产物(乳酸、二氧化碳)堆积在肌肉里,会使肌肉产生僵硬现象,有时会引起肌肉抽筋。

预防肌肉僵硬应注意以下几点:①安排适当运动量;②训练要多变化;③掌握肌肉放松的技巧。每次练习结束后,应用抖动、深呼吸、按摩、热水浴等来充分放松肌肉,使其尽快消除疲劳。

(凯文/文)

## 抬头向上看有助于缓解抑郁情绪

人在犯错误时会下意识地低下头,而在自信时则爱高昂着头,这里面有一定的科学道理。国外一项研究表明,如果抬头向上看,就不会悲观地思考问题。而老是低着头,就会更加悲观地进行思考。

当足球运动员射失一个点球后,会不由自主地低下脑袋,因为他们的肌肉会发软,而且他们会感觉灰心丧气。如果进了球,他们就会感觉特别兴奋,会更深地呼吸,站得也更高一些。研究还发现,只要一个人将眼睛紧紧地盯着地面,那他就一定是心情抑郁的。研究认为,只需劝说这样的人改变一下习惯,将目光稍稍抬高一点,就会减轻抑郁情绪。

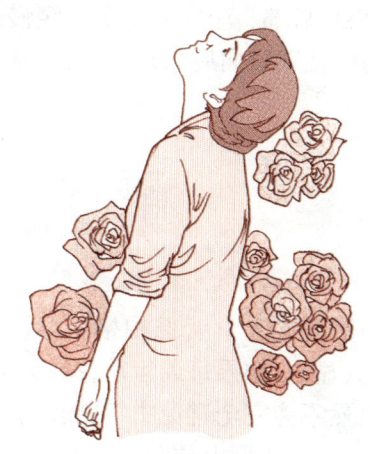

所以,当你在工作中觉得有压力或是挫败感时,不妨抬抬头。

(《益寿文摘》/荐)

## 隐形运动能减压

**放松眼睛** 闭目转动眼球。先按顺时针方向转动6次,再按逆时针方向转动6次。然后睁开眼睛向窗外远处绿色草坪或树木眺望2~3分钟。这样有保护眼睛、调节视力的作用。

**放松全身** 将全身分为若干段,然

# 运动养生

后自上而下进行分段放松。其顺序为：头部-颈部-两上肢-胸腹-背-两大腿-两小腿。接着再采用倒行放松的方式，自下而上分段放松。其顺序依次为：两脚-两小腿-两大腿-臀部-腰背部-腹胸部-颈部-头部。连续做3组，对消除紧张情绪及身体疲劳非常有帮助。

**腹式呼吸** 吸气时放松腹肌，呼气时收缩腹肌，如此反复做3分钟。可起到增加肠胃蠕动、促进机体新陈代谢、减肥美体的作用。

**放松颈肩部** 坐在椅子上，缓慢地用力挺胸，使双肩向后张开，恢复原状后再反复做10~12次。然后做耸肩动作，左、右肩各做12次，能起到增加肺活量、防治颈椎病、肩周炎的作用。

**放松手指** 双手放在大腿上，掌心向上用力握拳，然后按拇指、食指、中指、无名指、小指的顺序依次伸开手指。反复做同样的动作，左、右手指各做12次。可缓解手部肌肉疲劳、促进血液循环。

**放松腿部** 坐在椅子上，抬起脚尖，同时用力收缩小腿及大腿肌肉，然后用力抬起脚跟，小腿及大腿肌肉保持收缩15秒，然后放松。如此反复做5分钟，可以改善腿及脚部的血液循环状况。

（周伟/文）

## 规律运动防发胖

美国西北大学费恩柏格医学院的一项研究显示，如果每天运动，持续20年以上，虽然不能完全避免中年肥胖问题，但可以在一定程度上预防中年发胖。

研究人员对1 800名女性和1 700名男性成年人的运动量水平进行了调查。研究结果显示，与其他女性相比，那些保持高水平活动的女性，其所增加的体重平均要少13磅（1磅约为0.454千克）；与低水平活动的男性相比，保持高水平活动的男性，其增加的体重要少约6磅。该研究中的高水平活动包括打排球、跑步、快步走等。说明保持高水平运动量的人体重增加得较少，女性比男性更能成功地维持体重。

研究人员说，随着年龄的增长，新陈代谢率的下降，不可避免地体重会增加。该研究再次强调，每个人都必须进行有规律的运动。

（方留民/文）

## 经常用力勾拉小手指有助于补肾强身

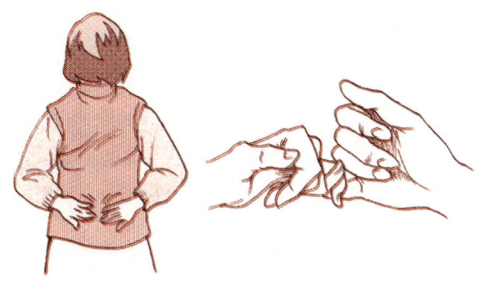

中医里常说春养肝,即春天养生的重点在肝上。中医同时也认为人体的五脏六腑是一个整体,肝和肾之间有相生关系,治疗肝病可以先调肾。所以,春天也要常做补肾功课。

这里介绍两个养肾的小招数:

睡前手心贴腰眼。每晚临睡前将两手心紧靠腰部,仰卧于床上,5~10分钟后,热感会慢慢传遍全身。这是因为人的两手劳宫穴紧贴腰部时,掌心的热量可以温煦肾部,将肾内虚寒之气逼出。不论是晚上还是白天,只要你躺在床上,坚持两手心紧贴两肾半小时,便可收到补肾的作用。

钩钩小手指。常练小指头提水桶、水壶可以强肾,或者用左右手的小手指互相牵拉,也有补肾的作用。

(《益寿文摘》/荐)

## 绝经女性多跑多跳添性趣

对于中老年女性,尤其是绝经女性而言,阴道干涩是导致性爱困难的主要原因,而雌性激素的下降是导致阴道干涩的最主要原因。

针对绝经女性阴道干涩的现象,除了进行药物治疗外,配以适当的食疗及有效的运动,可获得较好的效果。

食疗方面,应多吃些富含雌激素类的食品。据研究发现,植物雌激素具有合成雌激素的功能,主要存在于大豆及豆制品,还有谷类、小麦、黑米、葵花籽等。

运动方面,最经济有效的就是慢跑和跳舞。中老年女性最好坚持每周3次,每次30分钟以上的跳舞或慢跑运动。这些适量的运动,不但有利于锻炼女性盆底肌肉,改善性生活,还可预防骨质疏松及乳腺癌等疾病。

(陈捷/文)

# 运动养生 2

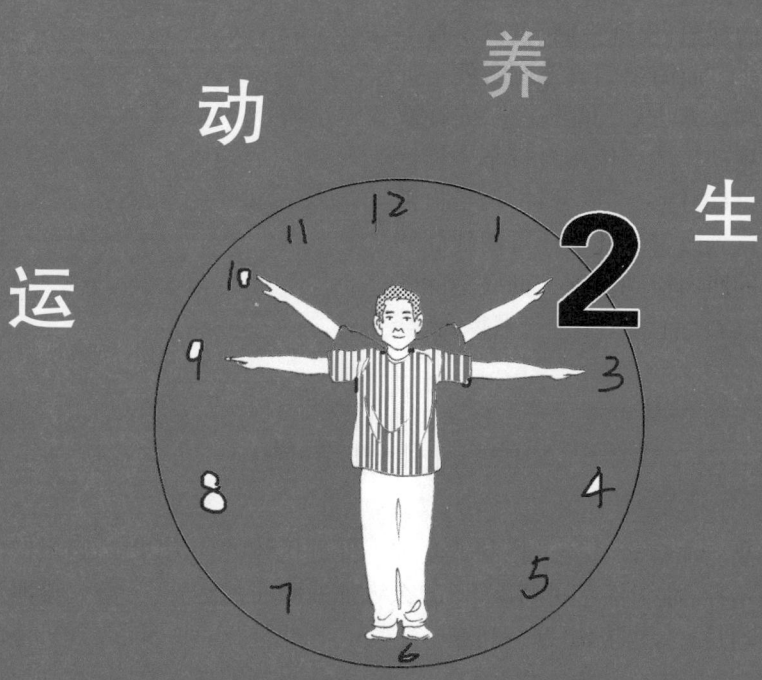

治病篇

运动养生

## 双脚晃动促进循环

全身血液循环不佳，就会发生内脏功能失调的现象，出现头痛、食欲不振等亚健康征兆。而简单的脚部刺激便可促进血液循环。方法是，仰卧在床，先让双脚在空中晃动，然后像踏自行车一样让双脚旋转，只要持续5~6分钟，全身血液循环就会得到改善。此法还可使腿肚和膝盖内侧的肌肉得到伸展，彻底消除腿部疲劳。在就寝前用此法进行锻炼，就会感到全身温暖，有助于改善睡眠。

（许凤/文）

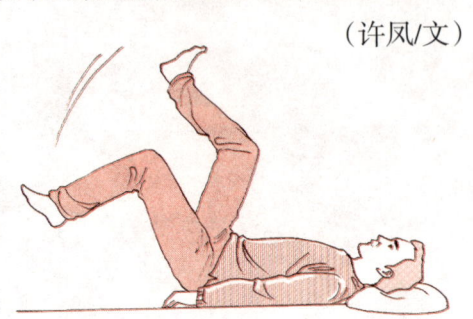

## 运动让血脂更健康

有些高脂血症者，经过控制饮食和长期服药治疗，血脂依然居高不下，怎么办呢？可通过运动来解决这一问题。

### 运动改善和解决人体血脂环境

流行病学研究发现，从事体育运动或重体力劳动的人的血清中胆固醇和甘油三酯水平，比同年龄阶段的从事一般劳动或脑力劳动的人低，而高密度脂蛋白胆固醇（俗称"好胆固醇"）水平比一般人要高。因此，长期、有规律的健身运动对血脂有明显的调节作用。

适当强度和运动量的持久锻炼能缓解高脂血症，改善血脂构成，纠正人体生理、生化代谢失调，使脂质代谢朝着有利于健康的方向发展。研究表明，运动能够促进机体的代谢，提高脂蛋白酶的活性，加速脂质的运转、分解和排泄。

此外，运动还能改善机体的糖代谢，改善机体的血凝状态，改善血小板功能，降低血液黏度；运动还可改善心肌功能，增强心肌代谢，促进侧支循环的建立，这些都对防治冠心病具有积极的影响。因此，高脂血症患者加强运动是积极的防治措施。健康人特别是身体偏胖者也应加强锻炼以预防高血脂的发生。

运动都能有效地改善高脂血症患者的脂质代谢，使血清胆固醇、甘油三酯及低密度脂蛋白含量降低，而使高密度脂蛋白含量增高，有利于预防动脉粥样硬化病变的发生和发展。但是，运动健身必须遵循科学规律，才能起到强身健体、防病治病的效果。

须提醒注意,运动虽然好处多多,但它并非万能。近来大多数研究认为,不改变饮食结构,单纯运动并不能显著降脂。只有两者结合再配合合适的药物治疗,才能有效控制血脂水平。

## 运动降脂的原则

运动促进机体的代谢,使血清胆固醇、三酰甘油及低密度脂蛋白含量降低,而使高密度脂蛋白含量增高,有效改善机体的血脂水平。但高脂血症患者在健身时应注意以下几个原则:

1.选择合适的运动项目:要想通过运动降低血脂,就得多参加消耗脂肪的持续时间较长的耐力运动。根据自身情况,选择长距离步行或远足、慢跑、骑自行车、练体操、打太极拳、游泳、爬山、打乒乓球、打羽毛球、打网球、跳迪斯科健身操及使用健身器等。

2.科学的运动方式:运动方式则要强调呼吸运动,例如轻快的散步、慢跑、游泳、骑自行车和打网球。这些运动方式会对呼吸系统产生一定的压力,从而改善心肺的健康状况。运动强度和持续时间应在数周后逐渐增加。只要持之以恒、有规律地锻炼就一定能达到降脂效果。

3.健康的运动准备:运动前先喝2杯白开水,运动完后再喝2杯,是最简单健康的运动原则。

4.掌握运动的强度:对高脂血症的人来说,最适宜采用强度小而运动时间偏长的锻炼方案,以保证人体吸入足够的氧,有助于更多地消耗脂肪。只有达到一定运动量,才能降低血脂。

5.适当的运动频率:每周3~4次运动为宜。中老年由于机体代谢水平降低,疲劳后恢复的时间延长,因此运动频率可视情况增减。

6.合适的运动时间:每次运动时间控制在30~40分钟,下午运动最好,并应坚持长年运动。

## 最佳降脂运动时间

运动的时间应该安排在空腹阶段。人在空腹时,体内糖的储备已经很少,机体消耗的热量主要由脂肪氧化供应。如果进餐后运动,机体消耗的热量主要由食物中的糖氧化分解供应,体内脂肪分解很少,无助于降低血脂。

运动锻炼的时间和内容十分重要。运动的适宜时间是晚饭后或晚饭前2小时最佳,此时运动可以消耗晚饭摄取的能量。同样的运动,下午或晚间比上午多消耗20%的能量,故晚餐前2小时锻炼比其他时间更能有效地减少脂肪,降低血脂。

锻炼的时间在每天下午的4~6时为宜,黄昏7~8时最佳。下午4~6时,人体生物钟处于最佳状态,精力较旺盛,运动后即可从晚饭和睡眠中获得必需的营养和充分的休息,有利于体质的增强。也可在饭后运动,最好在饭后休息30~45分钟以后再进行,不可饭后立刻运动,也不可饭后剧烈运动。运动前后应有10~15分钟的准备和整理活动。每次运动的时间不应少于30分钟。另外,运动还应尽

运动养生

量避开中午温度最高和半夜湿度最大的时刻。

锻炼的内容以自然化、兴趣化的慢性运动为主。如散步、慢跑、玩球、跳绳、游戏等户外运动。因为慢性运动是有氧运动,有利于减少皮下脂肪的数量、缩小皮下脂肪的体积,慢性运动适应消化和循环特点,降低血脂效果最佳。

另外,已经患有高脂血症的人运动时要多加小心,应结合自身特点来运动,别进入运动降脂误区。

误区一:运动强度越大效果越好。事实并非如此。研究表明:体内脂肪的减少取决于锻炼时间的长短,而不是锻炼的强度。因为各种锻炼开始时,首先消耗的是体内的葡萄糖,在葡萄糖消耗后,才开始消耗脂肪。剧烈运动在消耗葡萄糖后,人已感到疲劳,难于再继续坚持,因而脂肪消耗不多,达不到降脂减肥的目的。只有较缓慢而平稳的持久运动,如慢跑、走路等,才能消耗更多热量,以达到降血脂的目的。

误区二:运动量越大越有益健康。其实,运动量过大并不利于健康降脂。研究证明:有益健康的运动范围很广泛,但运动强度较小。因地制宜,每天都消耗一定热量的低强度运动最有益于健康降脂。

误区三:晨练比暮练好。其实早晨人的血液凝聚力高,血栓形成的危险性也相应增加,是心脏病发作的高峰期。相反,黄昏是体育锻炼的理想时间,因黄昏时的心跳、血压最平衡,最适应运动时心跳及血压的改变;黄昏时嗅觉、听觉、视觉也最敏感,人体应激能力是一天中的最高峰;黄昏时体内化解血栓的能力也是最佳的。所以,暮练比晨练好。

误区四:体育锻炼应克服身体各种不适和痛楚。这是一种最危险的错误概念。如果在运动中出现眩晕、胸闷、胸痛、气短等症状,应立即中止运动,必要时应到医院进行检查,尤其是老年人。

误区五:停止锻炼使人发胖,血脂更高。在现实生活中,确实有一些人在停止锻炼后发胖了。但发胖的关键不是停止运动,而是停止运动后仍然吃与运动时同样多的食物,使摄入的热量超过消耗的热量,引起肥胖及血脂升高。如果停止锻炼后随着热量消耗的减少,相应减少食物中的热量摄入,就不会反弹了。

(韩凌/文)

## 锻炼不规律会加重血脂异常

近日,有调查表明,我国青壮年人群中近半数血脂异常。

专家认为,现代职场人士不健康的生活方式是导致血脂异常的关键,而要想调节血脂,除了注意调节饮食外,运动是必不可少的。增强运动有助于调节血脂。运动在防治血脂异常的同时,还可增强心肺功能、延缓衰老,对其他疾病如骨质疏松和高血压等,也有一定的防治作用。但是,运动的强度和频率都要把握好才能起效。

专家提醒,锻炼时运动强度的大小,是获得良好调节血脂效果的关键。运动强度过小,就起不到锻炼效果。但也要避免矫枉过正,运动强度过大,可能会诱发心脏病发作,甚至出现意外事故。

可以选择快走、慢跑等运动方式。在运动频率上,建议每周锻炼5天,每次锻炼半小时到一小时。锻炼前,做5分钟的准备活动,如伸展运动、慢走等,使各关节得到舒展。锻炼后再做5分钟的放松活动,保护心脏、肌肉、关节,减少损伤。通过运动调节血脂,需要坚持才能取得效果,"三天打鱼,两天晒网"的运动方式不但不利于降血脂,还可能加重血脂异常。

(朱瑞娟/文)

## 同是高血压,运动莫求同

锻炼是一项全身性的活动,不是单纯的肌肉和骨骼的活动,在锻炼过程中神经、心血管、消化和代谢等系统也都会得到很大程度的调节。原发性高血压患者应根据不同的人群特征,采取不同的锻炼方式。

对肥胖的原发性高血压患者来说,减轻体重是首要任务,跑步就是一种很好的锻炼方法。为了达到有效的锻炼效果,需要保证一定的运动强度。慢跑的运动量是以运动强度与时间的乘积来决定的,其中运动强度为主,运动时间只是起到调节的作用,每次锻炼的时间不少于20分钟。初始锻炼者可以选用变速走→走跑交替→慢跑的过渡锻炼方法进行。在达到应有的运动负荷以后可逐渐延长锻炼时间,但不要超过1小时,以运动后不能出现过分的疲劳感觉为宜。

对一般的高血压患者而言,除进行跑步、游泳、骑车锻炼外,打太极拳和练医疗气功都是一种很好的选择。运动能调节原发性高血压患者的精神,缓解紧张的情绪,消除焦虑和激动。锻炼时全身的肌肉活动增加,加快血流量,增强血管的弹性,放松外周的血管,还能调整自主神经系统的功能,降低交感神经的兴奋性,改善血管的反应性,更有利于血压的降低和稳定。

所有原发性高血压患者都需要注意的是,运动贵在坚持。千万莫单纯追求运动的强度,否则适得其反。

(钱岳晟/文)

运动养生

## 只要运动,血压就会下降吗

今年64岁的霍先生是一位高血压患者。在听说别人曾经以运动的方式成功降血压之后,霍先生也开始尝试运动降压。每天除了做广场操之外,他还跳绳、压腿、打乒乓球。霍先生说,从前得高血压就是因为不运动。如今运动了,高血压一定能被控制住。

高血压患者只要做运动,就能安全降血压吗?对此,博士研究生导师张艳表示,心血管病患者只要动起来就能降血压的想法是误区。其实,运动降压只适用于临界高血压病、一期和二期高血压病以及部分病情稳定的三期高血压病患者。三期不稳定的高血压病患者,出现严重并发症的高血压患者,出现降压药不良反应未能控制的高血压病患者以及运动中血压过度增高的患者,都不能采用运动的方法来降压。

另外,运动降压要讲究方法。力量型运动和快速跑步属于无氧运动,会导致血压快速大幅升高,对高血压患者来说有一定的风险。步行、慢跑、骑自行车、游泳、慢节奏交谊舞或体操等都是不错的选择。就运动强度而言,每天总运动时间为30~60分钟,每星期运动3~7天,运动强度以停止活动后心率在3~5分钟内恢复正常为宜。

(李霆/文)

## 高血压患者不宜饭后百步走

近日,山东烟台的海滨广场出现了一场生死救援。一老人在吃晚饭后出来散步,走着走着便晕厥摔倒在地。广场保安与市民一边开展急救,一边拨打120,幸好有了院前急救,老人在送到医院时才被抢救过来。医生诊断:老人有高血压,饭后出来散步引起了血压波动。

散步不是最好的养病方法吗,怎么差点成了"杀人工具"?医生对此进行了点评。

河北省老年医学研究所专家在研究过老年人餐后运动时发现,餐后运动对心血管系统有一定的负性作用。河北医科大学第二医院心内科副主任医师张辉说,高血压患者饭后最好静坐闭目养神30分钟再散步,马上散步易出现体位性低血压,导致头晕乏力,甚至昏厥。患者散步时最好上身挺直,否则可能压迫胸部,影响心脏功能。走路时最好前脚掌先着地,不要后脚跟先落地,否则会使大脑处于不停振动中,易引起一过性头晕。

(《益寿文摘》/荐)

## 心脏病患者，做运动就像开车

提起心脏病患者的运动，解放军304医院心身医学科主任彭国球做了一个形象的比喻：心脏病患者做运动就像开车，要有个启动过程，要慢慢起，刹车前呢，慢慢减速，再慢慢停。也就是说，运动前一定要做好充分的热身运动，运动后还要做整理运动，做这些运动的时间要比健康人长一些。活动量也要循序渐进，逐步增加。

"适量运动对心脏好，但心脏病是个大家族，包括高血压性心脏病、冠心病、心衰、心肌炎等，患者一定要先了解自己是哪种情况，程度如何，再根据身体情况来运动，这样才能起到好的作用。"彭主任如此提醒。

具体来说，对于高血压的心脏病患者来说，血压在180毫米汞柱以上的，属于危险人群，建议先把血压降下来再运动。冠心病患者如频发心绞痛的，绝对不能进行剧烈运动。心衰较严重的患者也应静养。

彭主任提醒，心脏病患者尤其不宜进行局部肌肉运动，如哑铃、拉力器、单双杠等，可选择一些轻松愉快又不会增加心脏负担的全身性活动，如散步、慢跑或打太极拳等。若运动时出现头晕、头痛、心慌、恶心、呕吐等不适症状时，一定要立刻停止，必要时需就医。

（李凯菲　赵博/文）

## 感冒期间的最佳运动与最差运动

美国医学博士理查德·贝瑟表示，感冒期间可以适当锻炼，但必须遵循"脖子规则"。如果感冒症状在脖子以上，仅仅是鼻塞、打喷嚏或流鼻涕，那么仍然可以安全锻炼至出汗。如果出现脖子以下的感冒症状则必须暂停锻炼，比如恶心、反胃、胸闷、猛烈干咳、肌肉疼痛或疲劳等。那么感冒期间适宜和不宜的运动有哪些呢？美国《健康》杂志最新载文，刊出"感冒期间最佳与最差运动"。

### 感冒期间的最佳运动

1.步行　贝瑟博士表示，感冒时往往浑身乏力懒得动。但是20分钟的步行有助于获得常规锻炼的益处，也有助于改善感冒症状。

2.慢跑　美国骨科专家安德里·胡尔斯博士表示，轻度感冒时慢跑是一种"天然解充血剂"，可以使大脑更清醒。只要室外不是特别寒冷，跑步对治愈感冒大

运动养生

有好处。跑步还能改善情绪。专家提醒：由于感冒期间人体正竭力抗炎，即使是慢跑锻炼，也切勿过量。

3.瑜伽 贝瑟博士表示，在抗击感冒引起的炎症的时候，人体会释放压力激素皮质醇。研究发现，瑜伽和呼吸技巧训练等解压方法有助于提高免疫力。

4.跳舞 参加舞蹈有氧运动训练班或者边干家务边跟着喜爱的音乐扭动身体，都能有效缓解压力。一项研究发现，仅仅听50分钟舞蹈音乐就能够降低压力激素皮质醇水平，提高战胜感冒的抗体水平，增强免疫力。

### 感冒期间的最差运动

1.耐力长跑 胡尔斯博士表示，常规运动通常可刺激免疫系统，有助于保持健康。但是频繁的高强度运动则会适得其反。因此，快感冒的时候、感冒期间以及感冒快好的时候，都不宜进行马拉松等高强度耐力长跑。

2.健身馆运动 贝瑟博士表示，为了防止感冒病菌交叉传染，感冒期间最好远离人口密集的地方，其中包括健身馆。

3.举重 感冒期间最好取消举重等力量训练。另外，举重还会增加鼻窦压力，加重感冒时的头痛症状。

4.集体运动 贝瑟博士表示，与健身馆器械运动一样，进行篮球等集体运动时，人与人的直接接触更多，会增加感冒病菌传播及交叉传染的危险。

5.大冷天户外运动 发生感冒时，如果在大冷天进行户外运动，冷空气会刺激呼吸道，导致感冒症状加重，因此我们一定要选择较暖和的天气。

（周芸/文）

## 已患颈椎病，不宜做"米字操"

人们通常认为，哪个关节不好，多活动活动就好了。但是，很流行的用头写"米"字的颈部保健法，对颈椎病患者来说有害无益。

南京军区福州总医院骨二科周忠副主任医师介绍说，颈椎就像"橡皮筋"，人们玩电脑、写东西，低着头，一直让它处在疲劳的状态，拉太长、绷太紧，颈椎这根"橡皮筋"就恢复不了原状。颈椎比较特殊，它要是出了问题反而是动得越少越好。

"米字操"可缓解颈椎疲劳，对颈部局部的肌肉起到放松作用，健康人或有颈椎疲劳的人，经常做做有好处。但有些颈椎病患者，稍稍晃一下脖子都晕，再做"米字操"，只会加重病情。因为，人体的颈椎分为7节，有一个生理前弧，人为地让颈椎晃动到非自然的角度，很容易造成颈部损伤。同时，这类患者椎间盘的退行性病变使颈椎更加脆弱，发病期间如果过多地活动,会加速颈椎间盘的老化,使增生的骨质刺激血管和神经,从而加重病情。

(吴志/文)

## 腰椎间盘突出患者的站立锻炼

下面介绍腰椎间盘突出患者在站立时如何进行锻炼的方法。

### 放松腰部

双手置于腰部两侧,反复搓动20次,向下时用力,向上时放松。然后一手叉腰,一手在腰侧自上而下用掌根回旋揉动直到臀部外侧,两手交替,重复20次。

### 伸腰举臂

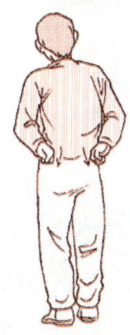

立正。两肘向肩侧屈曲,两足尖用力,足跟提起。然后两臂同时上举,全身向上伸展,两手尽量向上伸。最后两肘再次向肩侧屈曲后还原。重复5~10次。其主要目的是使身体伸展开。

### 转腰锻炼

两足分开与肩同宽站立,两手叉腰,拇指朝前。首先上身固定始终保持正前方向,两手助力使骨盆从左经前、后绕环1周(绕环幅度尽可能大),然后再按相反

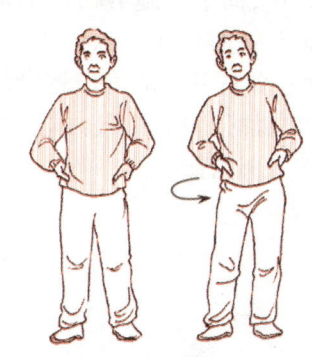

方向做一遍。重复5~10次。

### 腹背锻炼

立正。首先两臂于胸前交叉至斜上举,掌心相对,然后两臂经体侧向下至侧平举时,掌心向上,接着两腿伸直,上身前屈使手指触足背,再屈膝下蹲,两手扶膝,指尖相对,然后臀部抬起,两腿伸直,上身和两臂还原。重复5~10次。此动作可

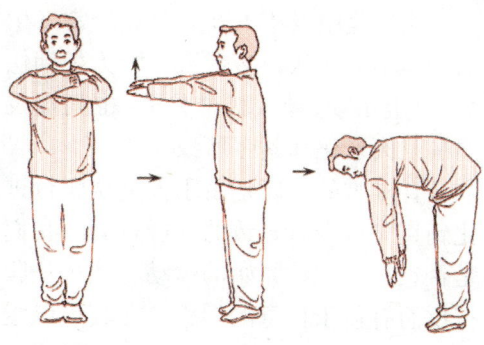

以加强腰背及腿后部肌力的锻炼。

## 弓步压腿

站立,两手叉腰,拇指朝后。首先保持上身正直,左腿前弓步,右腿伸直,足尖向前着地,向下压腿4次;然后向后转体180°成右腿前弓步,再向下压腿4次(压腿时上身向下压的力应逐渐增大)。此动作可以加强腿部肌肉功能,特别是大腿前部肌肉的伸展。

## 伸展抱膝

立正。首先左足向前跨一步,两臂前上举,重心移至左足,右足尖着地,抬头挺胸;然后右腿屈膝向上提起,上体保持正直,两手(掌心向下)经体侧下抱右膝尽可能上拉至胸(左腿伸直);最后两臂经体侧放下还原。左右各重复5~10次。此动作可以伸展臀部、腿部肌肉,活动髋关节和膝关节。

（于成龙/文）

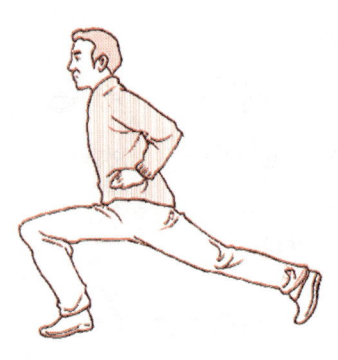
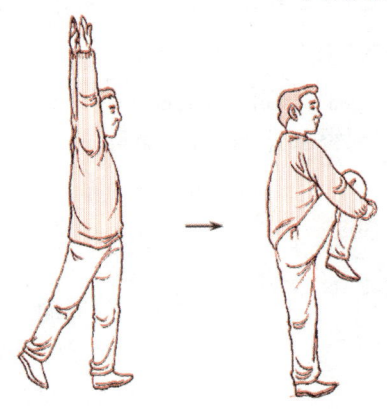

## 把腰痛"爬"走

腰痛是中老年人及办公族经常发生的身体不适症状,多数人是因为长期伏案、久坐不动,导致腰椎骨骼、椎间盘及周围肌肉老化和紧张所致。

脊椎类的疾病是由于人类从爬行进化到直立行走后导致的,既然如此,我们是否想过,或许原始的运动方式——爬行反而有益于自身的健康,尤其可以缓解腰椎的疼痛。当四肢爬行时,腰部肌肉放松,椎间隙拉开,椎间盘压力减少,这样可以避免腰椎和腰背部肌肉过度疲劳,起到锻炼腰脊的作用,可见爬行运动可以减轻腰椎的负荷,对防治腰椎间盘突出症、腰肌劳损以及多种颈、肩、脊柱疾病有一定的效果。

爬行运动简单易行,男女老幼皆宜,

且爬行是人类的本能之一,不需要经过任何特殊的培训,在床上、地板上或者草坪上都可进行。爬行运动的具体要点如下。

爬行时以两手、两膝着地,趴在地面,挺直躯干,略抬头,放松肌肉,尽量使躯干保持水平方向,左手向前,右脚跟着向前;右手向前时,左脚跟着向前,直线爬行。

爬行时应当遵从循序渐进的原则,距离由短到长、速度由慢到快。

爬行时间:每次15~20分钟,每天2次,起效后,可适当延长锻炼时间,并且持之以恒,巩固疗效。

通过爬行运动预防和治疗腰椎疾患的实例有很多。王先生长期因患腰椎间盘突出症而痛苦不堪,听说爬行对自身疾病的好处,坚持了两个多月的爬行运动后,腰腿痛等症状得到了减轻和缓解,他表示将继续坚持。无独有偶,爬行运动也是国外老人的时髦养生活动之一,尤其在巴西,很多老年腰椎疾病患者常以此来预防和保健,甚至成立了数量众多的"爬行俱乐部"。更有试验研究证明:将60岁以上患有不同疾病的患者集中起来,让他们在宽敞的大厅里每天爬行20~30分钟。经过一段时间的锻炼后,每个人的健康状况都有了明显的好转,所患的疾病也有了不同程度的减轻,这充分肯定了爬行运动的健身效果。

爬行运动简便易行、原始有效,愿广大受腰椎疾病困扰的患者能"爬"出健康,把腰痛"爬"走。

(姚丽平/文)

## 腰肌劳损患者可练练养生桩

养生桩是中国传统站桩功法的一种,我经过多年实践,发现这种功法对腰肌劳损作用较好,特意与大家分享。腰肌劳损患者的腰肌多处于紧张状态,站养生桩可以加强肌肉的张力,畅通血液循环,从而改善腰肌供血,缓解腰肌劳损,练习半个月即有效果。

场地准备 选个阳光充足、空气流通的场地,有水有树之处最好,不可迎风站立。早上练习朝东向,升发人体的阳气;傍晚则朝西向,以收敛和潜藏人体的阴气。自然呼吸,内外放松,松肩坠肘,腰部挺立。

站姿 两脚开立,与肩同宽,全身放松。屈膝,膝盖不超过足尖,重心在前脚掌的三分之二处,姿势如同坐一个高凳,似坐非坐。脚后跟虚悬,但不离开地面,如同脚下踩蚂蚁而蚂蚁不死,此姿势可将足三阳经的经气调动起来。

十趾微抓地 站桩过程中,脚趾要有节奏地抓地,足心的涌泉穴也会随之一紧一松,气血在体内微微鼓荡,养心又养肾,同时加强脾胃功能。

双手抱球 双手似抱球,深呼吸,口

## 运动养生

微张。掌心内凹,十指张开,虎口圆撑,指间如同夹一根香烟而不掉。两肩撑开,腋下如夹有一球。下颌微收,和脖子之间好像夹住一个乒乓球。

**身体微晃** 姿势固定,可小幅度前后晃动身体,全身松而不懈。坚持3~5分钟,身体会微微发热,若有"蚁行感",说明体内气血的流动已经加快。

**意念** 站桩时,想象自己是在公园里散步,观赏着美丽的景色,呼吸着新鲜的空气,甚至嗅到松柏树散发出的阵阵香气,这时思维和肌肉将进入放松状态。接下来,可以想象自己站立在齐胸深的温水中,身体随波晃动,在温暖的阳光下,舒舒服服地站着。眼里看着外界秀丽的风景,心里想着舒畅美好的事情,感受一下身体各部分是否放松,有紧张感的部位,稍做调节即可。

练习时,每天抽出10分钟来站养生桩,若一个月后感觉舒适,可延长到20分钟或半小时。时间以心脏的搏动及呼吸的次数不失常态为准,以次日清晨起床时,不感到疲劳为度。站养生桩后精力旺盛,是运动量恰到好处的标志。

注意,站养生桩之前,应排空大、小便,把衣扣和腰带松开。站桩时要多想些开心的事。结束后,可拍打双肩,做一些柔和的伸展动作。饭前、饭后一小时不宜练功。练习几天之后,若发生肌肉震颤、疼、酸、麻、胀,以及肩、臂、腿、膝等处有酸痛疲劳或发麻发胀的感觉,身体出汗,肌肉群轻微震颤等,表明运动量大了,应适当控制。调整之后,继续站桩两三周症状一般可消失,不必担忧。

(赵辰/文)

## 严防锻炼扭伤腰

在"春捂"之后人的腰部肌肉、关节和韧带会松弛无力,萎缩不展,抵抗力降低,锻炼时很容易扭伤腰部。

在锻炼时发生腰扭伤,常有以下表现:腰部剧烈疼痛,不能扭腰和转身,有压痛和腰部僵直感,严重的咳嗽、打喷嚏、大小便、上床睡觉时均有不舒服的感觉。发生腰扭伤后要及时治疗,以免转成慢性腰痛。

腰扭伤的治疗应注意以下几点:①发生腰扭伤以后,要立即停止活动,卧床休息。要躺硬板床,使腰部保持顺直的位置。②先用冷水袋或冰袋冷敷腰部,防止腰部出血。24小时后,改用热水袋,使炎症渗出物早日吸收。③口服活血止痛类药物。④运用针灸、按摩、拔火罐、理疗等办法治疗。⑤治疗要彻底,不要见症状轻就停药,免得落下反复发作的病根,遗留下慢性腰痛的后遗症。

预防腰部扭伤要注意以下几点:①剧烈运动前做好准备活动,如前后弯腰、左右转身、上跳下蹲、拍打腰部等,待腰部的血液流通、肌肉舒展开以后再参加剧烈的活动。②各项健身运动都有动作要领,锻炼时要注意姿势正确,用力得当,防止闪腰。③有慢性腰肌劳损、腰椎骨质增生、腰椎间盘突出症的人,要用宽腰带护腰,用力要轻柔。④平时多参加腰部为主的健身锻炼,如仰卧起坐、俯卧撑、桥形弓体、膝胸卧位、扭腰转身等,增强腰部抵抗力。

(董天恩/文)

## 久坐背痛可推门框

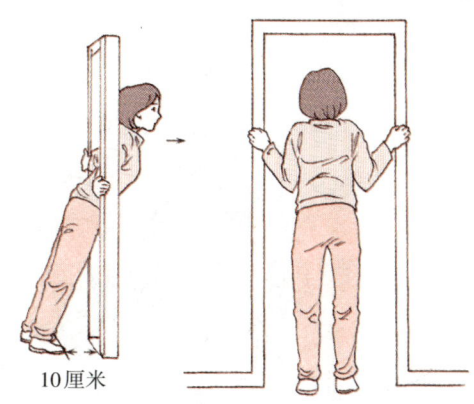

10厘米

许多人需伏案工作并久坐,再加上睡眠及工作姿势不良,常感背痛。

经临床实践,可采用"推门框扩胸法"治疗和预防背痛。具体做法是选择卫生间或厨房较窄的门,双手抬起与肩同高撑住左右门框,站在门前10厘米处,身体尽量向门内伸,这时你会感觉到背部肌肉有舒展感。反复做10~20次,每日2遍。此法可有效改善背肌的血液循环,促进棘上韧带处的组织新陈代谢,比一般的扩胸运动幅度大,比俯卧撑省力,老少皆宜。

(薛建国/文)

## 背痛时左手拉右手

开车时,背痛是最常感受到的。可在等红灯时,把右手伸至胸前,不要用力,以左手轻拉右手肘,持续5~10秒,并且让背部挺直。然后双臂向后伸,抓住座椅椅背,尽量向前挺胸,脸向上仰呈45°,也能减轻疼痛。当然最重要的还是坐姿,应尽量挺直腰背,臀部往后移,贴近椅背,坐成"S"形,这样会觉得更舒服。

(张鸣生/文)

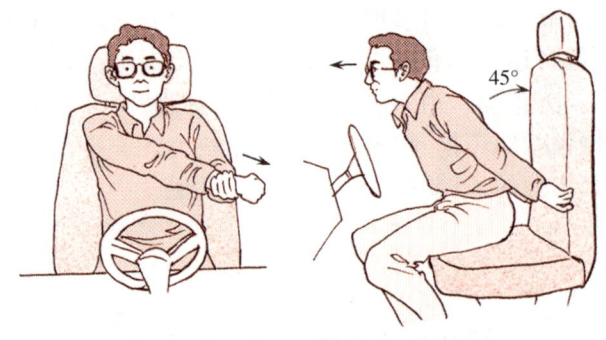

## 持杖行走可治腰肌劳损

持杖行走也称越野行走，就是使用两只手杖行走，不用跑步，但可达到慢跑的健身效果，还可以减轻膝关节和腰椎的压力。北京积水潭医院康复科主任郭险峰教授指出，持杖行走还能治疗腰肌劳损。

持杖行走时，一边是脚的支撑，另一边通过手杖撑地，由于不稳定，但又不会产生太大晃动，为内层肌的锻炼提供了条件。坚持下来，就能满足内层肌持续锻炼的需求，使腰肌劳损得到缓解。

（《益寿文摘》/荐）

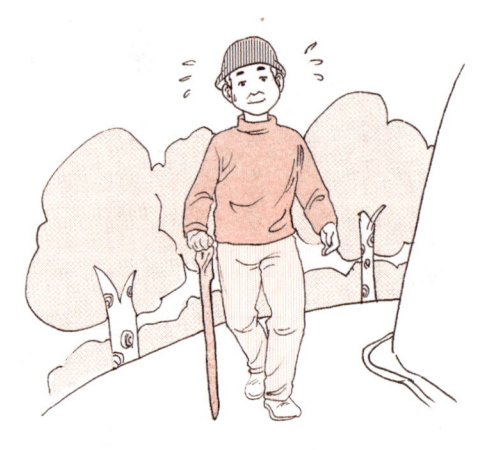

## 颈肩病症，试试按摩

颈项方面的病症在老年人中比较常见，自我按摩，找准穴位，随着指尖在肌肤上轻轻"起舞"，各种不适症状会慢慢消失。

### 颈肩疼痛

按摩穴位：①风池。位置：后颈部大筋两旁凹陷，与耳垂平行处。方法：食、中指一起以指腹按压，并以穴位为中心前后、左右移动。②肩井。位置：大椎穴与肩峰连线的中点。方法：用对侧手的四指轻轻捏揉，双侧交替，每侧1~3分钟，以双侧肩部肌肉感到放松为好。

方法：食、中指一起以指腹按压，并以穴位为中心前后、左右移动。③风府。位置：颈后正中，发际上1寸。方法：一手中指指腹垂直用力按压3~5秒，重复5~7次。

## 肩周炎

肩关节周围肌肉、肌腱、滑囊和关节囊等软组织的慢性无菌性炎症，炎症导致关节内外粘连，产生疼痛，影响肩关节活动。按摩穴位：①合谷。位置：手背第一、二掌骨间，靠近第二掌骨中点。方法：用对侧拇指按压3~5秒，重复5~7次。②肩井。位置：见前介绍。方法：用对侧手的四指轻轻捏揉1~3分钟，以患侧肩部肌肉感到放松为好。③阿是穴。位置：痛点即为阿是穴。方法：以对侧中指轻轻揉压最痛点，一次10~15秒，重复3~5次。

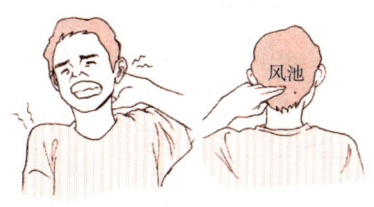

## 落枕

颈椎小关节错位合并颈部肌肉损伤，痉挛较重，且多有受寒史，于睡醒时发现。按摩穴位：①肩井。位置：见前介绍。方法：用对侧手的四指轻轻捏揉，双侧交替，每侧1~3分钟，以双侧肩部肌肉感到放松为好。②风池。位置：见前介绍。

（竺工/文）

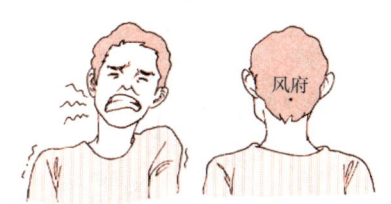

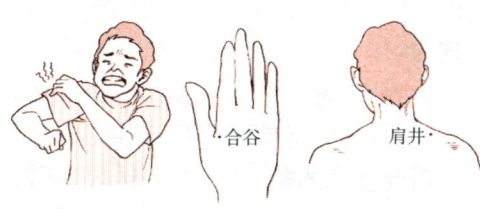

# 头枕手掌可治疗肩周炎

患了肩周炎疼痛难受，头压手掌就能缓解病痛。晚上睡前和早上起床前仰睡在床，伸直双腿，手掌伸到后头之下、手掌心向上，手背朝下，用头紧紧压在手掌中心（哪边痛就压哪边的手掌），每次20分钟。开始做时先用手臂弯度较小的侧睡头压手掌的办法，经过多次锻炼后，用仰睡头压手掌的办法，坚持1周后，疼痛就可减轻。

同时,要注意防止肩部慢性劳损,不可突然做强力劳动或搬动过重物体,以防肩部发生扭伤。

还有,经常进行羽毛球锻炼,在挥拍击球、发球接球时都在最大限度地运动肩关节,可有效地防治肩周炎。

(胡秦晟/文)

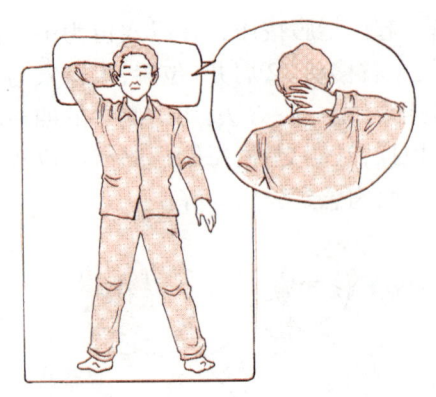

## 多捶臀可缓解坐骨神经痛

空拳轻捶臀部对坐骨神经痛有一定的缓解作用,可促进局部组织新陈代谢、加速血液循环、促进致痛物质的排泄和吸收。

具体方法是,站立,弯腰45°,头微抬,眼向前看,全身放松,双手握空拳,从后面轻捶两侧臀部。刚开始时会感觉有点累,待慢慢适应,感觉没有不适后,即可加大力度,每日早晚各做1次,每次200下(约20分钟),坚持两个月,即可见效。

需要注意的是,用空拳轻捶臀部时,手法要轻柔、均匀、和缓,力量以感到舒适为宜。

(《益寿文摘》/荐)

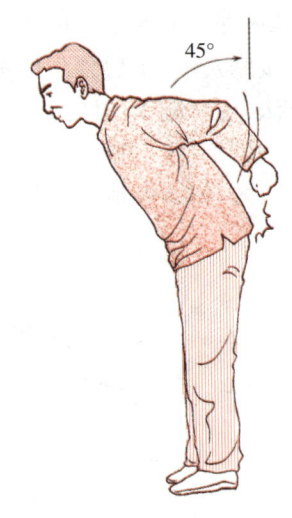

## 慢性咽喉炎患者可做做操

预防慢性咽喉炎最好的办法是少说话,但很多人做不到。其实通过对发声需要的肌肉和声带进行锻炼,并对天突穴、天柱穴、迎香穴、合谷穴等进行按摩,就能预防慢性咽炎。

按摩面颊两侧部：两手掌放在两侧面颊部。指尖朝向两耳朵，大拇指在下颌角处。两手做上下直线式按摩20下，再做旋转式按摩20下。

按摩颈部：左手手掌放在颈前，拇指与食指分开，手的虎口对准喉结，手指按住两侧颈肌，轻轻捏动20下，再做小旋转式按摩20下。然后换手做一遍。

按摩喉结部：用左手的大拇指和食指，在喉结的两侧上下做小旋转式按摩，每次20下，然后换右手。

左右摇头运动：坐位，两腿分开，两手放在膝盖上。头部缓慢地先向左摆动，使下颌尽量接近左肩部。然后头部再缓慢向右摆，使下颌尽量接近右肩部，如此共做10下。

前后点头运动：头部先缓慢向后上方抬，待颈脖伸直后，再缓慢向前下方向低压。来回做10下。

按摩颈前凹陷部：右手食指及中指成剑指状，指尖压在颈前凹陷（胸骨上凹处），抵住气管前壁做轻柔轮转运动20下。

按摩颈后部：两手掌四指并拢，分别附着在后颈部发际边缘处。对此处做旋转式按摩20下。

按摩鼻两侧部：两手向上伸直张开，平行置于鼻部两侧，以食指贴近鼻部两侧沟中。然后两手同时滑动，从眼内眦处向下按摩，至鼻孔外侧迎香穴，两食指尖在迎香穴上做一旋转式按摩，此为一下。按摩10下。

按摩两手虎口部：左手食指和拇指夹住右手的虎口部，做轮转式按摩20下。然后换手做一遍。

深呼吸：头部垂直，两眼直视前方。深呼吸，憋气10秒钟。然后慢慢呼出。如此10次。

（尹志华/文）

## 刮眉握拳可治心烦失眠

神经衰弱、心烦失眠，甚至头痛、眩晕时，北京中医药大学教授、主任医师陈明建议，可每天抽出少许时间刮刮眉、握握拳。这两个小动作可以按摩到攒竹与劳宫这两个穴位，可在一定程度上缓解烦躁情绪。

攒竹穴位于眉毛内侧眉头处，临床上通过按摩此穴位可以治疗头痛、眉棱骨痛、目赤肿痛、目视不明、眼睛疲劳等常见疾病。学生眼保健操中有一节就是指压按摩攒竹穴。

劳宫穴位于手掌心，握拳屈指时中指指尖处（第2、3掌骨之间，偏于第3掌骨）。按摩劳宫穴有助于清心火、安心神，临床上用于治疗失眠、神经衰弱等症。采用揉擦方式按压，每穴按压5分钟，每天

运动养生

2~3次。位于手掌心的劳宫穴,也可借助笔帽等钝性物体进行按摩,左右手交叉进行。这两个小动作简单易行,何乐而不为呢?

（钟建青/文）

## 腹式呼吸,让我摆脱失眠

都不记得自己什么时候开始失眠了。晚上,整夜失眠。我数绵羊,喝牛奶,泡脚,能用的都用了,可依然睡不着。正在我一筹莫展、无计可施之时,学中医的发小深造回来。她对我说:"好睡眠是可以从腹式呼吸开始的,你何不试一试。"腹式呼吸?貌似听过,可并不了解。她告诉我,中国古代医学家就认识到腹式呼吸有祛病延年的奇功,孙思邈对腹式呼吸尤为推崇。腹式呼吸能够将大量空气吸进肺底部,吸入的氧气量相当于平时的两到三倍,而且能够带动相关肌肉的放松。有意识地进行腹式呼吸,可以让人更平静、放松,由此可以减轻压力,改善睡眠。此外腹式呼吸还有助于控制情绪、缓解疼痛、延缓衰老。

我是不大相信的,真的会这么神奇吗?不过也没什么坏处,做起来也简单,我还是按她说的试了试。闭上眼睛平躺在床上,放松身体,左手放在胸前,右手放在腹部肚脐处。然后用鼻孔吸气,吸气时,让腹部慢慢向外扩张,再慢慢吐气,同时腹部收回。一开始可能是不太熟悉要领,腹部不会明显地起伏,而且只一会儿就觉得好累。

发小又告诉我,初学者要注意过程和对身体的影响,感觉气息开始经过鼻腔、喉咙,充分地集中于肺部时保持胸廓不动,就会感觉气息到了肚脐下的丹田处,迫使腹部略向外鼓起,可以用手去感觉。我照她说的,又练了几天,果然感觉到自己的腹部有明显的起伏。坚持的时间也逐渐变长,一呼一吸能够保持在15秒钟左右。即深吸气(鼓起肚子)3~5秒,屏息1秒,然后慢呼气（回缩肚子)3~5秒,屏息1秒,这样能坚持做十几分钟。就这样练着练着,不知不觉间竟然真的摆脱了失眠。

如今,坚持练习腹式呼吸已有四五个月了,或坐、或卧,每天坚持30分钟。不仅睡眠好了,小腹的赘肉也少了,精神状态也好了很多。每当紧张的时候,或是要生气、发怒的时候,我都会做几次腹式呼吸,这样就让自己平静好多。而且腹式呼吸还能祛斑美容呢,这就是中医所谓的"肺主皮毛"。

古语说"呼吸到脐,寿与天齐",这显然有些夸张,但腹式呼吸绝对有它诸多的好处,而且简单易操作。让我们一起从腹式呼吸开始吧,它会让我们拥有更健康的生活,更美好的未来!

（郭秀娟/文）

治病篇

## "咬牙切齿"可治头昏沉

陈大妈因为长期感到头昏沉而住院治疗,检查后最终确定病因是脑动脉硬化狭窄,造成脑部供血不足。但是,治疗的效果一直不太好。后来经人介绍了一个叫"闭天门"的锻炼方法,一两个月后,她渐渐觉得头没那么昏了,半年后,她就基本恢复了正常。直到现在,也没有再复发。

"闭天门"即双唇紧闭,屏气咬牙,把整口上下牙齿紧紧合拢,用力一紧一松地"咬牙切齿",反复30次以上,每天进行3次。

在做"咬牙切齿"动作时,实际上是使头部、颈部的血管和肌肉以及头皮和面部有序地处于一收一舒的动态之中,这样会对脑部的血流产生积极的影响,从而加速大脑血管血流的循环,改善脑部供血,使头昏症状减轻或消失。

(朱晓平/文)

## 慢性头痛操

为了防治慢性头痛,日本埼玉医科大学神经内科的岛津邦男教授编制了一套头痛体操。通过肢体柔性动作放松僵化的肌肉,可有效预防头痛,但必须每天坚持,不要间断。

这套头痛体操分头、肩、上半身三个部分。头部按旋转、仰俯、左右侧倾三种方式进行,一次做3分钟。上半身的动作要领与头部相同,但更接近体操,旋转时以腰为轴,仰俯和左右侧屈也都是以腰部为轴。首先单侧臂做划船摆臂,反复多次,再交替将两侧肩膀向前送出,最后一个动作是耸肩和垂肩交替进行。每天起床之后、临睡之前;早上外出途中都可进行运动,这些加起来已经不少于5次,可见并不需要特意安排,坚持下去不难做到。

(佚名/文)

## 头昏多做健脑操

这里推荐一套健脑操,每天坚持做1次,每次大概需要6分钟,对解除早晨起床后头昏很有效。

# 运动养生

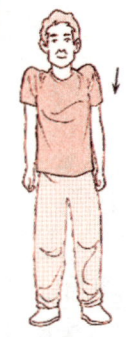

### 上下耸肩

两足分开而立，约与肩宽，两肩尽量上提，使脑袋贴在两肩头之间，稍停片刻，肩头突然下落。连续做8次。

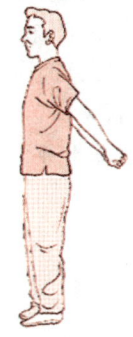

### 背后举臂

两臂在背后交叉，用力上举，保持2~3秒钟后，两臂猛地落下，像要撞到腰上（实际也可撞上）。做1次。

### 叉手前伸

屈肘，五指交叉于胸前，两手迅猛前伸，同时迅速向前低头，使头夹在伸直的两小臂之间。做5~10次。

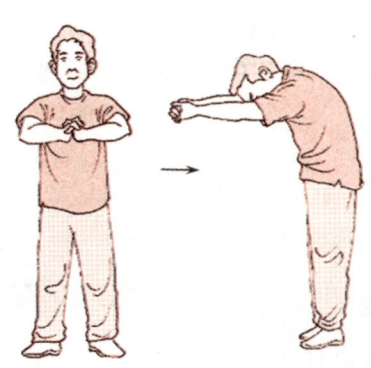

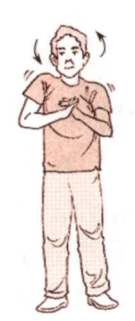

### 叉手转肩

五指交叉于胸前，掌心朝下，尽量左右转肩，头须跟着向后转，注意保持开始时的姿势，转动幅度要等于或大于90°。左右交替，做5~10次。

### 前后曲肩

先使两肩尽量向后弯曲，状如两肩胛骨要碰到一起似的，接着用力让两肩向前弯曲，如同两肩会在胸前闭合似的，并使两只手背靠在一起。做5~10次。

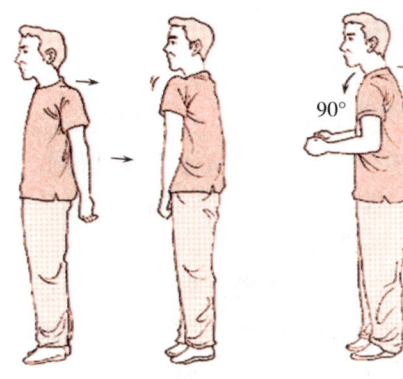

### 前后转肩

屈肘，呈直角，旋转肩部，先由前向后，再从后向前，旋转次数不拘。

（谭西顺/文）

## 健脑多做左侧操

经常练习左侧体操，既可以强身健体，又可以健脑益智，增强记忆力，老年人不妨练一练。其做法及要领如下：

### 站立

全神贯注站立，左手紧握拳，左腕用力弯曲，慢慢上举；然后慢慢地将弯曲上举的手臂逐渐恢复到原来的姿势。

### 直立

左臂向左侧平举，再上举过头持续5~10秒，头不动，然后以相反的顺序回到原来的姿势。

### 仰卧

左腿伸直上抬，将上抬的腿倒向左侧，但不要碰到床，持续5~10秒，再以相反顺序回到原来的姿势。

以上每个动作练习8~10次，每天早晚各练习1次，若能持之以恒，对增加体能和增强记忆力均有好的效果。

（守一/辑）

## 经常快走可改善帕金森病症状

《神经病学》杂志上刊登了美国一项新的研究发现，说快步走有助于改善帕金森病患者的病情。

美国爱荷华大学卡佛医学院神经病学与神经科学副教授厄古恩·尤克博士及其同事招募了60名轻、中度帕金森病患者。参试患者进行每周3次的45分钟中等强度的快走训练，步速约合4.7千米/小时。运动心率达到最大心率的47%（中等强度有氧运动标准范围内）。

为期6个月的研究结束时，研究人员发现，参试患者的身体运动功能和情绪改善了15%，疲劳度降低11%，反应控制能力和注意力提高14%。患者手腿和脸部颤抖、行动迟缓、四肢僵硬、身体平衡协调能力减退等症状得到明显改善。有研究认为，适度运动可改善大脑神经重塑（大脑神经的再生和自我修复能力），缓解帕金森病导致的大脑损伤。另一种理论认为，锻炼可提高全身血氧量，改善总体能量代谢情况。

（徐澄/文）

## 俯仰呼吸可缓解胆绞痛

慢性胆囊炎患者，会经常出现腹胀或右上腹不适、胃灼热、嗳气等一系列消化不良症状。此病除及时治疗外，不妨经常做做俯仰呼吸运动，可利胆消炎、缓解胆囊疼痛。方法如下：

1. 端坐床沿或椅子上，臀部着座1/2，两腿分开，双手按揉腹部，顺、逆时针方向各按揉25圈。

2. 做深呼吸1次，呼吸结束时，上身前俯、头部低于双膝，同时双手紧按小腹，使横膈膜上升，将肺内余气尽量排出。双手放松，头引颈向前伸，缓缓做深吸气，并慢慢将上身抬起，恢复原坐位姿势。慢慢呼气，同时头及上身再缓慢下俯，尽量将余气排出，如此反复做8~16次。

3. 上式结束后，站立，双腿交替抬高10~20次，再进行7~8次下蹲运动。

（王永兰/文）

## 脂肪肝患者的运动疗法

研究发现，运动不仅可以增强体质，还是治疗脂肪肝的最好手段。

选择有氧运动：脂肪肝患者的运动项目应以低强度、长时间的有氧运动为主，以锻炼全身的体力和耐力为目标。比如慢跑、中快速步行、骑自行车、上下楼梯、爬坡、打羽毛球、踢毽子、拍皮球、跳舞、做广播体操、跳绳和游泳等，这些运动都可使交感神经兴奋，血浆胰岛素减少，其促进肝内脂肪消退的效果是比较好的。

掌握运动量、运动时间和频率：对于脂肪肝患者来说，运动量并不是越大越好，只有掌握好一个"度"，才能取得理想的运动效果。运动量应以中等强度为宜，即运动时呼吸、心率增快，并感到轻度疲劳，轻微出汗，但不应感到头昏、呼吸困难或呕吐等。而在运动后疲劳感应很快消失，精力、体力和食欲也均应保持良好。运动时间每次不少于30分钟，每周运动3次为宜。

及时调整运动强度：锻炼后如果有轻度疲劳感，但是精神状态良好，体力充沛，睡眠好，食欲佳，说明运动量是合适的。如果锻炼后感到十分疲乏，四肢酸软沉重，头晕，周身无力，食欲欠佳，睡眠不好，第二天早晨还很疲劳，甚至对运动有厌倦的感觉，就表明运动量有点大，需要及时调整。而对于急性脂肪肝患者或者正处于脂肪性肝炎活动期患者，一旦出现肝、肾、心功能不全等情况，就应适当控制和减少运动量，以休息为主。

遵守循序渐进的原则：对于脂肪肝患者来说，无论运动治疗还是饮食治疗，都不可操之过急，要避免物极必反，应遵守循序渐进的原则，初始运动量要小，以后逐步增加。如果是肝功能异常患者，初期的运动量也不宜过大，应按常规运动量减少10%~20%，但运动时间可稍许延长。

运动疗法的注意事项：脂肪肝患者在运动时应避免低血糖的发生，最好用餐1~3小时后再运动。运动前要做好准备活动，运动后应有放松活动；为了避免单调，可以经常变换运动种类。另外，在进行运动疗法时还需要控制饮食，每周减肥的程度以1千克为宜，体重下降不要太快。

哪些脂肪肝患者不适合运动疗法：对于那些正处于脂肪肝的急性期，病情很不稳定的人，或者有急性炎症存在，比如体温超过38℃，白细胞计数明显升高的人，或者存在运动器官损伤未作妥善处理的人，或者身体衰弱，难以承受训练的人，都最好避免用运动疗法，以免给身体带来其他损伤。

（田雨/文）

## 合理锻炼可改善消化功能

便秘：快步走　便秘是非常普遍的消化道问题，有规律的有氧锻炼是缓解便秘的"特效药"，如中等强度的快步走、骑车、游泳、慢跑等。有氧运动的过程，有助于刺激肠道肌肉的自然收缩，加速粪便的排泄等。

腹泻：盆底肌锻炼　这种锻炼也叫"凯格尔运动"，可增强骨盆底肌肉的力量，防止膀胱和肠道发生泄漏，有助于改善功能性腹泻、大便失禁等。排尿时做突然中止小便的动作，感觉用力的肌肉就是盆底肌，反复用力"收缩—放松—收缩"即可。

胃口差：深呼吸　身体坐直，利用腹部上方肌肉的力量进行缓慢的深呼吸练习。这个动作能促进胃部的血液循环，调理脾胃功能，有助于改善食欲，促进消化吸收，缓解因精神紧张等情绪因素引起的消化不良、胃痛等不适。

腹胀：仰卧起坐　仰卧起坐不仅能塑造坚硬结实的腹肌、燃烧腹部脂肪，还有助于提升消化功能，预防和缓解腹部胀气、胃部胀满、便秘等胃肠道动力不足的问题。

胃痛：抬高双脚　这种锻炼方法借助了瑜伽中的"船式"姿势，它能抬升横膈膜，减轻胃部和肝部所承受的压力，从而缓解胃部痉挛、上腹部疼痛等。做法如下：平躺在地垫或床上，双膝微弯。以臀部为支点，上半身和双脚同时抬离地面，让身体呈一个"V"字形。保持这个姿势不动，做5~7次深呼吸。

肝脏不适：身体侧弯 该方法同样源自瑜伽的"三角式"姿势，有助于增强腰背部力量，改善肝区供血，调理肝脏不适。具体做法：双脚分开站立在地面上，身体侧弯，右手向下伸，左手举向天花板，五指分开，目光盯住左手；然后换身体另一侧做同样的动作。

消化不良：向前抱腿 双脚合拢，站立在地面上，上半身尽量向前弯曲，双手向下伸放在小腿上或抱住小腿，保持10~15秒。这个动作可让内脏进行大幅度的"翻转"，相当于对消化器官进行一次"按摩"，可调理消化不良、反酸等功能性症状。

慢性炎症：扭转双腿 身体平躺在地面上，两臂侧展，双腿和下半身左右扭转摆动，重复20次左右。这个锻炼动作有助于促使血液流向消化器官所分布的区域，对减轻胀气、疼痛和消化道慢性炎症等很有帮助。

（《益寿文摘》/荐）

## 晨起转腰可改善便秘症状

生活中，不少人深受便秘的困扰。此时，可以每天在晨练中花上几分钟时间转转腰，就能起到改善便秘的作用。

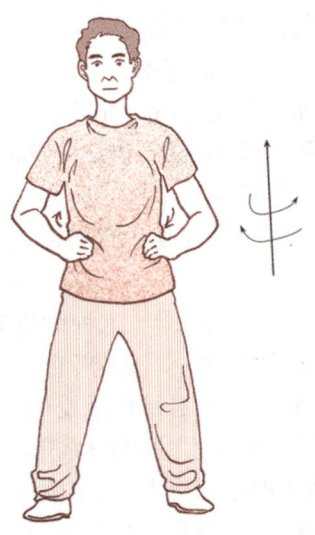

两足分立略比肩宽，两膝微屈，上身保持正直，两手叉腰，目视前方，肩膀放松，呼吸自然，然后开始"转腰"。做的时候注意以小腹部的转动为主，以肚脐为轴心，按顺时针和逆时针方向平转。转腰时动作宜和缓、连贯。

由于腹部对应的是小肠、大肠等器官，因此转腰可以促进肠道的蠕动，帮助消化吸收，进而起到改善便秘的作用。另外，"腰为肾之府"，转腰还可以起到补肾的作用。

但在锻炼的时候要注意，初练时运动次数不要过多，每天早晨正反方向各转30~50圈即可。然后结合自己的身体情况，慢慢增加转动圈数。圈数可增至200~300圈，时间为15分钟左右。

（马素平 何世桢/文）

治病篇

## 顺时针摩腹，是补还是泻

许多人都知道按摩腹部可以减肥、治疗便秘，但是有的人听说顺时针按摩是补法，可以止泻；有的人却认为顺时针按摩是顺着肠子的走向，应该是泻法，可以治疗便秘。

究竟哪种说法正确呢？医学专家表示，按摩也需要辨证，顺时针或逆时针按摩，就是根据个人体质不同而采取的不同手法。

### 顺时针是泻，逆时针是补

中医按摩穴位的原则是：实证时应该顺时针按摩，是泻法；虚证时应该逆时针按摩，是补法。由于腹部右侧是升结肠，左侧是降结肠，顺时针按摩是依照肠子的走向，帮助肠胃蠕动。

其实这样区分只是在治疗便秘、腹泻、肥胖、月经不调等病症时适用，如果是日常保健，则顺时针或逆时针按摩都可以，最好两个方向都按摩一遍。

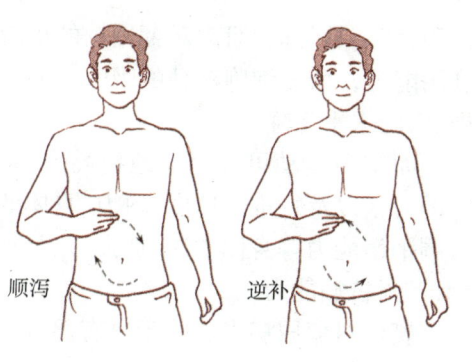
顺泻　　逆补

按摩腹部的保健养生原理是调整人体阴阳气血、改善脏腑功能。需要注意的是，不要在过分饥饿或饱餐的情况下进行，体弱者可采取仰卧位进行按摩。

### 实证或虚证要综合辨证

实证和虚证是两类非常大的证型，包括了很多辨证的内容。比如便秘有实证便秘和虚证便秘，因此判断实证或虚证最好到医院请医生判断。

一般来说，看舌苔能做出初步判断。实证患者表现为舌苔发黄、舌苔较厚、口臭、便秘等，此时顺时针按摩，顺着结肠的走向，刺激结肠蠕动，使粪便到达直肠部，刺激肠壁神经感受细胞传入大脑，产生便意；而虚证患者则舌苔淡白、舌苔较薄、容易腹泻，逆时针按摩是逆着结肠走向，能治疗腹泻。

### 一般养生用平补平泻法

医学专家建议，一般养生所采用的摩腹法最好是平补平泻法。平补法就是"一逆一顺"各绕脐摩腹100圈，平泻法则是"一顺一逆"。

按摩方向应同肌肉走向一致，沿肌肉方向轻缓地、有韵律地进行。按摩的时间不宜过长，一般控制在5分钟左右。在毛孔张开时按摩效果最好，所以最好在洗澡后按摩。此外,用热毛巾敷一下也可以收到同样的效果。

按摩腹部时,可用全掌施力,也可只用大鱼际接触腹部。若双手重叠按揉,则力量大,效果更佳。按摩腹部前应排空小便,肿瘤患者或急腹症者禁止按摩腹部。

(吕斌/文)

## 按摩小腿防尿路结石

尿路结石在老年人中的发生率很高,一旦引起尿路梗阻和感染后,对肾功能损害较大,严重者可危及生命。老年人防治尿路结石不妨每日按摩小腿。

中医学认为,人体肾经在小腿内侧有一个排除毒素的反射点,它位于足内踝上5寸,大约是踝骨上方6个手指宽度的位置。找不到的老人可以自足内踝后的凹陷处向上找痛点逐个加以按揉。按摩时,以单手大拇指按揉即可,每次3分钟,然后换另外一侧。每天早、晚各1次。最好在按摩前半小时喝温开水250毫升,以帮助肾脏排除废物。本法对尿酸过高引起的尿路结石效果最佳。

(程新霞/文)

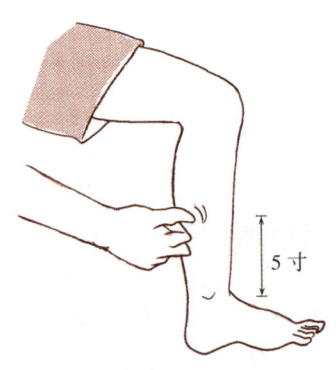

## 糖尿病的爬山疗法

糖尿病的运动疗法是多种多样的,可以是散步、做操、跑步、爬山等。

其中爬山是一种比较理想的运动方式。因为运动疗法的目的便是:提高身体素质,进而提高免疫能力,减轻或避免并发症;消耗多余的热量,减少脂肪,增加对胰岛素的敏感性,减少胰岛素和口服降糖药物的用量;促进身体组织对糖的作用,特别是骨骼、肌肉对葡萄糖的摄取利用能力,恢复细胞对糖的吸收,使血糖、血脂水平下降。

而爬山运动可以明显地提高腰、腿部的力量以及行进的速度、耐力、身体的协调平衡能力等身体素质,加强心、肺功能,增强抗病能力。

爬山对糖尿病患者的康复有促进作

用,但也要注意一些问题。

首先是要注意循序渐进,切不可突然加大运动量和运动强度;第二是要适可而止,不要过度疲劳;第三是最好在爬山前少吃一些食物或在饭后1小时开始爬山。

如属微血管病变、大动脉硬化病变、血糖不稳定、波动太大者及在用胰岛素后药物发挥作用时,还有身体较虚弱、并发症较重者,应在医生指导下做轻微的运动。

(乐生/文)

## 糖尿病老人运动"三要"

医学研究证实,运动能够增进胰岛素功能、降低血糖,对病情的控制有一定帮助。对于肥胖的非胰岛素依赖型糖尿病老人,加强运动往往可不用服药就能达到降低血糖的效果。不过,在运动时要注意掌握正确的方法,根据身体条件和疾病的情况量力而行,做到"三要"。只有这样,才会起到良好的作用。

(1)患糖尿病老人的运动,要注重采取低冲击力的有氧运动。其中最简单也最适合老年患者的运动项目就是散步。以一位60千克体重的人来说,散步1小时,便可以消耗掉热量836.8千焦(200千卡)。散步时,也可搭配其他类型运动,以增添情趣和效果。除散步之外,还可以利用许多机会开展运动。例如下楼时尽量步行,少乘电梯;外出时不妨提前一两站下车步行;看电视时,也可一边看一边甩手,既享乐又可健身。其他较适合的温和运动还有太极拳、柔软体操、气功等。

(2)患糖尿病老人应避免在太热和太冷的天气运动,要养成每天睡前及运

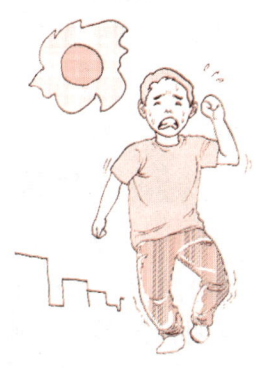

动后检查双脚的习惯,看看足下有无受伤、破皮或长水疱。外出运动应携带识别卡,让别人知道你是糖尿病患者。此外,运动前,最好先有5~10分钟的热身运动,再进入主要运动,这样较为安全;主要运动后,再做5~10分钟的缓和运动,如此更能达到完全运动的目的。

(3)患糖尿病老人运动前,必须要有充分的准备,随身携带饮料、食品,以备不时之需;运动时则要注意低血糖的防范及足部的保护。为了避免低血糖,糖尿病患者尽量不要在空腹或餐前运动,一般在餐后1~2小时运动较佳;使用胰岛素

## 运动养生

治疗者,应避免在胰岛素作用巅峰时段运动;运动前后及运动期间不要喝酒,否则有可能导致低血糖;万一运动期间出现低血糖现象,就应立即停止运动,补充糖分或食物。

对胰岛素依赖型糖尿病患者,当血糖超过13.9毫摩/升(250毫克/分升)时,运动后血糖反而有增高的可能,因此要注意节制运动。此外,糖尿病老人在运动时切勿单独运动,最好与伙伴一起,以便应付可能发生的低血糖等紧急状况。当糖尿病患者出现增殖性视网膜病变、肾病变、神经病变、缺血性心脏病、严重高血压时,更应避免慢跑、球类、跳跃、有氧舞蹈等高冲击力的剧烈运动,以免病情恶化。

(章远/文)

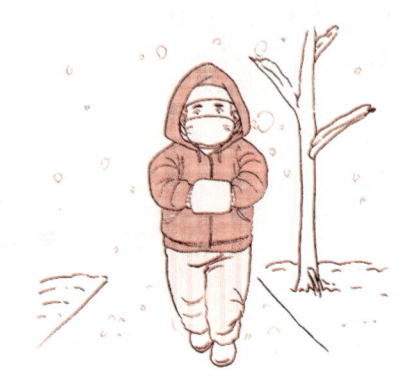

## 每天5分钟,轻松降血糖

东南大学附属中大医院中医内科主治医师丁洪明推出了一套独特的手操保健法。这套手操主要是运用中医经络理论,通过手部动作训练调动经气,从而达到按摩内脏等功效,尤其适用于糖尿病患者。

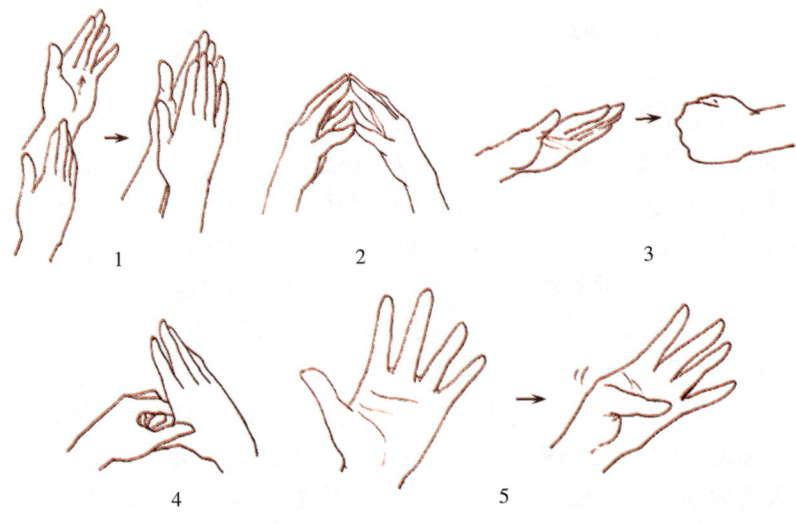

手操共分为五节，每天仅需5分钟，可随时随地进行锻炼。具体方法如下。

第一节：双手掌相对合起，快速搓动。每次搓动时可让手指指尖从另一只手的手掌下端一直搓到中指第二关节处。每个来回1次，共搓动36次。

第二节：双手五指尽量分开，指尖逐个相对，指尖相合手掌分开，然后用力开始顶，共做36次。

第三节：左手摊平手掌，右手握拳，将左手中指对准右手拳头上的后溪穴，中指与穴位保持5~10厘米的距离。然后换左手握拳，右手摊掌。关键在于交换速度要快，共做36次。

第四节：用左手大拇指和食指捏右手合谷穴，用力按捏，然后换手，共做36次。

第五节：五指尽量分开伸直，然后慢慢将大拇指弯下，尽量伸向小指，操作过程中要注意，其余四指不能弯曲，共做36次。

五节手操全部做完后，再甩甩双手，活动一下手腕，让手部放松放松即可。

（杜恩/文）

## 糖尿病患者运动宜选游泳

国际泳坛有一个传奇人物加里·霍尔。他参加过3届奥运会，获得了5枚奥运会金牌。可谁又关注过他患有1型糖尿病的事呢？在2008年北京奥运会上，霍尔和北京地区的糖尿病患者一起分享了他的"抗糖"经历。霍尔认为："获得奥运金牌和控制疾病是有先后次序的，只有控制了疾病，才能得金牌。所以，控制疾病最重要，也最有成就感。"

运动疗法是糖尿病防治的"五驾马车"之一。坚持适当的运动对于糖尿病患者来说是非常有益的。运动疗法可以使非胰岛素依赖组织的葡萄糖摄取增加，增强胰岛素的敏感性，有利于控制血糖、减轻体重、控制肥胖等。而游泳是一项全身性的运动项目，对疾病的防治也是一种综合性、全方位、多角度的。糖尿病患者游泳有以下好处。

提高免疫力　游泳时，水的波浪对机体不断拍打可起到全身按摩的作用，从而促进血液循环，改善胰岛素抵抗，加快人体新陈代谢，促进对营养物质的消化和吸收能力，进而增强体质，提高免疫力。

减轻体重　人在游泳时，水中的阻力是空气中的很多倍，克服这些阻力要靠消耗较大的能量来完成，其中部分脂质及储存在肌肉和肝脏中的糖原被消耗，从而获得减肥的效果。

保护关节　当人在水中时，由于水的浮力作用，整个身体被水支撑着，因此身体的各个关节、肌肉和其他组织结构受到的压力就会减少,从而可以降低关节受损的危险。研究表明,当水没至腰部,身体只需承受体重的50%;若水没至颈部,则只需承受体重的10%。

陶冶情操　游泳既可以陶冶情操,又可以锻炼意志,从而使患者树立战胜病魔的信心。

虽然糖尿病患者适合游泳,但也有一些需要注意的事项。如游泳一定要选择饭后半小时至一小时之间进行,不可空腹及睡前游泳。游泳还要注意适度和适量,一般游泳后心率在(170－年龄)次/分为宜,不要感到过度疲劳;要防止低血糖,可在运动前后监测血糖,若运动后血糖小于6毫摩/升,可在运动前进食20克碳水化合物。

(方朝晖/文)

## 蹲马步可减少遗精

精满则溢是自然的生理现象。但如果两三天就有一次,就是遗精过频了。男性可以通过自我体疗的方法,或是积极进行以下4种运动,即可取得满意的效果。

### 半蹲站桩

通俗地说,就是蹲马步。男性应挺胸收腹,腰立直,屈膝半蹲,眼睛平视前方,两臂前平举,好像双手握重物一样尽力前伸。两膝在保持姿势不变的情况下,尽量往里夹,使腿部、下腹部及臀部保持高度紧张,持续半分钟后复原,稍事休息后再重复练习。一般每天早、晚都练一下,具体次数根据个人情况而定。

### 仰卧收腹

平躺在床上,两臂上举、在头后伸直。上身和两腿同时迅速上举,使双手和两足尖在腹部上空尽量相触。上举时呼气,还原时吸气。每天早、晚可各进行1次,每次可做20~30次。

### 提肛锻炼

每晚临睡前可躺在床上收缩肛门,感觉好像憋大便一样,反复做20~30次。收缩时深吸气,放松时呼气,动作宜柔和缓慢而有节奏。

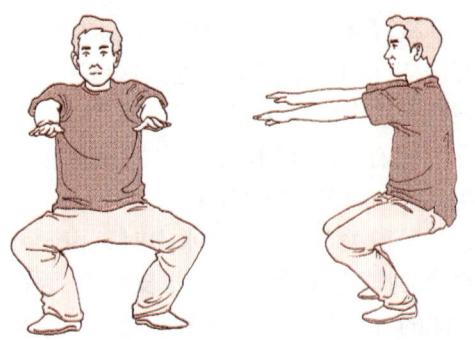

## 按摩疗法

手掌摩擦发热后,在腰部至骶尾骨上下推擦100次。然后,用手指按压前臂的神门穴和足部的太溪、足三里穴,各1分钟。

(《益寿文摘》/荐)

## 老年女性锻炼要有针对性

最新研究表明,老年人,特别是老年女性,进行有针对性的锻炼,好处多多。

超过55岁,一周3次中强度锻炼,如30分钟以上散步、慢跑或其他能显著增加心率的运动,可使患老年痴呆症的可能性减半。

超过60岁,每周快走5~6小时,女性健健康康活到70岁的可能性会增加两倍。

65~75岁的老年女性,参加低水平的力量练习,可使大脑思维和走路能力得到显著改善。如举举哑铃、拉拉单杠,做做下蹲起立等。力量训练一定要循序渐进,练习前要充分热身,可以每天进行,也可隔日1次,或每周不少于2次。

70岁以上的老人,如有认知障碍,最好一周做4次有氧锻炼,如散步、做操、打太极拳,或坚持用小区健身器材活动身体,可明显提高认知能力。

老人若身体较差,也可以选择洗碗、洗衣服、打扫卫生等家务劳动,或养花弄草,这些都可以起到一定的锻炼效果。

(刘胜利/文)

## 仰卧起坐可治妇科病

妇科病是女性常见疾病。治疗妇科病,除了药物治疗和理疗外,女性还可坚持做仰卧起坐,这也是一种治疗妇科病的辅助方法。

据了解,仰卧起坐是发展躯干肌肉力量和伸张性的一种方法,能很好地锻炼腹部肌肉,腹部肌肉收紧可更好地保护腹腔内的脏器。医生说,女性做屈膝仰卧起坐,能锻炼腹股沟。腹股沟有许多毛细血管和穴位,做仰卧起坐能刺激血管,促进腹部血液循环,从而治疗和缓解妇科疾病。做仰卧起坐还可拉伸背部肌肉、韧带和脊椎,这样能调节中枢神经。

需要注意的是,不要在经期做仰卧起坐,剧烈的运动有可能使经血从子宫腔逆流入盆腔,子宫内膜碎屑也有可能种植在卵巢上形成囊肿。同时,做仰卧起坐时不要抓举重物、挤压或碰撞腹部,这样可能引起卵巢破裂,导致下腹部疼痛。

专家建议,30岁以下的妇女仰卧起坐的最佳成绩为45~50个/分钟,相当于1秒半做1个;40岁应做到35个/分钟;50岁应努力达到25~30个/分钟。

(梅佳音/文)

## 常走"一字步"可防治痛经

痛经是女性常患的疾病,且无特效疗法。最近,美国的妇科专家通过研究发现,常走"一字步"能防治痛经。"一字步"就是走路时两脚掌向前伸直,迈步后两脚掌落在同一条直线上,形成一个很长的"一字"。由于走这种步伐时两胯的扭动幅度较大,而且规律整齐,使臀部的臀大肌、臀中肌、梨状肌和骨盆的肛提肌、尾骨肌、会阴肌不断收缩和放松,对盆腔脏器的血液循环起到促进作用,使子宫、卵巢、输卵管的生理功能增强,经血能够顺利排出,避免了因子宫淤血引起痛经。走"一字步"的方法很简单:挺胸收腹,眼往前看,两腿伸直,两脚落在同一条直线上。刚走时步幅要小,走一会儿后要逐渐加大步幅,每次走20分钟,每天早、晚各走1次。长期坚持可收到良好的效果。

(董天恩/文)

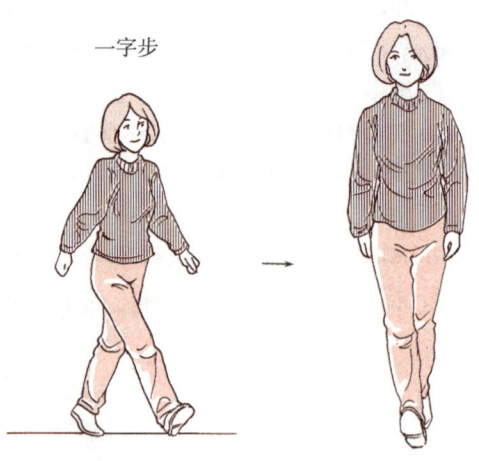

一字步

## 跳舞可减轻关节痛

一项小规模研究发现,老年人跳舞有助于减轻膝关节、髋关节疼痛,走路能力也会获得改善。

美国圣路易斯大学研究人员对34名平均年龄为80岁的老年人进行了研究,其中大多数为女性,这些老年人都患有关节炎,膝关节和髋关节常出现疼痛、僵硬等问题,需服用止痛药。

研究人员把他们分成两组,一组每星期要上两次舞蹈课,每次上课45分钟,持续12星期,控制组成员则没有上舞蹈课。研究开始12星期后,定期跳舞的老年人膝盖、髋关节疼痛现象都大为减轻,且走路速度也变快;止痛药用量也下降了39%,相比之下,没有跳舞的年长者止痛药用量反而增加了21%。

研究人员提醒,老年人疲累、疼痛状况可能随时会改变,跳舞动作要轻柔、缓慢,最好加一点站姿和坐姿动作,避免操之过急。

(《益寿文摘》/荐)

## 膝关节病患者如何运动有讲究

"人老先老腿",一旦上了年纪,许多人的膝关节会出现这样或那样的问题。除了年龄因素,膝关节疾病会更青睐哪些人群?通过临床观察,"特别不爱运动"和"运动过度"以及经常美丽"冻"人的人群,膝关节更易"受伤"。

### 不爱运动者关节损伤不易修复

建议:适当运动,避免膝关节提前老化

不爱运动者为何膝关节反而易受伤?我们的关节表面是一层软骨,关节的退行性改变也往往从软骨开始。软骨是一种像海绵样的多孔组织,它的营养和代谢产物交换不是通过血液,而是通过交替的挤压和放松。对于不爱运动的人,这种对关节软骨的挤压就比较少,这样营养和代谢产物的交换就会相应减少,容易导致关节软骨"营养不良",一旦出现损伤则不易修复。因此,从保护膝关节的角度,对不爱运动的人给出的建议是:适当地参加体育锻炼并持之以恒。

### 运动过度膝关节超负荷运转

建议:减少运动量、控制运动强度

运动多的人为何膝关节也易受伤?这是一个度的问题,适度运动可以"养"膝盖。但过度运动就会"伤"膝盖,如有的人每天下班都要抽两三个小时去运动,不是打羽毛球就是去健身房,或是打篮球。这使得膝关节经常处于高负荷状态,这样也很伤关节。

对于这部分人群,给出的建议是减少运动量,控制运动强度。根据实验研究,我们爬楼梯时,膝关节的负荷是平地走路的3倍;深蹲时是平地走路的5倍;如果是跳起再落下(比如打篮球),对膝盖的冲击力是平地走路的7倍。因此,有起跳动作的运动,如果强度和运动量太大,对膝关节的损害是最严重的。相较而言,快步走、平地自行车、游泳对膝关节的负荷轻、磨损小,更适宜作为日常锻炼项目。

运动养生

## 何时动、如何动有讲究

建议：盘腿坐、瑜伽要循序渐进

在门诊，经常有膝关节疾病的患者问："我到底是该运动，还是不该运动？"何时动以及如何动是有讲究的。如果你的膝关节目前存在明显的症状，如疼痛、肿胀等，那说明正处于炎症期，这期间要减少运动，以利于炎症的消退和损伤的修复。但如果你的不适症状已经显著减轻甚至消失了，则可以逐步增大运动量和运动的强度。

运动总的原则是要循序渐进、长期坚持，避免大起大落，运动方式也要适合自己的身体状况。举例说，时下白领非常流行练习瑜伽，瑜伽是以牵拉为主的运动方式，有些人没有循序渐进，而是过早挑战难度较高的动作，超出关节、韧带承受的限度，则易受伤。另外，冥想、打坐等养生方式中常常有盘腿坐的动作，对于盘腿坐也不要急于求成，特别是"双盘"，否则，很容易造成膝盖内侧半月板的损伤甚至是撕裂。

## "被运动"的中老年人

如何最大限度地保护膝关节

对于家住高层又没有电梯，每天不得不爬楼梯"被运动"的中老年人，如何最大限度地保护膝关节？

1.爬楼梯时，用手拉住扶手，可以借力，减少膝关节的负荷。

2.尽量不要提重物上楼，油、米等较重的生活物品尽可能选择"送货上门"服务。

3.佩戴护膝，为关节提供支撑力。

4.好上坏下。如果有一边膝关节已出现问题，上楼时要好腿先上，下楼梯时则坏腿先下，利用好腿的股四头肌支撑身体，减轻对坏腿膝关节的磨损。

（张庆文/文）

## 静脉曲张、腿酸痛患者可仰卧举腿5分钟

郭老师教了20多年书，由于长时间在讲台站立，得了静脉曲张，主要症状是腿侧静脉形成大结，在踝部、足背还出现轻微的水肿，严重时小腿下段也有轻度水肿。医生说要动手术，但他为了不影响教学，一直不肯动手术。

我对他的腿进行一番检查后，告诉他一个自我锻炼的方法进行缓解：每天早、晚在沙发或床上仰卧，将两条腿抬高，下边垫两个枕头，然后仰卧举腿5分钟，坚持1个月即可见效。这样做的目的是方便静脉血回流，促进腿部血液循环，长期坚持，可使静脉曲张现象缓解甚至消失。

（陈惊蛰/文）

## 静脉曲张患者不能多运动

多数静脉曲张患者不曾就医治疗，想依靠多运动来改善腿部的血液循环，事实上，越运动可能情况越糟糕。

如果要运动，应选较缓和的运动，太费脚力的运动，如爬山、走远路、跑步等，应尽量避免。至于游泳，因有水压的辅助，倒是静脉曲张患者相当合适的运动。还有些人喜欢在夏天出汗后，立刻去冲凉，这样做也会导致精索静脉曲张。因为冷热的强烈刺激，也会导致自主神经紊乱，继而诱发精索静脉曲张。

在饮食方面，应多吃高纤维素、低脂肪食物，加强对维生素C、维生素E的补充。在日常生活方面，则应控制体重，避免穿着过紧的衣物，避免跷二郎腿及久坐或久站。每天睡前将腿抬高一段时间，睡觉时可侧睡左边以降低骨盆腔静脉的压力。患静脉曲张后，应立即戒烟。

（姜会仁/文）

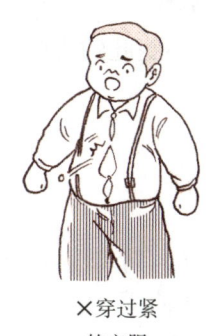
×穿过紧的衣服

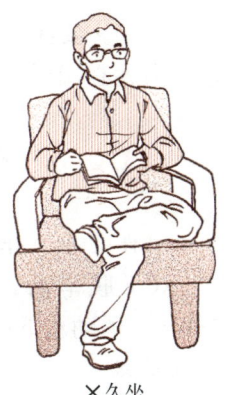
×久坐

## 做静脉曲张保健操，赶走腿"蚯蚓"

广州市中医院脉管炎科副主任中医师、副教授周毅平指出，年轻时从事久站或久坐工作的老年人更要多加注意下肢的健康问题。下肢静脉曲张的体表症状较为明显，患者可见腿部表层血管像蚯蚓一样曲张，并明显凸出皮肤，通常曲张呈团状或结节状，腿部有酸胀感，且皮肤带有色素沉着、脱屑、瘙痒，足踝水肿。导致下肢静脉曲张的根本原因，是静脉血液回流不畅。

针对老年人静脉血液回流不畅的问题，周教授结合了小腿肌群与血管静脉瓣的生理协作关系，编制出一套新式"静脉曲张保健操"。

### 第1式：背伸踝趾

动作要领：取坐位，双脚放松置于地面上。然后配合呼吸，在吸气末端背伸踝关节及脚趾，背伸踝关节及脚趾的同时要绷紧小腿后部肌群,脚跟着地;呼气时放松双脚,把双脚再次平放于地面上。

### 第2式:揉捏小腿肚

动作要领:取坐位,右脚搭在左膝盖上方,呈"二郎腿"状。右手扶稳右脚,左手从右脚踝关节一直揉捏小腿肚至右膝关节下方。再以同样的方法,换方向按摩另一只脚。要注意按摩小腿肚的方向一定是由远心端至近心端。

### 第3式:床上踩单车

动作要领:取卧位,背部紧贴床垫,双下肢举高并轮番伸缩,呈"踩单车"状。运动双下肢时,要配合收缩小腿后部肌肉。

### 第4式:前后滚轮

动作要领:取坐位,双脚分别踩一滚轮,一脚将滚轮推前时,另一脚同时将滚轮拉后,然后两脚交替做前后运动。前脚向前推滚轮时,要尽量趾屈踝关节;而后脚向后推拉另一滚轮时,要尽量下压脚跟,以确保小腿后部肌肉得到充分锻炼。

周毅平教授提醒,老年人要预防下肢静脉曲张,日常生活中要避免长时间的久站或久坐,每当站立一段时间后,要坐下来休息,这样才能使血管及肌肉能够张弛有度,从而保持血液回流顺畅。

另外,下肢静脉曲张患者避免用冷水冲洗腿部,同时要注意清淡饮食,忌海鲜、麻辣火锅等容易使血管发炎的食品。

(《益寿文摘》/荐)

# 老寒腿运动法

1.不倒翁伸筋法(抱膝仰卧起坐) 仰卧位,将膝部弯曲提起,双手抱在胸前,前俯后仰10次为1组,每天练3组。好比不倒翁,可逐步加大角度,熟练后越摆劲越大。

2.练"飞燕" 俯卧在床垫上,慢慢抬起头部,尽量后仰,双腿并拢,双脚向后上方抬起,形似飞燕。老人可先完成头部动作,再抬腿,逐步达到10个1组,每天3组。

3.伸懒腰 仰卧在床上,尽可能向上伸臂,向下伸腿,舒展腰部,做左、右侧弯活动,犹如伸懒腰,反复10次,每天3遍。

4.转呼啦圈 双腿稍分开,站立,双手在头后交叉,身体如同旋转一个呼啦圈,左右扭转,使腰部肌肉、肌腱、关节得到伸展和牵拉。熟练后20个为1组,每天3组。

5.折返走 找一块平整僻静处,向

前走 100 步，再退回来，根据自己的体力状况决定反复次数。每天坚持走 15 分钟。

（莫廷真/文）

## 老年类风湿关节炎患者运动时该注意啥

类风湿关节炎是风湿性疾病的一种，是一种病因不明、以滑膜关节慢性炎症性病变为主要表现的全身性自身免疫性疾病，多见于中老年人。主要表现为慢性、进行性、对称性多关节炎，如果不积极治疗和锻炼，任其发展，会造成骨、关节软骨和关节囊破坏，导致关节畸形和功能丧失，最终导致生活不能自理。

因此，对于老年人来说，类风湿关节炎带来的危害是非常大的，患病之后除了要进行及时的治疗外，康复锻炼也是十分必要的。

急性期的运动　急性期往往关节肿胀、疼痛明显，应注意卧床休息，保持关节处于功能位。如果治疗后关节疼痛、肿胀减轻，可适当进行床上运动，如伸展肢体等动作，并可结合病变关节的按摩，以促进血液循环，防止肌肉萎缩。

平稳期的运动　病情平稳后，可以重点针对腕关节、指关节进行功能锻炼。运动前可热敷关节，运动后予冷敷。

腕关节运动时，可顺时针、逆时针缓慢旋转各 5 圈，然后双手掌面相合、手指自然交叉，一只手轻轻用力将另一只手向后压，左右交替进行。

指关节运动包括屈指运动、伸指运动和对指运动等。屈指运动时，各指关节应尽量屈曲；伸指运动时，手指应尽量伸展并保持各个关节伸直；对指运动时，将双手拇指、食指指尖相对，然后尽量伸直五指并呈扇形散开，按食指、中指、无名指、小指顺序做指尖对指运动。

注意点应在医生的指导下，进行适当的运动与关节功能锻炼，提倡主动锻炼与被动锻炼相结合，以主动锻炼为主。运动量应该由小到大，由少到多，循序渐进，运动应以不引起疼痛或不感到明显疲劳为度。任何一种运动训练后，若 24 小时内出现关节疼痛、肿胀、晨僵感加重，都应减少运动量或换一种运动方式。

总之，类风湿关节炎患者进行适当的运动是非常有必要的。不要因为怕疼就不愿意活动，适时、适度的运动能舒松紧张的肌肉，解除肌肉的痉挛，不仅有利于炎症的吸收，还可促进关节功能的恢复，从而有效地提高患者的生存质量。

（王健/文）

# 疾病的最佳锻炼法

锻炼是最好的药。美国"罗代尔"生活网最新载文刊出美国运动医学专家乔丹·梅特若博士总结出的"9种疾病的最佳锻炼方法"。

1.焦虑抑郁。经常锻炼有助于身体释放让人愉悦的内啡肽，有益于提升情绪。研究发现，与不常运动的人相比，经常运动的人焦虑症发病率降低25%。

【最佳锻炼】有益平静神经系统的冥想打坐和瑜伽。

2.记忆衰退或认知疾病。锻炼能刺激大脑血流，特别是负责控制记忆的大脑海马区。多项研究表明，经常锻炼的成年人在记忆力、注意力、决策和多任务及规划测试中成绩更好。

【最佳锻炼】广场舞、太极拳、网球、武术等。

3.睡眠紊乱。多项研究表明，与不经常锻炼的人相比，经常锻炼的人睡眠更沉、更香。睡眠不足容易导致体重增加、疲劳乏力、嗜睡和心脏病等多种问题。肥胖又会导致或加重睡眠呼吸暂停。

【最佳锻炼】每天锻炼30分钟，形式不限。瑜伽和太极拳最好。

4.哮喘。研究发现，经常锻炼既能改善心血管健康，也可缓解哮喘症状。

【最佳锻炼】有氧运动、力量训练或户外运动。专家提醒，户外运动应避免真菌和花粉环境，寒冷天最好不要进行户外运动。

5.勃起功能障碍和性欲低下。压力大、睡眠差、太疲劳以及久坐不动导致的血液循环差等都会造成男性勃起功能障碍（ED）和性欲低下。

【最佳锻炼】除自行车外可促进下半身血液循环的运动。

6.经前期或更年期综合征。经常锻炼有助于女性缓解因为激素骤变而导致的情绪波动等问题，如经前期综合征和更年期综合征。

【最佳锻炼】有氧运动、力量训练。瑜伽、太极拳、普拉提等。

7.腰、臀、膝和颈疼痛。长时间伏案工作或者久坐看电视等不良生活方式容易导致身体多部位肌肉酸痛。

【最佳锻炼】针对相关部位肌肉的力量训练和拉伸练习。

8.骨关节炎。积极锻炼有助于减轻体重，缓解疼痛和关节压力，另外，运动（尤其是力量训练）可增强疼痛关节周边肌肉力量，进而减轻关节痛。

【最佳锻炼】散步、游泳及其他水中有氧运动、力量训练等。

9.多动症。锻炼有助于提高多巴胺水平，其结果类似于中枢神经兴奋药利他林和安非他明。锻炼还能刺激控制决策和冲动的大脑区域，有助于缓解多动症。

【最佳锻炼】成年患者参加任何运动都有益，儿童患者可参加重在培养团队精神和提高自尊、自信的有氧运动。

（方文革/文）

# 运动养生 3

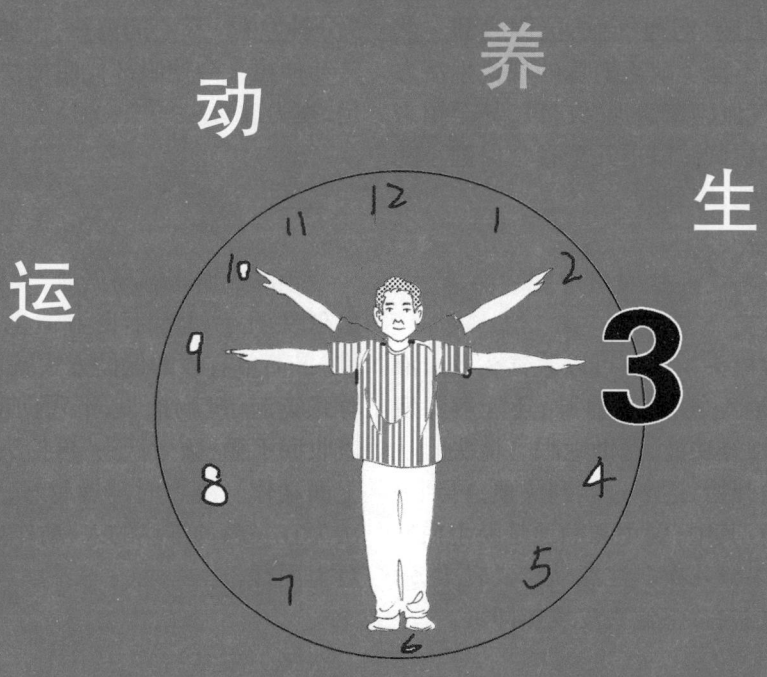

方法篇

# 12个动作从头练到脚

人体经络就像一个纵横交错的交通网，联系脏腑、沟通气血、抗御病邪。然而，久坐不动、缺乏锻炼的现代生活方式，却让气血频繁遭遇"红灯"，甚至招来病痛。不妨试试以下几个日常保健小动作，帮你从头练到脚。

### 梳　常梳发，头不白

经常梳头，不仅可以改善头皮血液循环、疏通经气、调理血脉，还能解除疲劳、改善神经功能、帮助睡眠。梳头时从一侧鬓角开始，逐渐过渡到头顶，再到另一侧鬓角。其中，鬓角和额顶是易生白发之地，要多梳几次。注意动作要轻柔，每天200次左右，感觉头皮发热即可。

### 搓　搓面庞，洁脏腑

经常搓面，可以起到美容养颜、保健脏腑的作用。搓脸时两手轻轻地贴住脸颊，向上、向外搓摩，然后手指由内向外轻按眼角鱼尾纹处，最后用两掌心交替在额头从下向上摩擦，至脸部发热微红即可。脸上有伤口或明显痤疮时，不可用此动作。

### 熨　熨双眼，能明目

双手搓热后，用掌心轻捂眼睛。两眼闭合，眼球先顺时针再逆时针慢慢转动5分钟左右。掌心的温热，再加上眼球的转动伸拉，会使眼部代谢加快，气血充足，视力改善。

### 扬　扬脖颈，护颈椎

颈部气血很容易淤滞，久坐不动、频繁低头看手机等不良习惯也会伤害颈椎。最简单有效的保健方法就是多抬头：脖颈扬起、挺胸抬头，下颚向前探出；接着收回下颚、微微低头，再抬头挺胸重复上面动作。练习时越慢越好，每次8~10次为宜。患颈椎病的人，动作要更轻柔，量力而行。

### 绕　绕胳膊，活关节

肩部的保健方法是：将两手自然放于肩上，两肘前后拉开成一字，然后左右臂分别向前、向后转动，同时向左转腰。开始做时不要求快，应量力而行、循序渐进。

### 旋　旋手腕，防僵硬

手部长期呈一种姿势容易积劳成疾，出现手部麻木、灼痛、腕关节肿胀、动作不灵活、无力等症状。有意识地做旋转腕关节的动作是简单有效的缓解办法。

通过充分旋腕，在舒筋活血的同时还能保健心肺。

### 扩  扩胸膛,强呼吸

保健胸部讲究"扩"：准备两个哑铃，双手分别握住，直臂合于胸前，再向两侧打开。整个过程手臂不要弯曲，这样一开一合扩展20~30次，让整个胸腔随之开合。老人不适合举重物，可以用两瓶矿泉水代替。

### 引  牵引腰,老得慢

方法：跪撑在床或垫子上，上体前俯，手臂尽可能地向前伸直，争取让下颌能够触到床面；臀部尽量向后坐，形成前后两个相反的作用力，从而充分拉伸脊柱。这样做还能刺激腰部的"带脉"，缓解腰膝酸痛，调理生殖系统疾病等。"引腰"动作每次可重复8~10次，练习时一定要尽量缓慢，因为快速拉伸只能收缩肌肉，慢引才能牵拉筋骨。

### 摆  摆尾闾,下盘稳

久坐会导致尾闾处劳损，从而引起脏腑功能失调。摆动髋部很简单，开步轻松站立，先向左摆动髋关节，再向右摆动，然后逆时针绕一圈，再顺时针绕动。如此循环十几次，不仅可以保护髋关节和股骨头，还可通调气血。老年人初练时可以减低次数，动作尽量缓慢。另外，不要在刚吃饱饭后马上练习。

### 走  多快走,耐力好

快步走时，全身肌肉会变成一个个的"泵"，通过有规律地收缩与舒张，不断挤压、促进末梢血液回流心脏，推动全身气血的运行。快步走属于有氧运动，时间和强度根据个人身体状况决定，一般每次以20~30分钟为宜。

### 抬  抬小腿,血流畅

抬腿动作可以缓解久坐的肌肉松弛和酸软症状，锻炼腹肌和下肢肌肉的力量，还可以促进下肢的气血运行，改善血液循环，预防血栓等疾病。方法：抬头挺胸坐直，收紧小腹，慢慢抬起一条腿，使之与身体尽可能呈直角，坚持5~10秒后换另一条腿。也可以双脚同时做。

### 踮  踮脚跟,练平衡

锻炼脚最简便易行又效果显著的方法莫过于"提踵颠足"：全身放松，双脚并拢站立，两脚跟慢慢向上提起，注意脚趾抓地、脚跟尽力上抬；头部自然上顶，肩臂松沉；然后轻轻地颠动足部。此动作可以刺激足跟，锻炼足底和小腿肌群，改善足跟痛等不适。长期锻炼还有助于提高身体的平衡性，加强小脑功能。

（丁丽玲/文）

运动养生

## 健身锻炼须专心

健身锻炼是一种良好的习惯。每天清晨，在街头巷尾、绿地公园，有些人边做着各种健身运动，边听着广播，或与人聊天谈家常，边跑边说。他们以为这么做可以两不耽误。但锻炼不能只满足于形式上在运动，还应注意专心投入。边跑边说，看起来不浪费时间，其实往往程度不同地影响锻炼效果，有时甚至会起相反的作用。这是因为健身时：

**自我感觉很重要** 健身运动的效果主要取决于运动负荷（包括运动强度和时间）。负荷太小，机体得不到足够的锻炼，运动后"超量恢复"现象不明显；负荷过大，则会造成机体较大程度的疲劳，影响一天的工作和学习。运动负荷的大小，除了根据锻炼者的年龄、性别、健康状况等因素，在运动前安排好外，还要求锻炼者根据运动过程中的心率、呼吸频率、排汗量等客观指标的变化，及肌肉酸痛、身体疲劳程度等自我感觉加以调整，以保证适宜的运动负荷。由于一些健身者忽视医务监督和自我感觉，常常造成伤害事故。运动医学工作者一再呼吁，应加强运动中的自我监督，重视自我感觉，根据具体情况，及时增减运动量。如果健身运动时听着广播或与人聊天，精力不够集中，会冲淡自我感觉和监测，无法控制运动负荷，不仅锻炼效果差，还会造成更严重的后果。

**持续性很重要** 健身运动是机体各器官系统相互配合的整体性活动，它具有连续性、节律性、协调性等特征。运动时，机体在中枢神经系统的控制调节下，心血管、呼吸、内分泌、肌肉等器官系统围绕运动这一刺激产生稳定的适应性反应。这种适应性反应只有持续一定时间，才能使身体功能得到改善和提高。进行健身锻炼，本来时间有限，再加上听广播、聊天等"额外"刺激，会使机体的运动性反应时续时断，各器官系统的活动水平忽高忽低，人体进行这种杂乱无章的运动，收效甚微。

**情绪稳定很重要** 健身运动时，要求中枢神经系统处于适宜的兴奋状态，情绪保持相对的稳定。现代有关研究表明，情绪与身体功能密切相关。情绪低落不能有效地调动各器官系统的功能潜力，情绪过分激动容易诱发心血管系统的疾病。健身运动时，情绪稳定，不仅可以改善生理功能，还可调节心理状态，对一天的心理活动产生良好效果。收听内容丰富的广播，聊天涉及"张家长、李家短"，与运动同步，会使运动情绪产生波动，影响身心健康。

**节奏和意念很重要** 有些健身项目具有特殊的方式和要求。如：健美操、保健操，动作的节奏感强，结构复杂，整个运动往往是在固定的音乐伴奏下进行，如果音乐节拍受到干扰，对动作的基本要求就难以完成，也就谈不上锻炼效果。

气功、太极拳强调以意念为引导,以意带动,形意结合,只有全神贯注,才能达到健身的目的。

康复锻炼更应专心　患者进行康复锻炼时,更应集中注意力,切忌一心二用。因为,康复患者的运动处方是根据病情专门设计的,具有明显的针对性。康复患者运动时的医务监督比常人更为重要,只有随时观察身体功能的变化,体验自我感觉,才能保证健身运动的安全性和有效性。这一点应引起康复患者的重视。

（王东升/文）

## 我的"五子"健身法

我退休前在石油天然气管道局工作。您看我红润的脸庞、挺直的腰板,在羽毛球场上,把年轻人打得只有招架之功、毫无还手之力,说我71岁了,好多人不相信。我的身体一直很健康,腰椎病、颈椎病、静脉曲张等老年人常见疾病我一概没有。这得益于我多年养成的"五子"健身法。

一是车子。我坚持骑车外出郊游,被老同事们戏称为"四季游"。无论春夏秋冬,只要天气适宜,我便带上运动衣物、照相机、水、太阳镜等骑车上路。沿途呼吸着清新的空气,时而欣赏蓝天飞鸟,时而拍摄有收藏价值的景色,怡然自得,常常乐而忘返。

二是鸢（音yuān）子。我年轻时曾经得过颈椎病和肩周炎。听医生说放风筝除能改善视力外,还能增加颈椎周围肌纤维的体积,保持韧带的弹性和椎关节的灵活性,促进颈椎病的康复,于是我有空就去放风筝。一段时间后,我的颈椎病明显好转,而且,眼睛、四肢都觉得舒服很多,肩周炎也自然消失了。

三是毽子。为了锻炼身体,我也学习踢毽子,刚开始只能踢三四个,慢慢能踢到八九个,现在则能踢四五十个了,还可以变一些简单花样。看着毽子上下翻飞,真是其乐无穷。

四是拍子。每天早晨,只要天气允

许,我就到世纪广场打羽毛球,在奔跑跳跃中让全身都得到运动。打得多了,我也渐渐悟出了打羽毛球的要领,要想取胜,不仅仅需要技巧,更需要智慧,所以在锻炼身体的同时,脑子也得到有益的运动。

五是步子。"饭后百步走,活到九十九""没事常走路,不用进药铺"。散步是我的健身方法之一,我喜欢一个人漫步在公园、原野。散步使全身关节筋骨得到适度的运动,再加上轻松畅达的情绪,使我气血流通,经络畅达,利关节而养筋骨,畅神志而益五脏。持之以恒,身体强健,延年益寿。

境由心生,老年人要保持健康,必须学会快乐的本领。我的体会是不封闭,能自知、自信、知足,顺其自然,不强求,将孤独、空虚、焦虑等不良情绪倾诉给别人,及时得到帮助。或培养兴趣爱好,及时转移注意力,使自己保持平衡的心态。学会过好每一天,不要懊恼过去,也不要担忧未来,牢牢把握现在,享受人生。如此,就能保持一个健康快乐的心态,安度自己的晚年。

(马克广　李光宇/文)

## 8枚钢球双手转

家住大庆油田第四采油厂节能小区的侯永孝,是2006年在油建第四工程处退休的。他双手练就了神功,每只手能托起4个钢球,边走边转。他手中的钢球,上面的重1.5斤(1斤=0.5千克),底下的3个钢球,每个重1.1斤。刚开始的时候,他每只手只能托2个钢球,一段时间以后,练到托3个,后来练到每只手托4个钢球。一年四季,不论是夏季雨淋,还是严冬寒风,每天坚持托着钢球步行5千米。

他大步流星,双手的钢球还能在手指的调整下,不停地转动。他身体硬朗,走得精气神儿十足,走到哪都有"回头率"。有好奇的人问:"老师傅,这钢球是真的吗?"他也不言语,有时往地上一落,钢球把地砸个坑。见这举动,问的人都傻

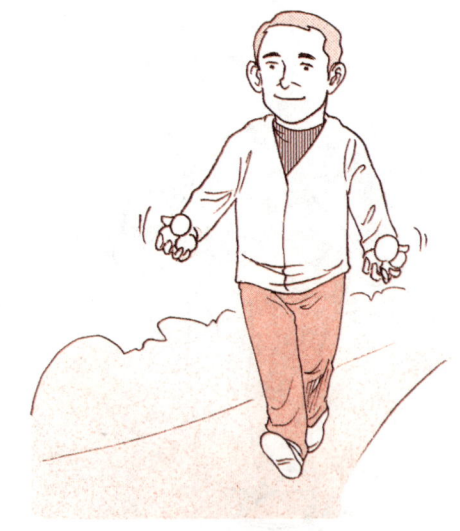

方法篇

了眼,用赞叹的口吻说,"好厉害,手劲真是练到家了"。

（朱天日/文）

## 5套健身土办法,练出一副好身板

老翁年方78,每年体检,不沾三高,心脏健康(唯一有点前列腺增生,但医生说不碍事),上下8楼气定神闲,以"健康老人"自勉。某日,几位老友闲聊保健经,众说纷纭,各有千秋。我的几个健身土法,虽然难登大雅之堂,但它不添设备,不限场地,简便易行,倒也得到几分赞许。

### 自制健身器

数年前,一位搞传销的熟人,劝我买台近3 000元的摇摆机。我无法承受高价商品,便找回一根长约60厘米、粗约7厘米的杂木棒,代替摇摆机。晚上看电视时,双脚踩棒滚动。我还用大小不一的鹅卵石,装进器皿,空闲时赤脚踩石(冬天穿袜),反复摩擦。同时用两个空饮料瓶,放满细河沙,一边踩卵石来回搓脚,一边托沙瓶反复举手。此时气定神闲,悠然自得。这样做受益的是我的睡眠香甜,每晚深睡眠时间在7小时以上。(编辑插嘴:交替运动健身健脑。提醒有糖尿病的中老年人,最好不要踩鹅卵石健身。)

### 摇扇功

酷暑季节,在一般情况下,我回避电扇、空调,轻摇蒲扇,既能消暑降温,又可怡性健身。摇扇能有效地防治肩周炎。摇扇时,向左向右,头部经常活动,对防止颈部骨质增生也有一定作用。(编辑插嘴:湖南常德石门78岁的何正福来稿说,他也一直坚持夏天摇扇驱蚊乘凉,特别是左手摇扇,更能减少脑卒中的发生。)

### 床上功

我每天早晨起床和晚上睡前进行。依次做干洗脸、手梳头、鸣天鼓、叩齿、提耳、捻鼻、揉目、搓颈喉、运指、敲腕、抖手臂、叩拍肩腰、踏空、扳脚趾等动作,达到全身各处都活动的目的。这些动作适合中老年人练习,练习时要消除杂念。时间一长,局部会有灼热、肌肉跳动的感觉。

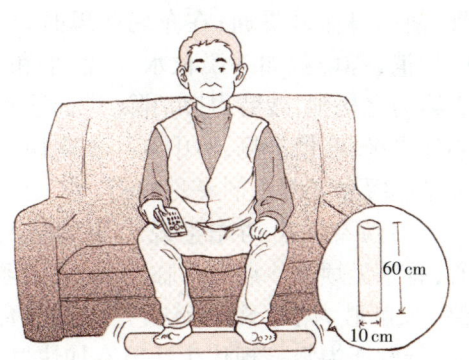

这些运动保卫了我的肠胃,因此我每天胃口很好,吃得开心,拉得痛快。

### 拖把功

我每天黎明即起,洒扫庭除。接着拿拖把擦洗地板。我开始拖地时,都会打大呵欠、挺胸、伸腰、舒背,最重要的是一边拖地一边哼歌。在保洁中活动筋骨,一举两得。

(刘服华/文)

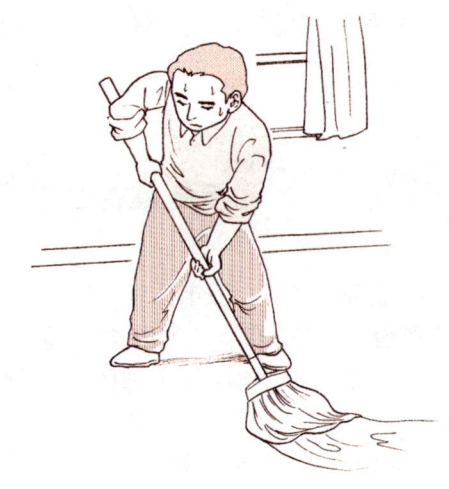

## 练书法,心静如水

老爸退休后,对书法产生了兴趣,每天吃完早餐就开始练字,几乎全部的精力都放在舞文弄墨上,用他自己的话说:"练字是我每天最重要的工作,有时在桌前一站就是三四个小时,真是其乐无穷,让自己步入了一种物我两忘、安宁清静的精神境界。"

书画是中华民族的艺术瑰宝,它既能激励人们昂扬斗志、展望未来;又能陶冶人的情操,有利于人们的身心健康。陈毅元帅曾深有感触地说:"书法是艺术劳动,亦系体育劳动,运用书法恢复健康,是为两得。"

医学家也证实:书法和练气功、打太极拳等,同样是健身的一种方式。人在写字运笔时,凝神静气,全身启动,活动筋骨,使周身血脉贯通;在布局构思时,尘虑顿消,心境犹如一泓秋水,清澈平和,心绪为之松弛,疲劳得以消除,进而达到心理平衡,心情舒畅,对中老年人来说无疑是延缓衰老的一剂灵丹妙药。

书画泰斗启功先生说:"书画益身心,有乐无烦恼。点笔日临池,能使朱颜保。操觚肢力活,不复策扶老。敢告体育家,行健斯为宝。"现代生活节奏加快,如

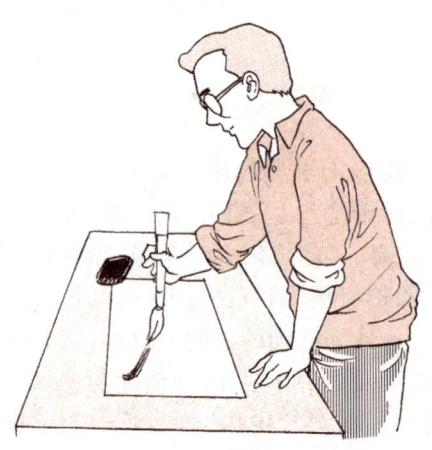

能在工作闲暇之时,抽点时间理纸磨墨,潜心书法,既可调节人的心理,又可净化人的心灵,对身心有一种药物不可以替代的保健作用。持之以恒,使人精力充沛,延年益寿。

(钟芳/文)

## 捡烟头也是种健身

杨义喜爱骑自行车运动,清晨裹着朝雾,日暮踏着余晖,沿海河骑行,最爱的莫过于岸边的风景。杨义沉浸在浓厚的海河风情底蕴中,感受这座城市的变化。运动中更能激发创作灵感,"杨光系列剧"的很多创意也由此而生。骑车运动的过程中,杨义发现有些人不爱护城市的美好环境,随手乱扔烟头,破坏了环境卫生。"我骑车沿路见到有烟头,就弯腰捡起放进塑料袋里,回程中把捡到的烟头扔进垃圾箱。举手之劳,又能锻炼身体,做城市的义务清洁工我很快乐。"

除了骑车运动,杨义最喜欢的就是打乒乓球。他带着记者去看杨义影视基地的运动器材,除了跑步机等器械,台球、乒乓球案等一应俱全。采访之余,他还忍不住与记者现场切磋了一回球艺。

(齐求是/文)

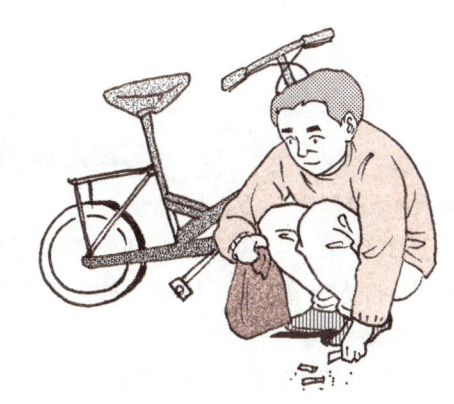

## 老年人日常做运动的五个要点

老年人运动是有利于身体健康的,运动是老年人养生不可或缺的一种保健形式。不过,老年人运动应讲究方法,下面就来看看这些不益于身体健康的运动方法吧。

1. 戒负重练习　由于老年人的肌肉有所萎缩,肌肉力量明显减退;神经系统反应较慢,协调能力差,对刺激的反应时间延长,因此老年人运动宜选择动作缓慢柔和、肌肉协调放松、全身得到活动的练习,如太极拳、步行、慢跑等都很合适。

2. 戒屏气使劲　平时我们的胸腔内压力低于大气压,称胸腔负压,这有利于静脉血液流回心脏。而屏气时胸腔内压力骤然升高,使血液回心不畅,心输出量减少,因而脑的血液供应也减少,故易发生头晕、目眩甚至昏厥。

3. 戒激烈竞赛 一些比较激烈的运动竞赛对老年人不适宜。一方面,由于老年人各器官功能下降,体力运动减慢,协调反应能力差,易发生运动损伤;另一方面,激烈的竞赛易使情绪过分激动,诱发意外。

4. 戒急于求成 活动量过大或活动量增加过快往往是老年人发生意外损伤的原因之一。老年人由于生理功能降低,对体力负荷的适应能力较差,因而在运动时应有较长的适应阶段。

因此锻炼时要循序渐进,对一定的运动负荷适应后再慢慢增加活动量,切忌操之过急而使活动量过大。

5. 戒头部位置变换 如前俯后仰、侧倒旁弯、各种翻滚、头低脚高、脚朝上的倒立等,都是属于头部移动的动作。这些动作会使血液向头部流动,老年人血管壁变硬,弹性又差,一旦经受不住发生血管破裂,就会造成脑出血,重者危及生命。

(李翔/文)

## 老年人做逆龄运动悠着点

近年来,一些老年人开始不满足于散步、打太极拳、跳广场舞这样的常规项目,逐渐参与一些原本为年轻人"专属"的时尚运动。医学专家指出:逆龄运动一定要讲究科学,根据自己的身体情况量力而行;适龄运动也非人人皆可,例如打太极拳就要适可而止。

随着马拉松运动风靡全国,越来越多的人投身到长跑运动当中,其中自然不乏老年人的身影。

即使是长期坚持、训练有素的老年长跑者,也要随着年龄增长而逐渐缩短路程和时间。老年人可以进行适度的跑步,但要循序渐进,慢慢加量,有"老慢支"、冠心病、糖尿病、哮喘病、肥胖等问题的老年人最好不要跑步。

适龄运动是否就无所禁忌了呢?日前,67岁的陈阿姨到医院就诊,近段时间她感觉膝盖一直很疼,连上楼梯都很困难,医生检查后发现,她膝盖处的髌骨磨损非常严重,软骨几乎磨没了,只有做手术换上不锈钢的关节。原来,陈阿姨已经练了20多年太极拳,太极拳对全身器官都好,唯独对关节不利,因此经常有关节疼痛现象的老年人就不要开展这项运动了,老年人蹲马步也要悠着点。

人的关节是有"使用寿命"的,老年人关节老化,而不同的运动项目对不同部位的关节损害程度也不同,因此老年人在进行适龄运动时,要对自己设置一些注意事项。例如,爬山对膝关节损伤最大,老年人不要爬太陡的山,使用登山杖可以减少膝关节损伤。一些激烈的跳跃运动也是不适合老年人的,医院每年都会有不少因为跳跃运动造成膝关节损伤的老年人前来就诊。

(鲍云洁/文)

## 田径教练教你:从零开始学跑步

你可能疑惑:跑步天生就会,还用学吗?

在田径教练郑辉看来,其间学问大了。作为普通人,怎么跑才更省力、更健康,也大有讲究。

当教练之前,郑辉曾是国家"十佳运动员"。8岁开始练跑步,拿过全国400米冠军、400米赛亚洲排名第一的好成绩。退役后,她创办跑步训练营,教各个年龄段的跑步爱好者如何从零开始学跑步。

跑不动? 先练走

常有初跑者问郑辉:"我连800米都跑不完,能练长跑吗?"

"刚开始跑步,心态很重要。"郑辉说。她经常宽慰初跑者,不用着急,不必恐惧,即便是马拉松其实也很简单,大不了跑跑走走,谁都可以完成的。

郑辉给他们的训练方案是:先练走,再练跑。

"比如第一天跑步,先快步走100米,再慢跑200米。慢跑,慢到什么程度?就像打太极拳一样,很柔和地去跑。如此反复做十几组练习后,就相当于完成三四千米了。

跑完后,如果感觉还比较轻松,以后训练量可以慢慢地往上涨,像快走100米、再慢跑三四百米,循环做10组,再加到快走400米,慢跑1000米。跑多了,力量强了,跑的速度自然会加快。"

在她的训练营里,不少人练习5周后,都能连续慢跑十来千米。

郑辉提醒:练习者要学会观察自己的身体。

跑步的过程中,身体可能遭遇"极点",即感到疲劳、呼吸急促、肌肉酸痛。随着跑步能力的提高,极点的出现会推迟,甚至不会出现。跑后做拉伸、温水沐浴,可以减轻肌肉酸痛。"但如果跑到呼吸困难、头昏眼花,反映身体功能不好,可能提示低糖、缺水、中暑等状况,应该把速度慢下来,及时补充养分,注意训练量的循序渐进。"

郑辉教练推荐人们练习长时间慢跑。"和快速短跑相比,长距离慢跑的健身效果更好。长跑是一项有氧运动,只要速度慢下来就不会感到过分疲劳,而且有助于促进血液循环,提高心肺功能,还能减肥、改善睡眠等。"

(凌茜雯/文)

运动养生

## 爱跑步者多练深蹲

喜欢跑步的人平时可以练练深蹲的动作,这对提高腿部肌力非常有帮助,而提高肌力可以让跑步更持久。

首先双脚与肩同宽,抬头挺胸,双手放在腰上,肩胛骨稍微向内收。臀部尾骨慢慢往后伸,带动双脚深蹲,身体重心放在脚板上;维持片刻,再慢慢起身恢复原本姿势,反复练习。深蹲时,注意膝盖的前缘不要超出脚尖。3次蹲起为1组,可做2~3组,每组之间可休息15秒。

此外,你还可以做一些前蹲动作。首先双手放在腰上,单脚屈膝抬平,脚板呈水平,两脚膝盖和脚尖都朝前。抬起的脚往前跨大步,膝盖和脚尖保持朝前,呈弓箭步平稳地着地,前后左右都要保持平衡;感觉前腿的根部、大腿后侧和臀肌被拉动。反复做弓箭步下蹲,能让跑步时单腿支撑的姿势更稳定。

这组练习还可以有效伸展髋关节,因为髋关节的伸展性与周边的肌群使用,也是要特别强化的重点。做这组练习的同时也可以尝试搭配上肢负重、跨步走动态伸展等单脚功能性训练,都是有用又有趣的变形训练方式。

(付国华/文)

## 老年人健步走的注意要点

健步走起源于欧洲,目前在很多国家流行,这是一种运动,也代表一种生活态度,它正成为新的健身时尚潮流。很多老年人也加入健步走运动,锻炼效果不错。但是,老年人毕竟不同于年轻人,要循序渐进,不要急于求成,并要做到以下"六注意"。

1. 注意速度 一定要按照自己的速度走,不要逞强,埋头猛走,那样会大量消耗体力,结果是欲速则不达。如果与很多人一起徒步,最好找一个和自己速度差不多的同伴同行。

2. 衡量体能 开始几次外出徒步,最好坚持走若干个小时,而不要计划一定要走多远。通过几次摸底,对自己的能力有所了解,再适当增加徒步行走的强度。

3. 抬头走路 不要因低头走路而错过周围的风景,户外徒步的时候,最恰当的速度是能够维持自己走一整天的速度。正确的姿势是抬头、提臀,不要驼背,双眼平视。肘关节自然弯曲,以肩关节为轴,自然前后摆臂,手掌成握杯状;同时,腿朝前迈,注意双臂、双脚左右交替,挥臂向上手指与肩平,向下手指达裤线;脚尖向正前方,自然向前迈步,脚跟先着地,缩紧腹部,小幅度扭腰。

4.步行频率 步伐一定要保持轻快,健步走刚开始的5分钟内,以缓慢的步伐帮助自己暖身。接下来,试着维持稍快的步伐,走20~30分钟。尽量使用腹式呼吸,用鼻子吸气、嘴巴呼气。放松走时,路程不少于两千米,散步频率每分钟50~70步,步态放松,每周3~5次;快步走时,路程为3~5千米,每分钟走150步左右,每周3~4次。

5.补充水分 徒步的时候,人体的热量消耗大,为了补充体力,需要及时补充水和食物。爬大坡之前,可以多喝100~200毫升水。天气热,流汗多,可以在饮用水中适当加点盐。徒步过程中,可以吃点香蕉、巧克力等易消化食物。

6.注意休息 一般每走50分钟后,要休息10分钟,不同的人可以根据自己的情况加减运动量。

(程鑫/文)

## 6种方法增加散步效果

### 集中注意力

散步时要将注意力集中在脚底的涌泉穴,如果感觉到脚底微微发热,效果最好。这样有助于改善神经衰弱、失眠等症状。老年人走路时还要随时关注周围环境,不要漫不经心,以免摔倒受伤。

### 负重走

出门前,从家里拿两个大一点的塑料瓶子,装满水,做简易哑铃。两手各拿一个,保持左右重量一致,这对老年人的步态平衡有很大作用。

### 轻拍双臂、轻揉耳朵

老年人在散步时前后拍掌、敲打身体两侧胆经,轻揉耳朵、轻拍双臂都是很好的辅助动作,可以促进经络畅通、气血调和。

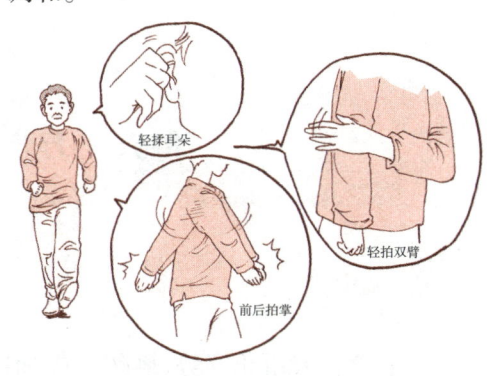

### 爬坡走

与在平地上散步相比,爬坡走能更多地锻炼到背部、臀部和大腿肌肉。爬坡走15分钟,然后又以相同时间回到起点。但老年人最好不要尝试过大的坡,以免膝关节受损。

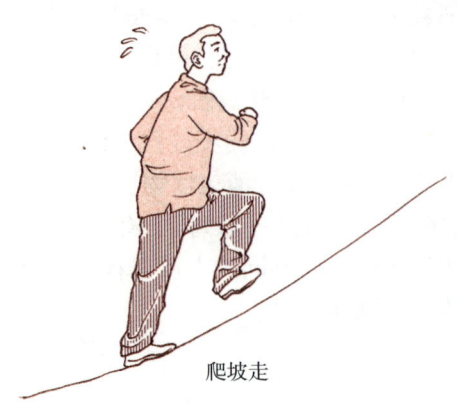

爬坡走

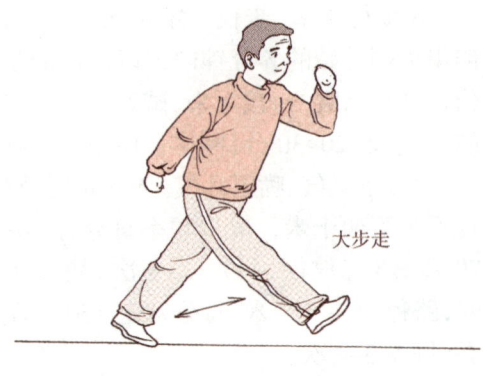

大步走

变速走

### 延长步幅

散步时加大步幅，可以使腿窝和臀部多用力，消耗掉更多的热量。

这意味着在散步的过程中可以小跑一段，然后恢复到散步的状态，循环进行。变速走能够调动更多的肌肉参与到锻炼过程中，更好地锻炼心肺功能。

（韩玉乐/文）

## 每天一万步，要注意什么

### 掌握正确的步行姿势

步行之前要端正姿势，挺胸直背，抬头向前看，（而不是在地面）凝视着前方6~8米。行进过程中要手握空拳，手臂弯曲小于90°，双臂前后摆动，但肘部不要超过胸骨。收腹提臀，骨盆稍向前倾。同时调整正确的呼吸，伴随步行的速度，有节奏地深呼吸。

### 掌握有效的步行强度

步行锻炼老少皆宜，简便易行，安全有效。但也需要一定的运动强度，即中等运动强度，就是人最大心率的65%~85%。通常的散步不会达到这种运动强度，尽管走了一万步，锻炼效果也不会很理想。简易地评价自己的运动强度，通过主观感觉，如感到"呼吸加快，有点喘"，但又"可以与人正常交谈"；若喘得无法正常

方法篇

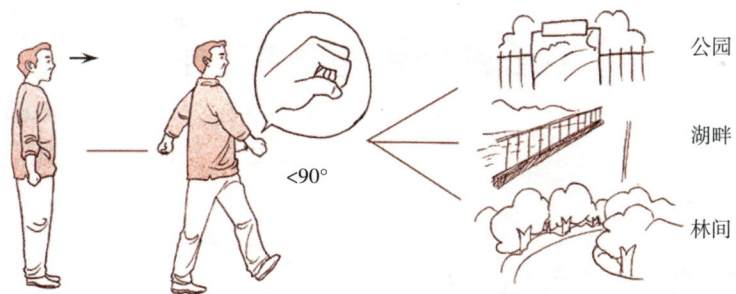

公园
湖畔
林间

交谈,即超过了中等运动强度。此方法简便易行,且适合不同年龄和不同体质的人。一项研究表明,为保持体型,健身走的强度最好为每分钟100步,接近一个中等的运动强度。在日常生活中以中等速度步行,走1 000步大约需要10分钟。

### 选择适合的地方

步行宜选择空气清新、道路平坦之处,不要去烟尘多、噪声大的地方。可以固定在一个地点,也可以选择几个地点,今天去鸟语花香的公园,明天到湖畔、江边,意在使心境舒畅,让四肢舒缓、协调地摆动,全身关节筋骨得到适度的活动。

### 运动前、中及后注意补充水分

不要在自己特别饥饿的情况下运动,尤其对于慢性病患者;也不宜在饱腹后立即开始步行运动,最好休息1小时后,再逐渐开始步行运动,强度宜由慢速开始。

### 特别注意

行走时不要过分大步;行走时别盯着地面;行走时不宜负重,对于体重超重的个体,步行时间不宜太长,应多设置步行的间歇。根据自己的身体状况、作息时间安排和周边的环境,制订适合自己的步行运动方案,在运动方面,不必强求,也不必攀比,量力而行,循序渐进地坚持下去。迈出家门是第一步,先从走10分钟开始,然后回来,这样每天可以增加5分钟的步行时间,直至增加到理想的步行距离。在健身走中,佩戴计步器可以监督每天的活动量,精确地提供每天的步数和距离。

(史仍飞/文)

运动养生

## 配合四动作，走路更健身

### 左顾右盼

走路时有意识地缓慢向左右顾望，好像有人在后面呼唤你的名字一样，稍停几秒钟后即复位。这对防治颈椎病有良效。

### 弯腰拾物

在步行时，好像看到路上有遗落的东西一样，弯腰拾起来。具体做法是先左脚上前，再随着弯腰，右手手指伸向左脚尖前着地，再缓慢直起腰来复位。这样可使四肢关节、腰骶椎都得到锻炼。

### 漫步吟咏

在走路时，吟咏那些歌颂四季、景物、节日等的古代诗词。这样边步行、边赏景、边吟诗，身心俱佳。

### 仰天长啸

有意识地尽力深吸气，然后张口发出"啊、嘻、哦、嘘、呼、哈"等声音，缓缓地将气吐出去，可对慢性呼吸系统疾病起到防治作用。

（何蒲/文）

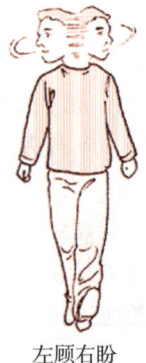
左顾右盼

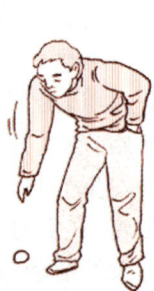
弯腰拾物

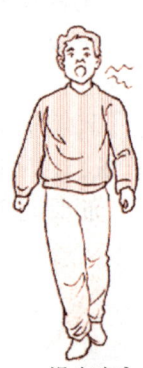
漫步吟咏

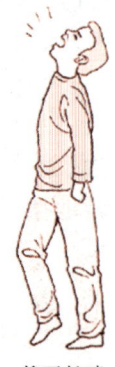
仰天长啸

## 没事跑两步

我运动极少，加上人到中年，肥胖成了甩不掉的包袱，如影随形。

我没有吃减肥药的勇气,听说它对身体的副作用很大。我也没有坚持晨跑锻炼的毅力,工作已很忙碌,使我早晨的时间总是很紧张。我更没有节食的控制能力,少吃一顿,我就头晕心慌,两腿发软,时刻担心自己会突然晕倒。

但我总得采取个锻炼身体的方式吧,于是我选择了跑步。不是特意去晨跑,而是无论到哪儿都跑,以慢跑为主。我跑步去车站,虽然只有50米,也足以令我气喘吁吁,心跳加速,脸色红润。我外出办事,距目的地还有几十米时,我同样跑步到达。我逛街到了人少的街道,又不想逛这条街,同样跑步到达下一个想逛的商业区。我上下楼梯总是采取跑的方式,但要注意安全……

总之我走到哪儿、跑到哪儿,以慢跑为主,每次跑的距离一般都不超过50米,累了,就停下步行当作休息。休息好了,再跑。不知道的人还以为我有急事,其实我只是借此来锻炼一下我成天"养尊处优"的双腿。

俗话说:人老腿先老。为了让我的双腿保持有力,保持矫健的步伐,我多跑一段是一段,累了就停下来走路,这样一举两得,既节约了时间又锻炼了身体。

虽然只是这样间歇性、随跑随歇的跑步,但时间长了,还是对我的身体有很大的好处。我刚开始跑步时,跑一小段就累得像浑身散了架似的,现在我是越跑越有劲,越跑双腿越轻捷有力,体重也较从前减轻了些。

不用刻意去锻炼,更不要刻意去减肥,没事跑两步,健康的生活就在你脚下。

(张晓晖/文)

## 光脚跑胜过穿鞋跑

哈佛大学进化生物学教授丹尼尔·利伯曼的研究小组检测了5类不同人群的跑步方式。他们发现,习惯于穿鞋跑步的人经常是脚后跟先着地,即使他们光脚跑步也是如此。而那些光脚跑步长大的或后来转变为光脚跑步的人,则习惯于用脚指头和脚前半部触地。当比较前脚和后脚着地的人在跑步时脚踏地面受到的作用力的差距时发现,脚后跟触地的人会产生较大的冲击力,反过来这种冲击力便作用于人体。但是,如果光脚跑步用脚趾触地的话,跑步者几乎不会受

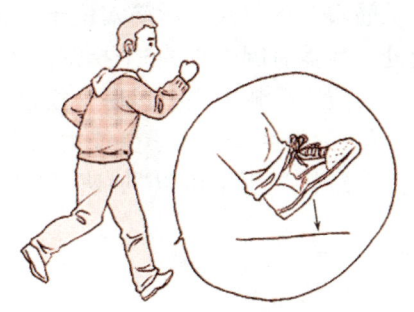

到冲击力的作用。

这两种脚的不同部位首先着地的方式是非常重要的。穿跑鞋跑步的人几乎是用整个大腿的重量触地，相当于人体重的7%。这种方式触地比光脚跑步时触地的重量多3倍多。光脚跑步主要是以脚趾和前脚掌着地，也就或多或少地避免了整只脚与地面的碰撞。但穿鞋跑步时则主要是以脚后跟着地，就像有人用锤子砸向你的脚后跟。所以，穿鞋跑步会让身体的一部分受到较为严重的撞击。

尽管光脚跑步对脚的保护作用更大，但研究人员也没有提出要抛弃跑鞋。尽管穿跑鞋的人是先用脚后跟着地并因此而让脚受到巨大压力，但是跑鞋的弹力也能减缓这种作用力。不过，在选择跑鞋或弹力鞋时，用束缚性小的鞋可能是一种较好的选择。

（张田勘/文）

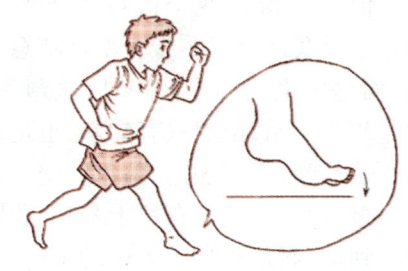

## 跑步后踢小腿助放松

中老年人尤其是心脑血管病患者，平时踢踢小腿肚，不仅能使肌肉充分放松，还能提高心脏供血能力。跑步后不仅不要坐下来休息，还要积极主动地进行"整理活动"，踢踢小腿肚就是一个不错的选择。

具体的做法是：一条腿站立，用另一条腿的脚面依次踢打站立腿的小腿肚子的承筋穴或承山穴（承筋穴位于小腿隆起处，膝盖后侧中央约5个指幅的下方；承山穴位于小腿中央），然后交换进行踢打，踢打的力度视个人承受能力而定。

在踢打过程中可以"加速–缓慢–加速"交替进行，从而加强小腿肌肉的收缩能力。每次5~10分钟即可。

（朱东漫/文）

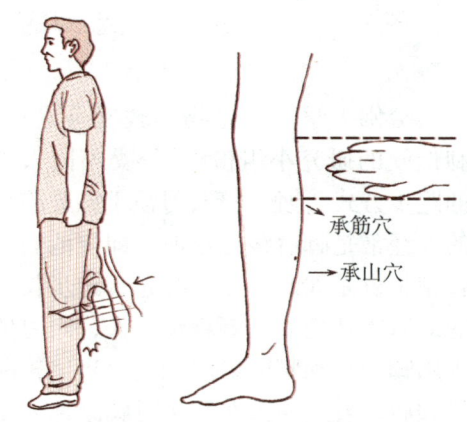

方法篇

## 不是人人都会长跑

随着群众对健康问题的重视，健康跑逐渐成为增强体质、强健体魄的全民健身运动。但是这种群众性的健身运动与竞技体育不同，如何才能让长跑发挥功效呢？

### 跑速要慢

不同的跑速对心脑血管的刺激是不同的,慢速跑对心脏的刺激比较温和。一般来说用自己的每分钟晨脉数（清晨清醒安静时的脉搏数），乘以1.4~1.8所得到的每分钟脉搏次数作为靶心率来控制初期长跑强度是比较适宜的。

### 步幅要小

在跑步中步幅小的目的是主动降低肌肉在每一步中的用力强度，目的是尽可能地延长跑步的时间。步幅大了脚腕儿用力就会相应加大，容易产生疲劳，从而会降低跑步的兴趣,使人最终放弃长跑。

### 跑程要长

既然叫长跑，跑程当然不能太短，一般应在3 000米以上，不过要量力而行。慢跑并跑得长一点可消耗人体内蓄积的多余热量,这种"主动的"消耗是降低血脂、血糖、缓解血压的最好的辅助方法。

### 要因人而异

这是"健康跑"的重要原则。一般来说，每一个人的体质、周围环境及个人身体情况均有不同，因此在跑步中一定要结合自身实际情况进行，如合理安排跑速、跑程等。当然最好是在专业人员的指导下进行。

（《益寿文摘》/荐）

## 跑步时别伤着跟腱

不少人喜欢用跑步来锻炼身体,但跑步时若不多加注意,很容易伤到跟腱。跟腱是足跟与小腿之间的肌腱，是人体最粗大的肌腱之一。

我们平时行走、跑、跳、攀登都要依靠跟腱，跟腱的血液供应比较少，一旦发生炎症不易愈合，影响日常生活。在跑步时，许多人是脚跟外侧先着地，然后是整个脚底，最后才是脚尖，这种落地方式会对跟骨外侧产生巨大的冲击力，极易导致跟腱受伤。此外，过度拉伸也会导致跟腱受伤、发炎，在反复受到外力冲击时，跟腱较弱的部分就会受损，中老年人的筋腱功能减弱，因此更容易出现跟腱损伤。

慢跑时，要注意先让前脚掌着地，还可在运动鞋内垫高鞋垫（2厘米高即可），以抬高足跟，缓冲跑步时对跟腱的冲击。跑步时要小腿用力，而不是只用脚踝力量。若在跑步时觉得跟腱疼，应立即停止跑步，等疼痛消失后再继续。运动完之后可适当按摩跟腱，用右手五指揉捏左侧跟腱10秒，再用手掌按揉，对侧手法相同。

（丁磊/文）

## "跑圈"时要向左转

你可能已经注意到了，在田径场上举行赛跑时，如果绕场地跑，一定是朝左转圈，决不会朝右转圈。这是为什么呢？原来，这里面有3个生理原因。一个是人们的心脏位于胸腔的左侧，所以在跑动时，重心容易偏左。第二个原因是人在跳动时，也多以左脚起跳，使重心偏向左脚。第三个原因是两脚的分工不同。左脚主要起支撑身体重心的作用，而右脚偏重于做各种动作。在奔跑的过程当中，由于重心偏左，所以左脚就担负起了蹬地面以增加速度和掌握方向的任务，并由此形成了左转圈的倾向。1913年，当国际田径联盟成立之际，便把赛跑方向统一定为"以左手为内侧"，即左转圈为比赛规则，并沿用至今。

（冯林/文）

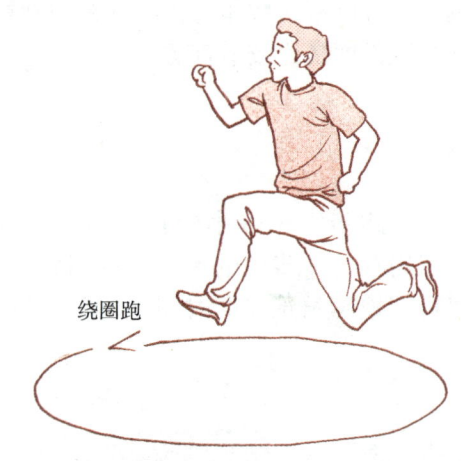

绕圈跑

## 户外活动时可做写字操

### 鼻子写字

坐或站立,以鼻尖为笔,在空中书写自己喜欢的诗词或名句,也可以写"健康""锻炼"等词语。活动颈部肌肉和关节。

### 肘尖写字

可以用左右臂交替进行。先用左臂弯曲,右手搭在左肩上,以肘尖为笔尖,在空中书写。上肢、肩肘关节都能得到活动,有肩周炎者可以多做。

### 臀部写字

可以站立或半跪,以臀部当笔尖来书写。可以活动髋关节、脊椎关节、躯干、大腿等部位的肌肉。对腰痛、椎间盘突出有一定疗效。

(《益寿文摘》/荐)

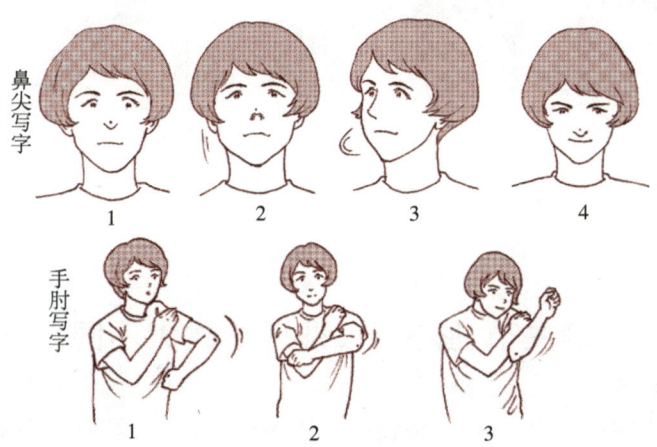

## 张张嘴、摇摇头,日常巧健身

空闲时,可经常做做张嘴闭嘴运动。最大限度地将嘴巴张开,同时深吸一口气,然后闭嘴将气呼出。

如此一张一闭,连续做30次。张嘴和闭嘴,可通过面部的神经反射刺激大脑,从而改善脑部的血液循环,增强脑血管弹性,有利于防止脑卒中和老年痴呆症的发生。

# 运动养生

用掌心轻轻拍打双耳，每回100次，早、中、晚各1回。中医认为，耳朵上分布着很多穴位，经常拍打双耳，可刺激这些穴位，使经络疏通、气血运行，加速血液循环，防止动脉硬化。

摇头晃脑平坐，放松颈部肌肉，然后头颈按上、下、左、右四个方向运动5分钟，每天2~3次。此法可增加头部血管弹性，还可活动颈部肌肉、韧带和颈椎关节，不仅能预防脑卒中，还可防治颈椎病。

双肩上提，然后缓慢放松，如此一提一放，连续做5分钟，早晚各1次。耸肩时，带动了颈部肌肉的活动，使颈动脉血液加速流向大脑，因而可减少脑血管供血不足和脑梗死的危险。

全身放松，自然站立，两掌心相对，击掌，动作宜缓慢，连击30次为1遍，早、中、晚各做1遍。"十指连心"、"心脑相通"，拍击手掌，不但能健脑益智、消除疲劳，还能防治动脉硬化、原发性高血压、冠心病、老年痴呆症。

（《益寿文摘》/荐）

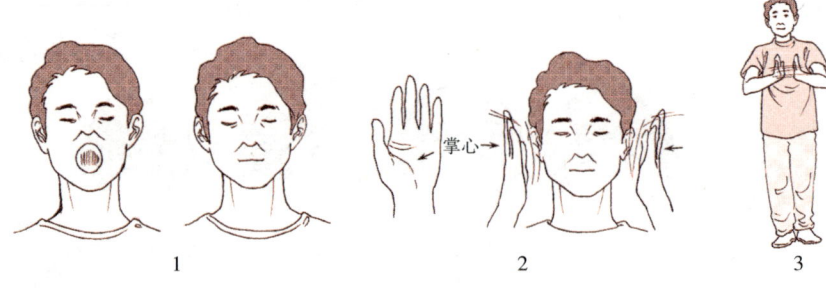

1　　　　　2　　　　　3

## 肩关节、膝关节，锻炼方式大不同

中老年人的关节炎以肩膀、膝盖最为多发。别看都是关节炎，预防和康复的运动方法可大相径庭。

肩关节的炎症以肩周炎多见。肩关节爱动却不喜欢"乱动"，如没做预热便频繁地绕肩就可能损伤关节。锻炼肩关节适宜进行前屈、外展、后伸运动，配合呼吸有节奏地伸展，每次5分钟，早中晚各两次。如果已经出现肩关节活动受限的朋友，可以面对墙壁，伸出患侧上肢，用手由下向上做"爬墙"的动作，每次做到最大限度时在原地停留1~2分钟，久而久之，可以改善肩关节的活动度。

膝关节承担着全身的重量，关节软骨的退化、磨损是导致膝关节炎的重要原因。较好的方式则应选择既能锻炼下肢肌肉，又能避免磨损关节的方法。人躺下来时膝盖的负重几乎为零，因此锻炼膝关节的最佳方式是在仰卧时做动作，如下肢伸直抬高、两腿交替上抬，或做骑自行车的动作。下肢伸直抬高的动作要领是:仰卧,双腿伸直抬高15~30°,保持30秒到两分钟。两腿交替上抬则应在平躺时,伸直双腿轮流抬起,每次抬腿时保持3~5秒,1组可做15~20个,每天做2~3组为宜。

（健文/文）

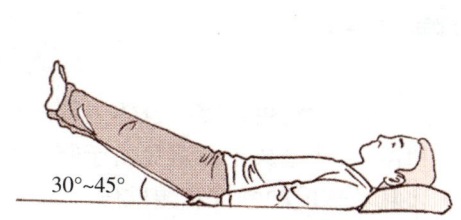
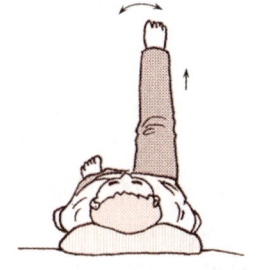

## 经常"三搓"好处多

### 搓手

搓擦双手有两个好处：一是可以防止生冻疮。有些人的血液循环欠佳，经常搓搓手，一方面可以借助摩擦生热来增加局部的温度，另一方面还能加速血液循环，从根本上预防冻疮。

二是可以防治感冒和呼吸道感染。双手拇指的根部在医学上称之为"大鱼际"，是治疗呼吸道病症的有效部位。经常搓手，可以疏通经络，强化面部"三角部位"和上呼吸道抵御感冒病毒侵袭的能力。

### 搓脸

面部神经很丰富，但比较脆弱，因此面部神经必须细心呵护。搓脸可使面部血液循环加快，表情肌和面神经都得到了活动和滋养，眼周的血液循环也会加快，不仅能缓解视力疲劳，还可使视神经的活力增强，从而减缓眼睛的退行性病变。搓脸时使鼻腔得以按摩，促进鼻腔的血液循环，防止鼻腔过于干燥，可有效预防感冒。

### 搓脚

每天坚持12次搓脚心，能起到补脑益肾、益智安神、活血通络的疗效，可以防治健忘、失眠、消化不良、食欲减退、腹胀、便秘和心、肝、脾、胆等脏器病症，同时可预防感冒。搓脚心有以下几种方法：
①干搓。左手握住左脚背前部，用右手沿脚心上下搓100次，直到脚心发热，再用右手握右脚。用左手沿脚心上下搓100次，搓的力度大小要以自己舒适为宜。

②湿搓。把脚放在温水盆中，泡到脚发红，再按第一种办法搓。③酒搓。倒25克白酒于杯中，按第一种办法操作，只是搓脚的手蘸一点白酒，酒搓干了再蘸一下，按第一种办法两脚心各搓100次。

（《益寿文摘》/荐）

## 生活中的健身二法

### 穿鞋时屈膝系鞋带

不要坐在凳子上，而应屈膝，蹲下身体穿鞋系带。这个动作虽然小，但可以刺激小腿肚和脚脖处的肌肉。这样你会觉得腿部肌肉在使劲为形成结实紧绷的肌肉创造条件。

### 在办公室常拍打身体

如果你懒到坐在办公室的椅子上连站都不想站起来，可以考虑原地甩手并拍打身体的各个部位。拍打是一种很好的自我按摩，可以震动身体内部的经络和器官，使之放松而避免由于肢体僵硬和麻木造成的颈椎和腰椎病。

（宋娅/文）

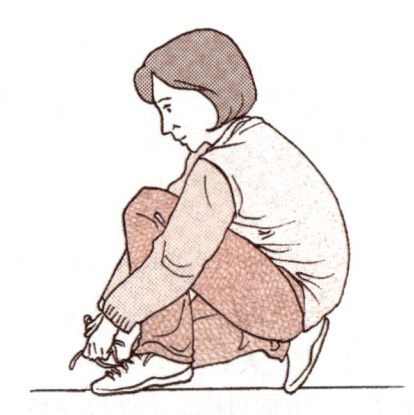

## 经典运动也能这样做

### 消耗热量——笔直站立=散步

散步是很好的有氧运动，但必须走40分钟以上才能有较好的锻炼效果，忙起来就没那么长时间了。可选择保持笔直站立5分钟的方法，效果同样好，尤其是饭后半小时再站立。

要想达到效果，必须达到一定标准，后脑勺、背部、臀部和脚后跟处于一条直线上，就像贴在墙上一样。其动作要领是，下巴内收，不要仰着。双肩下沉，向后收，有种绷着的感觉，颈部尽量拉长。收紧小腹，臀大肌收紧，使背部保持垂直，

方法篇

髋骨收紧向上提。双脚与肩同宽,使脚指头、脚心和脚后跟均匀受力,以保持平衡和长久。双臂自然下垂,双手5个手指充分伸展开。

还有一个动作要领,双腿尽量向内转,这样符合肌肉的伸展方向,锻炼效果会更好。

更好的办法呢?那就是夹球正坐。坐在办公桌前,两腿中间夹一个皮球或网球,球不宜太大,最好是有弹性的,夹一分钟,最少也要夹30秒,休息一下,可继续重复做,能很好地减掉大腿赘肉。这30秒相当于跳绳几分钟。

夹球的关键动作,就是两个90°,即背部与凳子平面、大腿与地面分别成90°,这样做可以保持大腿和背部肌肉绷紧,既能预防驼背,又能减掉腿部赘肉。做这个动作时,如没有球,可用靠垫和书来代替。

(李凯菲/文)

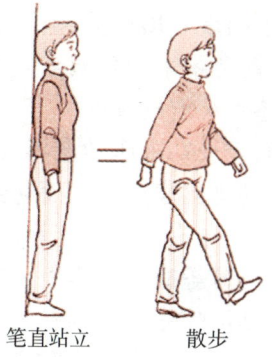
笔直站立　　散步

## 减腿部赘肉——夹球正坐=跳绳

许多女生喜欢通过跳绳来减大腿赘肉,但跳绳必须有场地和设备。有没有

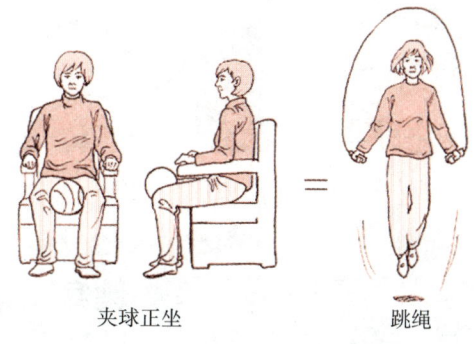
夹球正坐　　　　跳绳

# 睡前捶背好入睡

### 捶背方法

通常有拍打法和叩击法两种,均沿脊柱两侧进行。前者用手掌拍打,后者用拳叩击,手法均宜轻不宜重,力求动作协调、节奏均匀、着力富有弹性。如此自上而下或自下向上轻拍轻叩,接受者可站可卧。捶背的速度以每分钟60~100次为宜,以不痛为度。每日1~2次,每次捶背时间以15~30分钟为宜。

### 捶背的好处

(1)改善局部血液循环。捶背可促进局部血液循环,加速背部组织的新陈代谢，减少皮肤细胞的角质化，有利于皮肤的清洁与健康。

（2）舒筋活血，健身防病。老年人常会出现腰酸背痛和肌肉紧张，此时如接受轻柔的捶背，不仅有利于肌肉放松，消除疲劳，还能防止慢性病及腰肌劳损的发生。捶背还可以刺激背部皮肤和皮下组织，再通过神经系统和经络传导，促进局部乃至全身的血液循环，增强内分泌与神经系统的功能，提高机体免疫力和抗病能力，达到通经活络、祛病强身的目的。

（3）宁心安神，振奋精神。当人们疲劳时，就会出现心烦意乱、坐卧不宁的感觉，通过捶背带来的刺激会使人逐渐安定下来，感到神清气爽。

（4）对于长期卧床的老年人来说，捶背可以帮助排出痰液，从而起到防治肺炎的作用。对于有胃肠功能紊乱、神经衰弱及风寒感冒等病的老年人，捶背也有一定的辅助治疗作用。

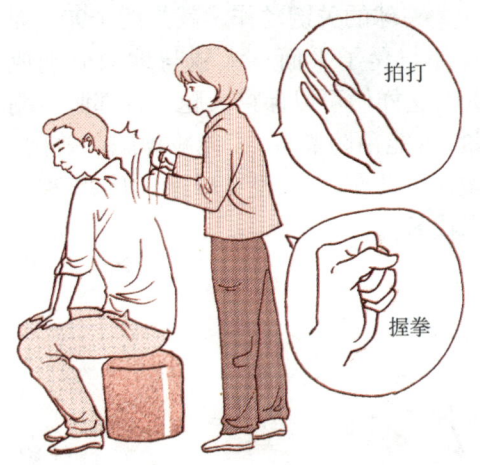

（《益寿文摘》/荐）

## 健身不妨"加一点"

天天锻炼，为什么身体却没有太大进步？很简单，身体已经适应了你的锻炼习惯，效果自然就不那么明显了。北京全民健身讲师团讲师陈志刚建议，不妨在平时的锻炼中"加一点"。

慢跑——加点坡度。喜欢慢跑的人，想提升心肺功能，不妨加点坡度。比如，在公园里慢跑时，刻意找些缓坡，给自己制订一条有坡度的跑步路线，或把家里的跑步机调成合适的坡度，上下倾斜都可以。需注意，下坡时为保护下肢，腰部最好用点劲，落脚就会轻一点。

跳绳——加点高度。跳绳时起跳的幅度高点，膝关节弯起来，大腿和腰部也会用上力，就能被锻炼到了。而且，高度有了，跳的频率发生改变，身体就要重新去适应，锻炼的效果就会增加。

爬山——加点重量。若身体好，觉得爬山比较轻松，可以在腰上绑个沙袋，或背个重量适当的双肩包。

沙袋最好不要绑在腿上，因为爬山时对下肢的要求比较高，负重过多容易失去平衡。绑在腰上，或背个背包，能把手脚"解放"出来，保持平衡。

方法篇

篮球——加点主动。同样是打篮球，主动和被动还是有区别的。主动去抢球，需要跑动得更多，上下肢、腰部以及眼、耳等都能得到锻炼；而不那么主动的人，身体各部位往往处于"节省"状态，跑动少、反应慢，锻炼效果自然打折扣了。

（李凯菲/文）

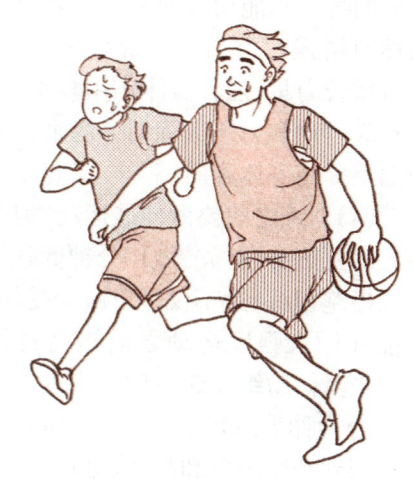

## 健身者：五个提醒放心上

（1）不要形成锻炼癖。在一般情况下，初次参加健身训练的人都会感到非常兴奋，特别是当锻炼出效果的时候。这在很大程度上激励着你更多地参加锻炼。

但是，有些人一进健身房就迫不及待地投入大强度的锻炼，而忽视了运动前的热身。过度训练往往把自己弄得精疲力竭，影响了正常的生活。对此，美国训练委员会发言人理查德·科顿指出："健身是个长期的工程，不要想一天就成为健美先生。"

（2）早晨醒来和训练之后，是你进餐的两个重要时段。在艰苦训练的同时，你需要增加营养，如果你早晨没有吃饱的话，你在稍后的训练中就会感到饥肠辘辘。专家建议，早晨应该多吃一些含有较多的碳水化合物和蛋白质的食物。鸡蛋白是比较好的选择。此外，低脂肪酸奶、牛奶和谷类食品也是上佳选择。

在训练之后，你应立即进食，因为这时你的身体需要补充所消耗的能量。进食应包含碳水化合物、蛋白质、水果等，当然还有可口的点心。

（3）多元的训练对你有好处，它可以

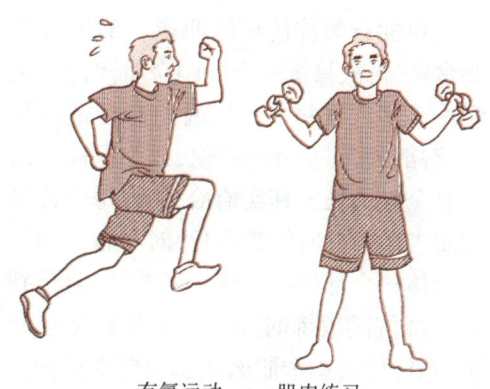

有氧运动 ＋ 肌肉练习

107

运动养生

使你的身体功能均衡地发展。有氧运动虽然对增强耐力和心血管系统有好处，但对增长力量、强壮身体作用较小，只有将有氧运动和力量训练结合起来，才能全面地提高身体素质。

（4）训练之前要做伸展运动，但在伸展之前要热身。首先，做10分钟低强度蹬车或慢跑训练。这不仅可以减少受伤，而且能在做大强度运动之前提高身体温度。当身体组织变暖以后，你可以再做5~10分钟伸展运动，尤其是要伸展那些可能用到的肌肉群和身体部位。

（5）休息对训练来说，也是同样重要的。在锻炼期间，必要的停顿是不能忽视的，因为身体本身需要有充分的停歇期以恢复状态。作为一个初练者，不要在一周内进行多于4次的大运动量训练。

在同一个训练日，相同的肌肉组织不要进行多次剧烈训练，若在前面的锻炼中出现疼痛，则在后面的训练中不要勉为其难。

此外，全面的营养维护是必需的，一天进餐5~6次是很好的选择。最后一点，你需要保持至少8小时的睡眠，因为足够的睡眠会使你的精力和身体得到恢复。

（夏晓燕/文）

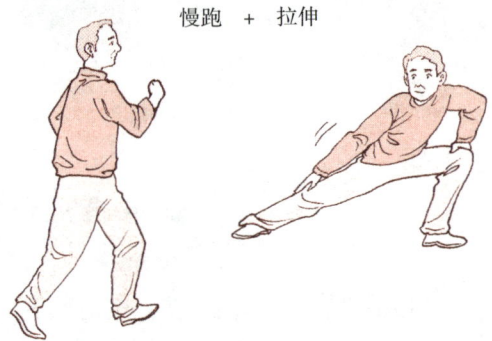

慢跑 + 拉伸

## 锻炼肌肉应一次练透

想拥有匀称协调的肌肉，锻炼时不要贪多，每次只练一个或两个肌肉群。现实中很多人在每次锻炼时，都会把胸腹部、臀部、大腿全都练一遍，以为这样肌肉就会全面增长。其实恰恰相反，每个普通健身者锻炼的时间都在1小时左右，如果把身体每个部位都锻炼一遍的话，分配到每个部位的锻炼时间只有十几甚至几分钟。这样使得单个肌肉或肌肉群刚有些疲劳，锻炼就停止了，达不到锻炼的效果。

专家建议，每周锻炼三次的初级健身者，可以把身体分为几个组合进行锻炼，每次一个大肌肉群加上一个小肌肉群，把每个肌肉群都练到家。如周一可以锻炼胸肌和肱三头肌；周三锻炼背部的肌肉和肱二头肌，周五锻炼腿部、肩部的肌肉；周二、四、六休息，让肌肉得到充分的休息和营养补充。

（《益寿文摘》/荐）

方法篇

## 根据体形选择运动方式

### 香蕉形

这类人往往身体瘦弱、脂肪少、肌肉力量不强、体力也不佳，内脏器官也不太健康。运动时，应该先慢慢锻炼好基本体力，逐渐强化肌肉力量、持久力及身体柔软度，再进行力量训练，参加有氧运动、跳绳、游泳等动态运动。

### 橘子形

看起来不胖，却有很多脂肪的人，肌肉力量和内脏器官的功能往往不强，体力不好。这类人适合步行、跳绳、游泳等能使脂肪燃烧的运动。

### 苹果形

体重在标准体重范围内，但其上臂部以及腹部、大腿的脂肪超过标准。只要肌肉和关节没问题，可参加任何运动，最适合打羽毛球、游泳、骑马等有氧运动。

### 水桶形

这类人身体各部位皮脂厚度超标，体重过重，几乎没有肌肉，骨骼支撑能力弱。这类人应该多做有氧运动，可以消耗脂肪。还可常做静态的伸展运动，以强化肌肉和骨骼的力量。

（赵鸣/文）

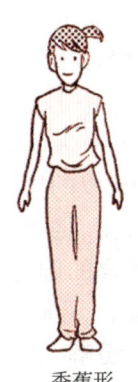
香蕉形

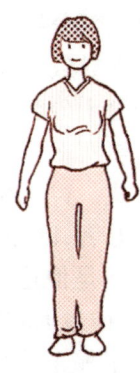
橘子形

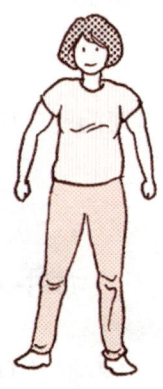
苹果形

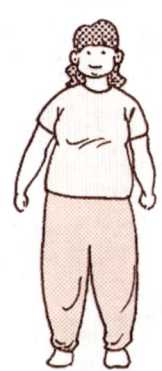
水桶形

## 没有要钟情一生的运动

随着对运动的了解越来越深，人们参与运动的热情与日俱增，运动健身的方式也层出不穷。可是大家应该关注的是，运动医学门诊的患者绝大多数是由于不适当的运动而出现了不必要的损害。比起运动场上意外受伤更令人痛惜的是，部分患者因坚持错误的健身运动方式而导致慢性损伤，慢性损伤的治疗和恢复十分麻烦。

事实上，没有适合所有人的运动健身方式。曾经有一位40余岁的男性羽毛球爱好者，已经有20年球龄，他始终认为羽毛球是他这辈子最适合的健身方式。但是，他最近右跟腱总是出现酸痛，而且陷入了一个治疗休息后缓解–打球后复发的循环中。后来经医生诊断，发现他患上了右跟腱腱围炎，并建议其适当减少运动，彻底养好后再做运动，以免再陷入恶性循环中。

其实，他此前一出现问题就应及时修养，调整自己的运动方式。要知道，肌腱损伤的恢复比肌肉损伤慢，跟腱腱围炎是跟腱断裂的主要诱因，在新伤彻底养好之前不要再从事打球或其他跑跳运动。比如，放弃单打，减少每周运动次数，运动前绑好跟腱支持带，选择其他适宜的运动，像骑自行车、游泳、打高尔夫球等。

（刘舒/文）

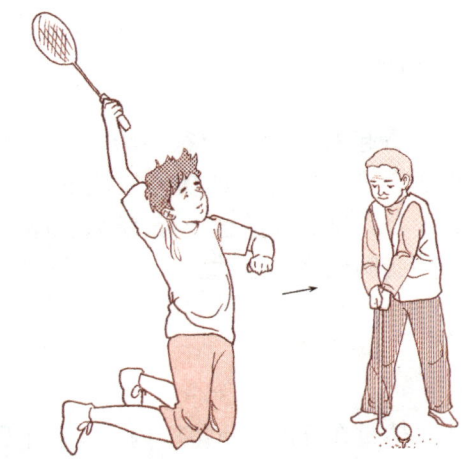

## 老年人床上锻炼十法

在床上的老人可以根据其身体条件，对全身各部按摩拍打，可以防止肌肉萎缩，增强抗病力，达到健身益寿的目的。下面的方法不妨试试：

### 运动手指

双手互擦，手指用力伸开，快速握拳，一展一松，直至手心发热，刺激末梢神经,使之精神振奋,为下一步练功作准备。

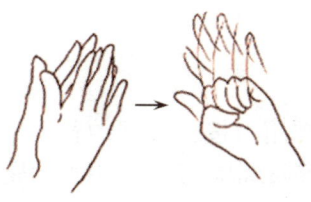

### 揉按内关穴

用拇指肚旋压该穴2分钟,力度以有酸胀感为佳。内关为人体八脉交汇之一,可调理气机,安神宁心,和胃降逆,对减轻胃病,预防心悸、心肌梗死、高血压、胸闷不适等有良好效果。

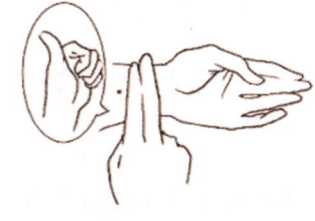

### 干洗脸

双手自下而上,自内而外反复干洗脸36圈,可防止呼吸道感染,防止牙龈萎缩和减少面部皱纹,使面色红润、有光泽。

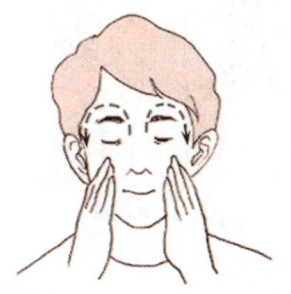

### 揉眼眶

双手食、中指在两侧眼眶四周(包括太阳穴)按揉2分钟,再用拇指背横擦上眼皮36次。眼眶四周穴位很多,经常按摩可疏通眼部经络,延缓老视,预防眼袋出现,防治白内障等,还有利于提高视力,保护眼睛。

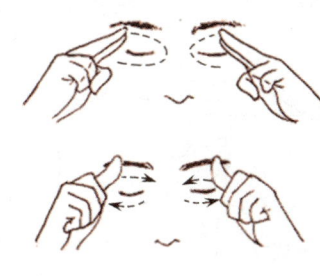

### 搓耳郭

用食、拇指相夹内耳郭,捏揉半分钟;再沿耳郭上下来回摩擦1分钟;最后将手掌压放在耳郭上,向前向后扫耳1分钟,使耳郭充血、发热。由于耳穴经络贯通全身各系统,通过搓耳刺激末梢神经,促进血液循环和组织代谢,调理人体脏

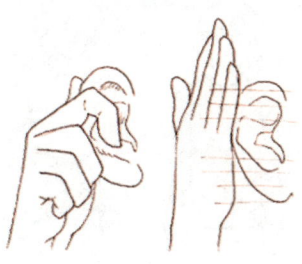

腑功能,健脑补肾,明目聪耳,防治百病。

诸病,有助于高血压、冠心病、肾病、肝炎等患者强身健体。

### 推胸壁

右手掌放在右乳上方,手指斜向下,适度用力推擦至左下腹,推36次。再换左手同法推擦36次。此法是调节胸腺素的重要方法,能使"休眠"的胸腺细胞处于活跃状态,增加胸腺素分泌,提高机体免疫功能,强身健体,抗癌防衰老。若兼拍背则功效尤佳。

### 擦腰肾

两手掌用力按压腰部的肾俞穴,并上下来回擦腰50次。有补肾壮腰、固元气的作用,可防治腰痛等肾虚体衰等症。

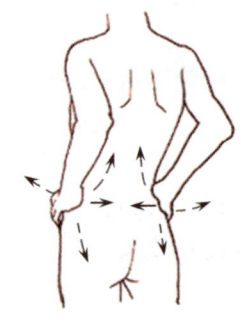

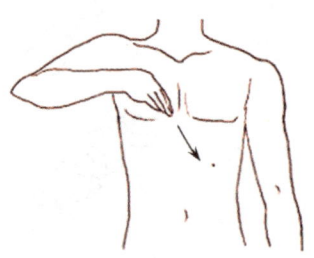

### 揉腹

两手按在肚脐部,以肚脐为中心,顺时针方向按摩36圈,再换手反方向按摩36圈。肚脐周围有许多强身要穴,揉腹可强健腹肌,提高消化吸收功能,防治肠胃

### 按揉足三里

两手中指肚同时按揉位于膝下3寸、胫骨外侧约一横指处的两腿足三里穴2~3分钟。该穴是强身要穴,有利脾胃、调气血、通经络、补虚弱、扶正培本、增强人体免疫力的功能。

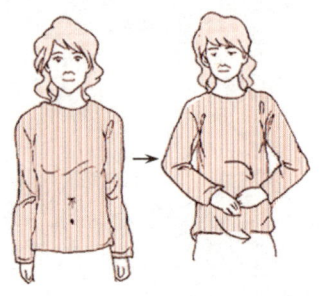

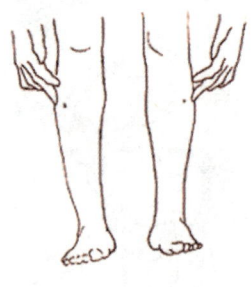

### 擦足底

足心的涌泉穴被称为"第二心脏"。用双手拇指肚压足心,其余四指按足背,来回按摩3分钟。具有促进血液循环及滋阴降火、安神明目、调补肝肾气血等功能,可防治心脑血管病、肠胃病、头痛、感冒等诸多疾病和抗衰老作用。

以上各法,一般每天早晚各练1次。

患者可根据自身的情况,适当增减次数和选择几项锻炼。练功不能急于求成,只有长期坚持,才能获得理想效果。

(林恺俊/文)

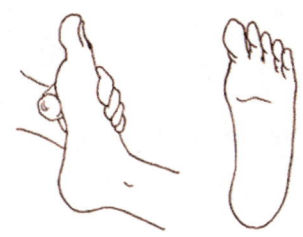

## 老年人室内养生保健操

不宜出门的老人,可以利用家庭中的简易设备进行健身操锻炼,效果也不错。

### 起床活动

早晨起床后,洗漱完毕,略带微笑,双足与肩等宽站立,上身放松,下身部分微微下蹲,足趾轻轻抓地,双目远眺。

### 头部活动

以头做笔尖,摇动头部写"长寿"两个字。然后令头部围绕这两个字画圆,先顺时针方向,再反方向,以上动作要缓慢,动作切不可过大,时间约2分钟。

### 扩胸活动

站立姿势不变,两腿稍屈,两臂经胸前平屈向前平举(合掌指尖向前),低头含胸。再两腿伸直,两臂向后摆至侧平举(掌心向后),抬头挺胸。两腿屈伸1次,两臂胸前平屈并后振1次(拳心向下),再收回。时间约1分钟。

### 交叉摆掌

站立姿势不变,两手下垂,两掌交叉,掌心向腹部,然后两臂向外侧张开,张开幅度以自己适宜自然为度,速度不求快,张开手臂之后,随即收臂,使两手掌恢复成交叉,时间约1分钟。

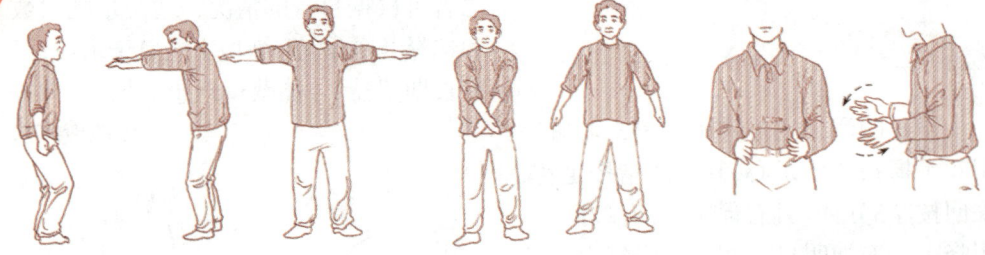

### 两掌画圆

两掌心相对约10厘米，保持这个距离，两掌高低与裤腰带平，两掌心保持距离不变，然后以上臂带动手臂做画圆运动。先身体略向左侧画圆，顺时针20圈，逆时针20圈，然后身体向右侧转动，继续如上述，顺逆方向各画圆20圈。

（胡万里/文）

## 不出家门巧健身

天气寒冷时，老年人很少出门，而且一些老年人由于受到年龄及身体状况的限制，不能到户外活动、健身。这里介绍几种居家健身方法，让老年人不出家门也可以达到健身的效果。

### 搂抱法

首先要求老年人动手做一个长枕头。具体做法：用棉布缝制一个长80~120厘米，直径为30~40厘米的布口袋，用柔软的棉絮或海绵等作为填充物。老年人睡觉时，可将身体侧卧，双臂抱枕，长枕下段可垫在大腿下面，这样不仅能睡得更好，还能使肩关节拉开，消除上肢关节的"晨僵"现象，同时还能起到预防和缓解关节炎等病的作用。

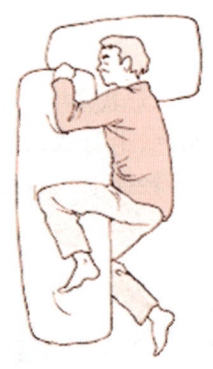

### 旋转法

老年人运动时，先盘腿坐在床上，然后将双手置于膝盖之上，双目微闭，舌抵

方法篇

上颚,以腰部为轴,慢慢旋转。旋转时先自右向左旋转25~35次,再自左向右旋转25~35次。旋转速度视个人身体情况而定,以25秒钟旋转1次为佳,而且在旋转时要尽量使腰部弯曲,上身前倾,以达到最佳的锻炼效果。这种旋转法对神经衰弱、消化不良、肠胃炎等疾病有较好的预防和缓解作用。

并拢,脚尖朝前,双臂朝前伸直,双手掌心朝脚尖方向做推压运动。同时,上身前倾,向外呼气,而且双手应当尽量朝脚尖方向推压,直到不能向前推压时为止,保持该姿态3秒钟后,再缓缓地收回手掌并吸气。如此连续往返30~40次,每天早晚各1次。这种推拉法不但具有按摩内脏、调理肠胃功能的作用,而且还可以起到预防和缓解老年人的消化系统及心血管系统等疾病。

(刘绍泉/文)

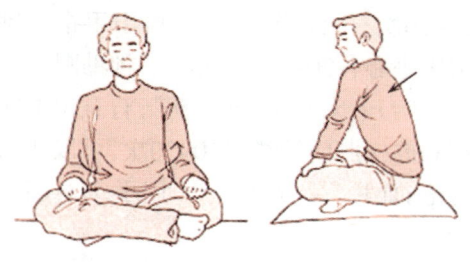

### 推拉法

老年人先坐在床上,然后两腿伸直

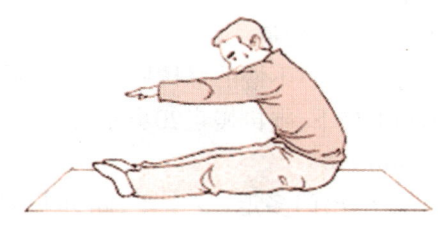

## 老年人的"每日养生锻炼法"

老友相聚。大家都说丁兄精力充沛,气色最好,虽年过七旬,但看上去就像花甲之人,于是纷纷询求养生之道。

丁兄声称,日常饮食等与众人无异,也说不出什么来。但他认为,他根据古今养生家的理论归纳而成的"一日锻炼法",或许有人会感兴趣,于是详细做了介绍。众友莫不谓之"受益匪浅"。我觉得丁兄的"每日养生锻炼法"简便易行,有利无弊,特记录下来,与读者共享之。

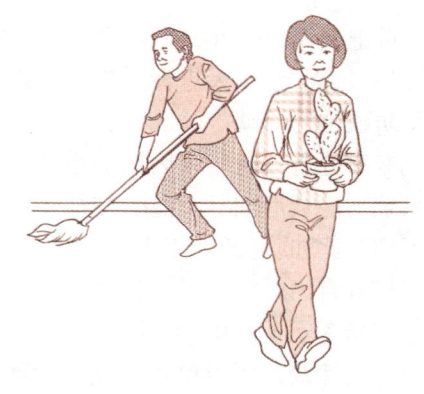

115

运动养生

（1）早晨睡醒后、起身前，先伸一个懒腰，可以舒展一下全身关节和筋骨；然后，上下牙轻叩30~40次，可以健齿；轮睛（旋转眼珠）10~20次，可以明目；坐起后，搓捏耳朵10~20次，有益听觉；用分开的食指梳发20~30次，可以护发和健脑。

（2）洗脸后，用两手搓擦面部10~20次，使皮肤发红，可以焕发青春；摩鼻10~20次，可以预防感冒。

（3）参加家庭小劳动，如扫地抹桌、拖地板、搬花盆，可以练腰，兼可练臂。

（4）信步去买菜，可以活动全身；如遇排队购物，可以做站式"转腰功"，用来活动腰腹肌力量。

（5）不急不慢的登楼回家，到家后并不马上坐下，须再慢走20步左右，原地踏步亦可。

（6）出门多走，少坐车，路远些的就骑自行车，根据路况，骑车速度略快或略慢，可以活动全身各器官和锻炼平衡能力。

（7）读书看报或看电视久了，要起来活动活动腰腹，可以做坐式转腰功。方法是手扶膝盖，下肢不动，躯干左旋右转三四十次；再起身稍做走动，用身体向门框适度用力撞击10~20次。

（8）睡前洗脚后，用手指摩擦脚心各20~30次，可以降压强心；再用手指分别按压手心各20~30次，可以安神助眠。

（9）上床后做"提肛功"，有意识地收缩和放松肛门括约肌20~30次，可以防治痔疮；而后"干沐浴"——用手掌遍擦全身一遍。

（10）节假日与家人逛公园、郊游，享受更多的阳光和新鲜空气，同时享受亲情的温暖与幸福，这对防治各种慢性病都大有裨益。

（马新华/文）

## 老年人：要做平衡运动

世卫建议：对于65岁以上的老年人，《建议》每周至少3天进行增强平衡能力和预防跌倒的活动。

专家分析：老年人因运动系统与神经系统功能衰退，肌肉老化，往往是眼到手不到。比如，有的老年人用竹竿打枣，打着打着自己就跌倒了，这就是眼睛看到了却指挥不了身体，手眼协调出现偏差而导致摔跤。闭眼单脚站立实验就能

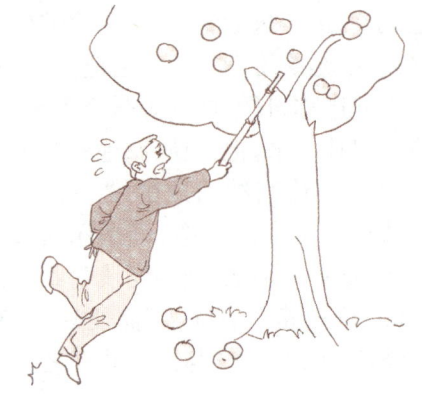

测出老人平衡感好坏，即闭着一只眼睛单脚站立，如果时间在5秒以下，说明身体平衡感较差，应增强这方面的锻炼，尤其是下肢的运动，比如走路、蹲起、太极拳等。

需要提醒，如心血管疾病和糖尿病患者，锻炼前需要采取一定预防措施并寻求医学咨询。

（白轶南　杨绪军/文）

## 健身过度，身体会有警告

运动专家提醒，健身是把双刃剑，健身中常伴有渴、乏、胀、痛等现象。如果健身过度，就会感到恶心、胸闷、气短、心慌、非常疲劳。这是身体发出的警告信号。

### 口渴恶心

运动后常感到口渴，这属于正常现象。如果喝水多，仍不止渴，小便过多，就不是正常现象了，是运动过度的先兆，应停止运动，同时检查胰腺功能。

### 饥饿难耐

运动后食欲增加，属正常现象。但若食量骤增且持续，应检查胰腺分泌功能。

### 头晕目眩

健身活动中，除开始练习某些旋转动作外，都不应出现头晕的感觉。若发生持久或短暂的头晕、恶心，是脑供血不足的信号，要及时进行脑血管系统和颈椎方面检查。

### 头痛心慌

一切体育活动中或活动后都不应有头痛感。

精神疲惫。是肾虚的表现，同时要考虑肝脏是否受损。

### 四肢无力

健身活动后没有力气是正常现象，一般活动后休息15分钟左右应有所恢复，如果持续数日不能恢复，则是脾受损的信号，因为脾主四肢肌肉，如伴有胃胀不食就更应减少运动量。

### 喘息气粗

喘在运动中是一种正常现象。如轻微活动就喘，且休息时间很长还不能恢复，这可能是肺受损的信号，肺受损则气粗，肺气虚则喘息无制。出现这种情况时应停止活动。

# 运动养生

胸部大汗。运动会出汗,如果运动过度,前胸大汗,同时伴有气短,则可能是心脏受到影响的信号,因为汗为心之液,此时应立即停止剧烈运动。

## 关节疼痛

若发生在关节或关节附近疼痛并有关节功能障碍,应考虑韧带是否拉伤。也可能是筋骨出现疲劳性骨折或骨膜炎。

## 肌肉酸痛

如果肌肉持续酸痛不止,则要检查肌肉软组织是否受损。

为此,运动专家提醒说,运动前要"热身",运动中要"护身",运动后要"松身"。

(江一言/文)

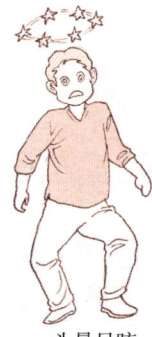
头晕目眩

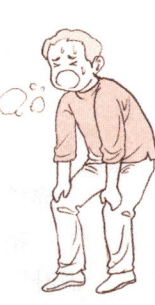
喘息气粗

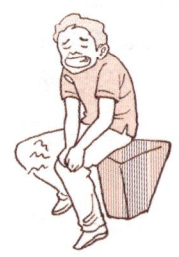
关节疼痛

# 健身可别自以为是

有些人在健身时自以为是,认为照着自己的方法去做就会收到很好的健身效果。实际上,没有科学的健身指导,多会落入健身误区:

## 边看书边锻炼

如果集中精力看一本时尚杂志,那就意味着没法同时关注正在进行的运动。纽约体育俱乐部健身顾问艾米·霍夫表示,运动的时候阅读是最糟糕的事情。

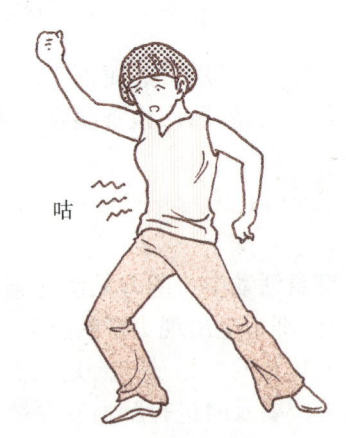

"如果你要去锻炼了,你就得集中精力关注你的身体。"她说。如果你需要同时做点别的让锻炼不那么枯燥,霍夫建议不如戴上耳机看电视,这不像阅读那么需要集中注意力。

只骑固定脚踏车 单纯地骑固定脚踏车或在跑步机上跑步,收不到力量训练的效果。"步行一英里可以燃烧100卡路里,但在相同的20分钟内,如果在器械上做负重运动,你可以燃烧300~400卡路里。"奥奇宾蒂说,力量训练也可以帮助你强化日常生活,例如爬楼梯或拿重的东西所需要用到的肌肉群,并帮你保持肌肉的形状,延缓因为年龄带来的肌肉松弛。

## 做运动要饿着肚子

饿着肚子做运动无异于开着一辆没有油的汽车,你的身体需要能量来保证运转。一些健康的食品,如燕麦粥或香蕉,可以在驾车去健身房的途中就消化掉,并提供你接下来的运动所需的额外能量。在上午运动时这一点尤为重要。因为经过一夜,你的胃已经空了,热量已经消耗完了。你需要给它加些燃料,让它重新启动。

照着别人的动作做 去健身房的时候装作什么都懂并不会给你带来好处。对于那些健身房的新人们,最糟糕的习惯之一就是把健身房巡视一圈,试图照着周围人的样子做。

健身房中通常都会有一些教练,奥奇宾蒂建议好好利用这些教练。"如果你真的有疑问,想得知正确的运动形式,那就不要犹豫,去请教他们。"她说,"你必须知道如何避免运动伤害。"同样,当你新参加了一个健身班,有任何不适或疑虑都要让老师知道,这样你的身体才会从中受益。

(高峰/文)

## 笔直站5分钟,等于散步40分钟

商场里胖胖的售货员很常见,但肥肥的门卫保安你从没见过吧?同样是一天到晚站着工作,身材却有如此差别。原来站立也有讲究,北京自然美健身教练马磊告诉记者,只要使全身肌肉紧张,笔直站立的减肥效果比走路就强得多。

标准的站立姿势讲究一条线和两个核心,即后脑勺、背部、臀部、脚跟处于一条直线上,腰部和腹部是两处核心,人就像贴在墙壁上一样,同时全身肌肉绷紧,挺胸收腹,肩外展,腿部稍用力。

走路是一种低强度的有氧训练,它有时间限制,必须达到40分钟才有效果,而保持标准姿势仅需站上5分钟,全身就有酸痛感。每天饭后坚持站立25分钟,2个月左右就会看到明显的减肥效果。而

**运动养生**

且站立运动简单易行,女性即使在生理周期也可以进行。

站立之前首先要做好准备运动,担心站太久腿会粗的人尤其要注意,只要事先充分拉伸腿部,就不会出现"大象腿"。让脚后跟着地,而脚尖尽量抬高,此时小腿能感觉到充分拉长。站立时,应穿平底鞋,否则可能引起腿部和腰部的不适。

站立时最好集中精力,一心想着减肥的目标。如果实在感觉太累,也可以看看电视来缓解,但最好不要再做其他事。针对有些人担心站久会出现下肢水肿和静脉曲张,马磊建议,站后可以再加5分钟左右的慢跑,使心率维持在正常水平。另外,站后可以躺在床上抬高腿,或者用热水泡泡脚,以放松全身。

(《益寿文摘》/荐)

## 健身中的自我七注意

健身运动是保持身体健康和促进身心平衡、减轻心理压力的最佳方法,但是,如果我们在运动时不能正确地进行训练,也会出现危险。下面我们提出七点在健身中应该注意的事项,供各位朋友参考。

### 选择白天健身

尽可能把每天健身的时间放在上午或傍晚的某个时段,保证这个时间段完全能由自己支配。每周必须健身5天,每天至少半小时,但切记中午是不能健身的。

### 慎重适度开展训练

特别是那些年龄在35岁以上的健身者,在训练开始前最好做身体检查,以之作为身体评价的一部分,由保健医生提出一个健身的方案,方案包括运动方式、选择强度、频率、持续时间、运动目标等。

### 选择你喜欢的活动

并非每个人都适合跑步,你要根据自己的身体情况和活动喜好确定经常活动的方式。这样不但可以达到运动的目的,也可以避免单一运动带来的单调和半途而废。

### 准备好健身需用的服装和器材

如果你选择快步行走或慢跑,有运动鞋、运动衣就足够了;如果你选择游泳、骑车或其他项目,就要预备相应的器材。

### 相伴健身可以提供团队帮助

团队健身的好处是,当你对健身不那么积极时,团队可以促使你健身的动机。

### 设定自己的健身目标

你希望减肥?降低胆固醇?还是希望降低血压?这些都是我们健身的目标。它是激励我们将健身进行下去的一种动机。

### 小心受伤

对待受伤的最好办法是预防,在健身中要避免脚部、膝盖等部位受伤。如果你不幸受伤,应停止健身,及时到医院就诊,进行医疗处理。

(《益寿文摘》/荐)

## 8个动作放松颈椎

中老年人多有颈椎关节的退行性病变,血液循环不畅,导致颈肩部肌肉僵硬。笔者推荐中老年人常做以下八个动作,能有效放松颈椎。

**双臂后展** 双手握住毛巾,吸气、挺胸,抬起下巴向斜上方牵引颈椎,同时双臂向斜后伸展,扩展胸腔,保持几秒钟。

**含胸低头** 呼气后,努力含胸低头,收回下巴贴近锁骨,伸展肩颈肌肉。保持几秒钟,重复5~8次。这个动作要慢一点,将颈部伸展或收缩到极限,颈肩部肌肉将很快放松。

**头颈争力** 用毛巾围住头,双手用力,把毛巾角向前拉(与地面平行),颈部肌肉用力使头向后顶,保持片刻,重复5次左右。此法可提升颈部肌肉力量,松解颈部粘连。

**偏头压肩** 左手叉腰,右手按住左侧太阳穴。呼气的同时,右手轻拉头向右倾斜,同时左肩下压,保持片刻后换方向,可重复5~8次。注意用头牵引颈椎向斜上方提拉,不要向地面压,否则易致眩晕。

**抱颈挤压** 身体挺直,双手十指交叉放在颈后,双手掌根适当用力,按揉挤压颈后肌肉10次。此动作能放松肌肉,促进血液循环,防止肌肉拉伤。

**举手开胸** 尽力抬高手臂至脑后,两手抓紧毛巾,让整个胸廓张开,这样坚持1分钟,感到后背的肌肉在夹紧,然后回复初始姿势,重复5~8次。毛巾越长,需要的力气越小。相反,如果毛巾短,则要费劲许多,但后背放松的效果会更好,做动作时以自己能较轻松实现为好。

**左右推肩** 挺直腰部,双手胸前合十,呼气向左转头至最大幅度,同时双手

# 运动养生

用力推到右肩处,保持片刻。然后做反向动作,重复5~8次。注意转头时下巴要与地面平行,双手推动时身体不能扭转。

弓腰抬头　伸直双臂,手扶住椅子,两脚分开,弓腰,胸口向地面压下,努力展开胸腔。吸气抬头往上看,呼气低头下巴贴近锁骨,重复5~8次,能有效调整颈椎曲度。

（陈铭/文）

## 运动的"酸加、痛减、麻停"原则

不恰当的体育锻炼对身体有害,也可诱发其他身体疾病。所以,中老年人在锻炼中应掌握"酸加、痛减、麻停"的原则,以利身体健康。

### 酸加

中老年人在参加体育锻炼时,会出现肌肉酸胀的现象,这种酸胀是一种舒适的酸胀,是由于肌肉中代谢产物乳酸积累过多,刺激神经末梢而引起的一种正常的生理反应。锻炼时只要循序渐进,酸胀感就会逐渐减轻或消失,此时运动量可适当加大。

### 痛减

有些老年人自身患有各种老年性疾病,如脊椎病、关节炎等,在运动后常出现局部疼痛并有逐渐加重感,这说明身体某一部分肌肉或肌腱有隐性炎症反应或组织有创伤。此时运动量应减少、减轻,以免炎症扩大或加重创伤。

### 麻停

在运动锻炼中,要是感到某一部分机体出现麻木不适的感觉,这是局部神经受压的征兆,也是锻炼方法不当的反应。此时应立即停止锻炼,查找原因,咨询专科医生,并改换锻炼方式或项目。

（屈留新/文）

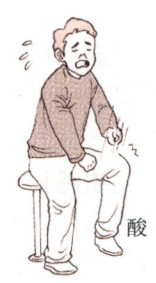
酸

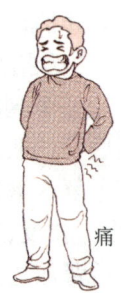
痛

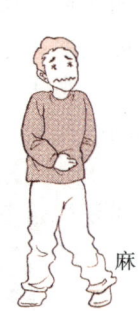
麻

## 先上后下,避免损伤

在健身房里,有些健身者简单热身之后便进行下肢练习,比如锻炼腿部力量的深蹲或箭步蹲等,结果导致健身者身体不适,甚至受伤。这是因为他们锻炼的顺序不对,科学锻炼的顺序应该是先上身后下身。

在运动时,肌肉和韧带都要直接参与,而肌肉分为大肌肉群和小肌肉群,腿部的肌肉是大肌肉群,在运动中,腿部受力相对较大,并且腿部受力时间较长。

因此,这需要较好的心肺功能和肌肉作为支持。而先练上身会使肌肉和韧带充分预热,从而为腿部的动作做好前期准备。同时在上身锻炼过程中,心肺功能相应也有所提高,大肌肉群之间的协同部位也得到了适当的参与,这样则最大限度地避免了损伤。

(高翔/文)

## 学会放松,肌肉不痛

运动之后,难免会出现肌肉酸痛等不适感,学会正确放松有助于预防和缓解这些症状,快速恢复体力。下面有4种方法,不妨一试:

### 放松腿部

坐在地上或床上,两腿伸直,双手紧握,用手的突出关节部位按压大腿,由大腿根部慢慢推向膝盖部位。动作可反复进行,但是要保持一定力度。之后,改变方向,压力点集中于酸痛点,按压1分钟。

### 放松前臂

左手握拳,肘部弯曲,掌心向上。右手握住左前臂,大拇指向上。旋转左前臂至掌心向下,回转复位,动作持续30秒。

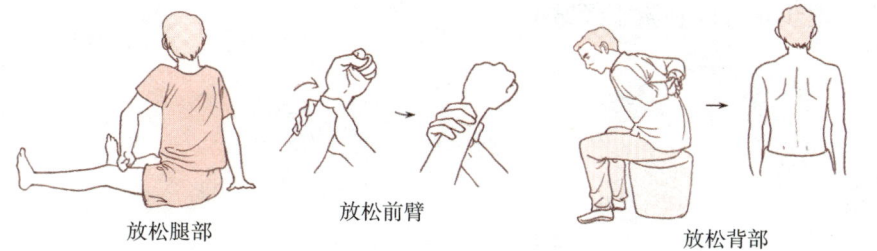

放松腿部　放松前臂　放松背部　放松脚部

运动养生

然后左右手交换,重复相同动作。

### 放松背部

坐在椅子上,膝盖弯曲,双脚平放在地板上,身体向前弯曲。双臂弯曲至身后,掌心朝外,握拳。在脊柱两侧以画圈的方式揉腰部。然后慢慢向上腰移动,动作可持续1分钟以上。

### 放松脚部

坐在椅子上,脚部着地,在左脚掌下放个网球,然后将左脚慢慢前后移动30秒,再转圈移动30秒,移动过程中,脚掌给球一定压力,感觉越疼的部位,越要用力。然后换右脚,重复相同动作。

(陈希/文)

## 退步走与深呼吸不宜长期坚持

### 深呼吸

近年来,经科学研究和临床观察发现,高血压和冠心病患者,过度深呼吸会诱发心脑血管收缩,有致命的危险;心肌梗死、脑出血和其他意外的发生都直接或间接与深呼吸有关。因此,专家建议:对有动脉硬化、尤其是高血压、心脑血管疾病的患者,最好不要进行深呼吸锻炼。

### 退步走

退步走或退步跑可以刺激不经常活动的肌肉,改善人体的能力。因此,不少老年人晨练时喜欢退步走。由于老年人的心脑血管都有不同程度的硬化,血管腔也相应变细,血流减少,倒退走或跑都会使心血管不堪重负。同时会使颈部转向,导致颈动脉受压迫、管腔变窄、血流减少,造成脑部供血减少、大脑缺氧,甚至可能在转颈时突然晕倒。对老年人来说,偶尔一次退步走,不会有碍健康,但不宜经常进行。

(《益寿文摘》/荐)

## 热身时转脖子不好

运动前热身是好习惯，但你可知道，被很多人采用的"转脖子"，其实不是正确的热身方式。

人类的颈椎由7个椎体组成，长度仅15厘米，包含了21个关节，这一生理特点决定了颈椎有着较大的活动度，同时也极易扭伤。在这15厘米的颈部关节中，只要一个关节出现问题就会给整个颈部带来极大的不适。

7个椎体各有自己的功能特性。颈椎的第1和第2节是控制头部左右旋转的，当所有的关节都交叠在一起，头就向后弯，放松就向前点。头部的生理结构不适合做扭转，是因为旋转会对颈部产生不自然的压力，久而久之会导致早期退化，椎体关节强直、颈部扭伤，甚至会发生椎间盘突出。

在热身阶段，我们的头部只需要在3个界面活动：前后弯曲、侧弯、左右旋转，尽量不要将任意两个界面在运动中叠加。而且，每次热身都做颈部活动其实是不必要的，它只会增加关节损伤的机会。

（王东/文）

## 按摩保健的三大误区

揉揉颈、敲敲背、按按脚……时下，类似的保健按摩已成为都市人日常休闲放松甚至治病防病的常见措施之一，以致街头巷尾，按摩、足浴店等随处可见。"按摩本身是一种有效的传统疗养方式，但很有讲究，操作不当非但起不到保健的作用，反而会伤害皮肤、软组织，重则会伤到神经、骨骼，甚至导致瘫痪或死亡。"广东省中医院按摩科主任医师吴山教授提醒，"如需按摩保健，应选择正规的医疗机构，如出现心慌、恶心和青紫淤斑等症状时，应立即停止按摩"。

### 误区一：力度越大越好？

评点：以按时有痛感，按后舒适轻松为宜。

很多人认为按摩时有疼痛感才说明达到了效果，甚至专门找手劲大、手法重的按摩师按摩，即使在按摩时出现刺痛或疼痛到令人难以忍受的程度，也认为这是正常的。对此，吴山教授指出，按摩并不是越重越好，而是需要恰当的力度。

他分析，按摩手法和力度得当即可达到适度刺激的作用，用力过大非但对治疗无意义，反而容易形成皮下瘀血和

运动养生

肌肉损伤，甚至还会引起骨折和内脏损伤等。"因此，力度的大小应该由不同肌体的体质和忍耐度来决定。按时有痛感是正常的，但按完之后应当有舒适感和轻松感，并非越重越好。"

### 误区二：按摩时间和次数要多？

评点：过度按摩易引起机体耐受性。"按摩不是越久越好，应根据机体的神经特点和经络忍耐度而进行，不可按得太久。"吴山教授解析，因为肌体对任何刺激都有一定的耐受度，刺激过度往往适得其反，容易损伤关节、韧带和软组织。"过度按摩还会造成神经紧张或神经抑制，削弱人体本身的活力和抵抗力。"

另外，他指出，按摩次数也并非越多越好，"因为神经在过量的反复刺激下容易产生疲劳，使经络调节能力减弱，而且对身体进行过度频繁的刺激会使其敏感度下降，机体容易产生耐受性，影响治疗和保健效果。"

吴山教授建议，如果是作为治疗，可以每日或者隔日进行1次；如果是作为保健，可以每1~3周1次。

### 误区三：足底可以随意按？

点评：足底穴位多，手法不当易损伤器官。

吴山教授介绍，人的一只脚上就有60多个反射区，人体的主要器官，如心、肝、肾、胃、脾，以及眼睛、耳朵、鼻子等，在脚上都有相应的反射区，如果是手法、力度都适当的按摩，可以通过刺激反射区来缓解身体对应器官的不适，但若按摩手法不当，则会影响这些器官的健康。

他强调，受过专业训练的医生通过对足底的观察、触摸等，比如通过观察足底的色泽，触摸皮下组织的软硬程度，可以判断出相应的反射区是否正常，然后在按摩中有意识地改善这些不适。没有专门学习过相应医学知识以及不具临床经验的人，就很难通过足底的变化来判断出身体对应器官是否健康，"出现了什么问题，也不会在按摩时有意识地进行调整"。

（陈学敏　吴远团/文）

## 运动时穿袜子有讲究

一是要选纯棉质地的。纯棉材料柔软、吸汗，穿起来感觉舒适。

二是袜子的弹性要好。弹性好的袜子服帖，不容易打滑。劣质的袜子会在水洗之后变形，纤维结团，导致各部位不均匀，人在运动中会感觉磨脚。

第三，根据具体情况决定选薄的还是厚的。一般来说，脚容易出汗的人，宜选稍厚的;反之,选稍薄的。有的运动,如羽毛球,袜子太厚影响脚感,所以要买稍薄的。另外,如果踝关节有伤,应该穿厚袜子,可以对脚踝起到固定和保护的作用。

(邓琦/文)

## 运动内衣带子不能太紧

也许很多人会觉得运动时内衣的穿戴不需要什么讲究,其实并非如此。

专家表示,不同的运动项目,对内衣、内裤的要求也有所不同,特别是游泳、打羽毛球、打篮球等专业性较强的运动,穿对了内衣裤,会给你的运动效果加分。

一般来说,运动时所穿的内衣要注意三个原则。一是有带子的地方不能勒得太紧。二是材质要透气、吸汗性要好。三是弹性要好。从性别来说,女性的内衣要松紧合适,松了乳房会晃动,影响运动,紧了又会约束身体,加大呼吸难度,引起不适。另外,内衣的肩带最好宽一些,否则可能引起胸闷、气短、血液循环不畅等情况。

对于内裤来说,男女的内裤都应该选择整体宽松、透气性好、吸汗性好的棉质产品。稍宽松一些的内衣裤,在运动时会减少运动阻力。我们运动时内裤的腰带最好选择尺寸宽一点的,内裤型号也不要过小。

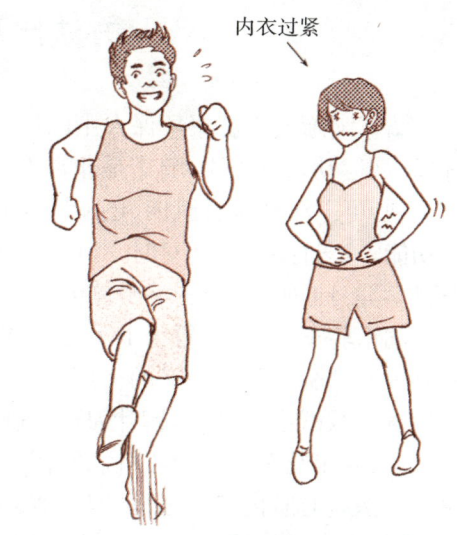

内衣过紧

(苏灵/文)

## 初练太极拳时须注意保暖

练习太极拳久了的人常说:"不管天气多冷,一套拳下来,手脚都是热的。"但是,练习太极拳必须得法,需要循序渐进。练拳时间长了,运动量大,气血通畅,冷天练拳也不冻手。但初学者则不然,因为冬天人的新陈代谢减缓,寒冷使血管

**运动养生**

收缩、血液回流能力减弱,使得手脚,特别是指尖、脚尖部分血液循环不畅,易出现手脚冰凉。长时间手脚冰凉,不仅难受,而且还容易生冻疮及其他疾病,尤其是老年人更应注意手脚的保暖。建议晨练的老人戴手套,穿宽松厚底的棉鞋,有糖尿病的老人要注意预防冻伤。如果练习太极拳时手脚冰凉,养生的效果也会大打折扣。

(舒戈/文)

## 方法比骑行更重要

骑车渐渐成为健康环保人士的运动选择。从运动角度来说,骑车是非常不错的运动,可以活动全身肌肉,还能增强心肺功能。不过要是不选对时间、地点,违背科学健身原则,也会影响身体健康。

闹市骑车:伤心。每天上下班,总能看到一些"骑士"在拥挤的街道中"穿梭"。国际权威医学杂志《柳叶刀》刊登研究指出,闹市骑车易导致心脏病发作。北京安贞医院心脏内科主任医师马涵英分析,在闹市交通拥堵的情况下,人会相对烦躁、焦虑,有心脏疾病的人更容易被激发,导致意外。此外,交通拥堵时,尾气大量排放,易导致心脑血管缺氧。"在人多车多的地方骑车,还得小心避让,车速不定,这样心脏耗氧量就会比较大,容易诱发心脏病。"马涵英建议,尽量选择在车较少的时间和路段骑行,避开车多人多的地方。

弯腰过低:伤腰。骑车时,很多人把腰弯得较低,西安体育学院健康科学系苟波教授提示,长时间如此,易导致腰肌劳损,建议骑友在骑行过程中,适当调换姿势以放松腰部肌肉。另外,座位高低不合适也有影响,比如座位过低,下肢在踏蹬过程中不能充分伸展,容易出现下肢肌肉酸痛和髌骨劳损。长时间骑行中,手掌根部压在车把上,会导致腕管内压力增高,出现腕管综合征。建议把车座位调整到合适的角度,可以把踏板放在最低处,使一侧脚跟踩在踏板上,腿正好能伸直,这个高度基本就合适了。

骑行太久:伤前列腺。北京同仁医院泌尿外科副主任医师王伟表示,长时间骑自行车(2小时以上),且姿势不正确的情况下,自行车车座可能对前列腺产生压迫,造成肿胀、充血或损伤,加重前列腺症状。但每天骑车上班,时间较短时,则不会对前列腺造成太大危害,只要注意骑车时车座位置不要过度压迫男性阴囊后方(前列腺)的位置即可。男士如果坚持长期骑车锻炼,务必要注意骑行姿势,恰当调整座椅,不要压到自己的"前列腺"。

(黄夏歆/文)

## 健身自行车你会骑吗

健身自行车是一种有氧锻炼器械，深受人们的欢迎。骑健身自行车健身，选择什么样的速度，要因年龄和身体条件而定。

长时间的慢速骑行　心率一般不超过最大心率的65%。持续20分钟以上，会"燃烧"更多的脂肪来供给能量，因此，此法比较适合以减脂为目的的肥胖者。

快速骑行　可使心率达到最大心率的85%以上。此时机体主要通过糖原无氧酵解的方式来供能，可以提高全身尤其是大腿肌肉的无氧运动能力，帮助提升无氧阈值。也就是说，剧烈运动后的身体不适感将会被推迟，有助于我们从事更高强度的运动，或在高强度运动时坚持更长的时间。此外，快骑对心肺功能也颇具锻炼价值。

快慢结合的骑行方式　除了能兼顾锻炼有氧能力、无氧能力、心肺功能外，还能增加运动的乐趣。如能得到科学的指导，采用更合理的快慢结合的锻炼方式，还会取得更好的健身效果。

健身时最好将以上几种方式交替进行，但以其中一种为主，同时辅以其他方式，才能达到更好的锻炼效果。

此外，健身者刚开始锻炼时，骑行速度不宜过快，时间一般为20~40分钟，期间如感觉疲劳，可隔一段时间慢速骑1~2分钟以恢复体力。经过一个阶段后，再逐渐增加运动的强度和持续时间。

（张栋/文）

## 健身新项目——筷子舞

将十几根普通筷子的一端用小绳串起来，配以红绸点缀，一头攥在手中，身体随着音乐翩翩起舞，这就是目前在老年人当中颇为流行的晨练项目——筷子舞。

筷子舞，原是婚礼、喜庆节日时，在弦乐演奏及人声伴唱中，由男艺人表演的单人舞蹈。表演者右手握一把筷子，用它敲打手掌、肩部、腰部、腿部等处，击打的同时肩部环绕耸动，腕部灵活翻绕，敲打声清脆，节奏鲜明，情绪热烈。后来，有人专门把筷子的一端用小绳串起来，又缀以红绸，遂成为精美的道具。

筷子舞最大的特点是运用了我国传统的击打按摩健身法，加上各种全身性的运动，再配上欢快、奔放的蒙古舞曲，跳起来让人心情舒畅。它通过用筷子拍打全身各个部位，达到疏通经脉、舒筋活络的作用，有利于促进中老年人的身心健康，具有很好的强身健体、活跃身心的健身娱乐效果。

（邓文/文）

运动养生

## 踢毽子尽量找同龄人

踢毽子是很受中老年人喜爱的一项运动。但是人到45岁以后多患有骨质疏松症,加上踢毽子运动幅度较大,极易发生骨折,运动时经常屈伸对膝关节也有一定的损伤,因此踢毽子一定要适度,玩伴最好是年龄相仿的人。

70岁的金大爷每天傍晚都会和几个老伙伴相约在楼下空地上踢毽子。最近,几位50岁左右的新成员加入他们的锻炼队伍,无形中提高了难度和力度。不久前,金大爷在接毽子时,本想学年轻队员来一个飞踢,结果踢空了,失去了平衡,整个身体都坐在了右脚上,导致右脚骨折。

骨折是老年骨质疏松症最常见和最严重的并发症,其中以髋部、股骨、胸椎、腰椎和手腕部骨折为多见。医院每年都要接待几百例类似金大爷这样的患者,其中超过一半的人需要手术。中老年人身体协调性差,踢毽子动作幅度大,稍有不慎就可能摔伤。另外,中老年人踢毽子时一般只用一只脚踢,另一条腿作为支撑,这会把身体重量都压在支撑腿的膝关节上。踢起毽子的一瞬间,向下的爆发力和扭腰带动的旋转力会磨损支撑腿的膝关节,久而久之便会造成退行性病变。

中老年人应该选择打太极拳、打门球、慢跑、快步走等运动来锻炼,这些运动不会给关节造成太大的损伤。

(王平/文)

## 踢毽子应快慢适度

对于办公室一族来说,踢毽子可避免脊椎关节的僵化,增强关节的稳定性,预防颈椎病。老年人适当踢踢毽子,对预防心脑血管病和糖尿病也有一定的作用。经常踢毽子,还有利于促进腿部肌肉的增长和青少年骨骼的健康成长,达到消除疾病、强壮身体的目的。

那么,踢毽子时需要注意哪些问题,如何踢得更健康呢?

饭后或饭前不宜踢毽子,否则容易造成胃肠不良反应。最好找一个阴凉的地方,场地不宜过硬也不宜过软,时间不宜超过15分钟,感觉冒汗了就可以停止。

踢毽子时精神要饱满,思想要高度集中,心到、眼到、脚到,反应要灵敏,动作要迅速,这样相互配合才会默契。精神也不要太紧张,太紧张腿会僵硬。

开始时动作幅度应由小到大,速度由慢到快,这样肌肉才会柔而不软、韧而不僵,不至于拉伤腿或腰部肌肉。尤其是老年人在踢毽子时,一定要快慢适度,否则会崴伤脚、扭伤腰。

要持之以恒,不要急于求成,经常踢就会找到感觉,自然就能控制好毽子,还能增强心肺功能,促进血液循环和新陈代谢。

(王长江/文)

## 户外有风雨,室内巧锻炼

经常去户外锻炼的人,一旦遇到刮风下雨,或不适宜外出的天气,往往就因此而放弃了锻炼。其实,在家里同样可以进行健身活动。

**颤抖健身** 这种颤抖运动在家中的床上或地板上就可以进行。先喝一杯凉开水,仰卧在床上(或地板上),枕头不必太高,双手、双脚自然平放。静止一分钟之后,双手缓缓向上举起,双脚竖起,四肢与身体形成90°。然后四肢同时轻轻抖动,每次3~5分钟,早、晚各一次。这种颤抖运动可促进血液循环,有助于缓解头痛、高血压、心脏病、胃肠疾病以及腰酸背痛等疾病。

**下蹲健身** 双手叉腰,双脚与肩同宽,两眼平视,屈膝缓缓下蹲,脚跟离地,重心落在脚尖上,同时口中念"哈",将腹中浊气吐出;起立时吸气,意守丹田。运动宜缓,周而复始,中老年人可慢一点,亦可取半蹲姿势。每天可练2~3回,每回30次左右,只要练上一周,即可见效果。

**踏格健身** 室内的地砖一般都是60厘米见方,可以进行"踏格运动"。这种运动的方式很多,可以单脚跳,一格一格朝前跳,也可以做"田"字形跳。除了"跳格",还可以"走格""跑格",或一步一格,可按您的年龄或体力而走,各取所需。不过"踏格"时要注意:着装应轻松,鞋子要柔软,动作要协调,不可太激烈,而且特别要防止地面打滑,以免发生意外。

(周向前/文)

## 若跳广场舞,必知几件事

广场舞一直以节奏明快、舞姿随性而广受中老年人的喜爱。此前,由全国老龄委等单位主办的"舞动生命"全国中老年广场舞总决赛在北京举办,来自天津的广场舞代表队夺得了全国冠军。

广场舞越来越受人们的欢迎,但是有些细节如果不加注意,人们不但得不到健身效果,还会适得其反。

## 运动养生

### 时间

早上活动不要太早,以日出后为佳,下午以 4~6 时为佳,晚上则须待晚饭后半小时至 1 小时后活动。另外,睡前 2 小时内不要跳剧烈的舞蹈,否则容易造成入睡困难,或因疲劳而降低睡眠质量。

### 地点

小区基本都是水泥或瓷砖地,太坚硬的地面对中老年人来说并不适合,长期在这样的场地运动可能会损伤关节。路边空地、立交桥下也不适宜,车道的灰尘和汽车尾气多,边运动边吸入这种受到污染的空气十分不利于健康。最佳的选择就是小区附近的公园,视野开阔、空气清新的操场或松软的沙地,通风条件好的室内舞蹈教室也可以。

### 舞种

广场舞有节奏欢快、动作剧烈的,也有比较缓慢的。老年人多肌肉萎缩,关节附近骨质增生,韧带弹性下降,关节活动不灵,神经系统反应迟钝,一旦跌倒,容易使关节、肌肉损伤甚至骨折。因此,不管是什么舞种,都应该根据自己的身体情况选择合适的舞种,如果动作难度过大,就不要勉强尝试。

### 规模

广场舞多是几十到上百人一起跳,这种大规模的组织虽然够热闹,但也有弊端。如果场地有限、人员密集,空气流通就会变差,对呼吸系统不利。加上音响设备有限,音乐声太小,且离领舞者较远,跟不上节奏,也会影响锻炼效果。最佳规模是 30~50 人,音响节奏清晰,领舞者和同伴都在视野内,便于舞蹈动作的规范和调整。

### 时长

跳广场舞应以 40 分钟为限,秋冬季要稍短些,以 30 分钟左右为宜,稍觉疲劳就应立刻降低强度或缩短时间。老年人心血管弹性普遍较差,大量运动可能使肌肉、韧带、筋膜等软组织受损,还会使交感神经过度兴奋,增加心血管负荷,进而诱发或加剧心血管病发作,因此有心脑血管病史的老人更要注意跳舞时长。

### 衣着

跳广场舞时,忌穿着硬底鞋、拖鞋、紧身裤。穿拖鞋有摔倒的危险,皮鞋、高跟鞋等硬底鞋缓冲作用差,容易扭伤脚,衣服太紧则影响血液循环。正确的选择是,穿宽松、吸汗的全棉衣裤,确保四肢气血畅通,以及鞋底柔软且合脚的气垫鞋、运动鞋。在跳舞的过程中,也要注意衣服的增减,运动后要注意保暖。

### 跳前准备

跳舞前做热身活动可以有效避免肌肉拉伤或关节损伤。可以压腿、压跟腱、压肩膀、简单弹跳等，做 5~10 分钟即可，或以身体微微出汗为度。此外，跳舞前 30 分钟不宜吃大量食物，但也不能空腹，否则易引起低血糖。

### 跳后放松

跳完舞后不要马上回家，应该做一些舒缓活动来放松。可以重复跳舞前的拉伸动作，并多做身体按摩，尤其是小腿，要从脚踝向大腿根按摩，双手合成圈，圈住小腿，将小腿肌肉向上提拉。

此外，需要提醒的是，并非所有人都适宜跳广场舞，患有急性病（如急性肠胃炎、急性气管炎、急性肝炎、急性心肌炎以及感冒发热等），或慢性病急性发作期间，都要暂停活动。血压和心脏不太好的人，要合理安排活动强度及时间，以免发生意外。

（任闵/文）

## 老年人不宜跳绳

跳绳本身是一项很好的全身运动，但在促进血液循环、锻炼心肺功能和增强四肢协调性的同时，也加重了膝关节的负担。跳绳是一项较剧烈的跳跃性运动项目，对循环系统、呼吸系统和四肢的健康状况要求较高。年过花甲的人，膝关节本身已存在退行性改变，其功能只能维持日常生活需要及适度的运动，如果勉强跳绳，超过了膝关节的耐受限度，势必会加剧膝关节的退变与损伤，进而导致膝关节疼痛与膝功能衰退。

一般说来，患有冠心病、心功能不全、中度以上高血压、动脉硬化、慢性支气管炎、肺气肿、类风湿关节炎、退行性骨关节病、中度以上骨质疏松的人，均不宜进行跳绳运动。若患有帕金森病、小脑共济失调等神经系统疾病，更不宜跳绳。跳绳不适合多数老年人，中年人以及少数长期从事不剧烈运动的老年人，在跳绳时也应采取简单的方式，以慢跳为主。

中老年人由于从事的工作不同，身体基本素质各不相同，应该选择适合自己的锻炼方式。如果选择不当或盲目仿照他人，反而会损害健康。

（《益寿文摘》/荐）

## 运动养生

## 脑力劳动者健身十步骤

脑力劳动者由于伏案久坐，易引起免疫力下降，所以加强健身十分必要，那么脑力劳动者该怎么健身呢？

### 梳头

用手指代替梳子，从前额的发际处向后梳到颈部，然后弧形梳到耳上及耳后。这种梳头方法，可改善大脑血液供应，健脑爽神，降低血压。

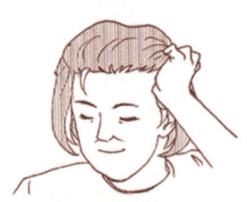

### 弹脑

端坐椅上，两手掌心分别按两侧耳朵，用食指、中指、无名指轻轻弹击后脑部，自己可听到咚咚声响。每天弹10~20下，有解除疲劳、防头晕、治耳鸣的作用。

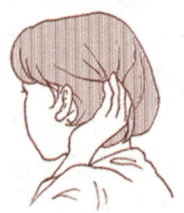 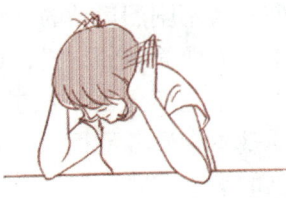

### 扯耳

先左手绕头顶，以手指握住右耳尖，向上提拉14下。然后以右手绕过头顶，以手指握住左耳尖，向上提拉14下，可达到清火益智、心舒气畅、睡眠香甜的效果。

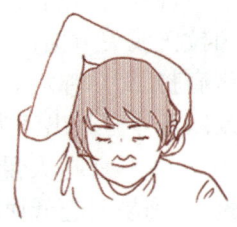

### 练眼

每隔半小时远望窗外1分钟，再以紧眨双眼数次的方式休息片刻，也可作转眼珠运动。这种方法有利于放松眼部肌肉，促进眼部血液循环。

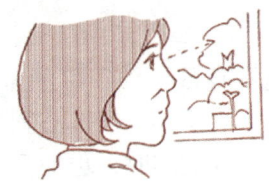

### 脸部运动

工作间隙，将嘴巴最大限度地一张一合，带动脸上全部肌肉以至头皮，进行有节奏的运动，持续50次。脸部运动可加

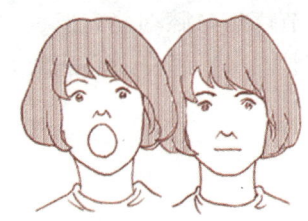

速血液循环，延缓脸部各种组织器官的老化，使头脑保持清醒。

### 转颈

先抬头，尽量后仰。再把下颌俯至胸前，使颈背肌肉拉紧和放松，然后缓慢地做头部圆周运动，并向左右两旁侧倾10~15次，腰背贴靠椅背，双手在颈后抱拢片刻，能收到提神的效果。

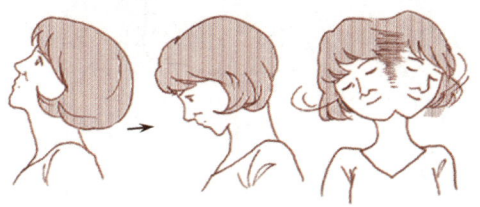

### 伸腰

伸懒腰可加速血液循环，舒展全身肌肉，消除腰肌过度紧张，纠正脊柱过度向前弯曲。

### 揉腹

用手按顺时针方向绕脐揉腹36周，再逆时针做36周，可防治便秘、消化不良等症。

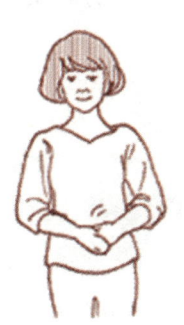

### 提肛

将肛门向上提，然后放松，接着再往上提，一提一松，反复进行。站、坐、行均可进行，每次做50次左右，持续5~10分钟即可。提肛运动可以促进局部血液循环，预防痔疮等肛周疾病。

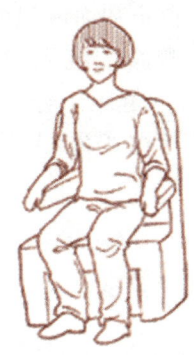

### 躯干运动

左右侧身弯腰，扭动肩背部，并用拳轻捶后腰20次左右，可缓解腰背疼痛、腰肌劳损等病症。

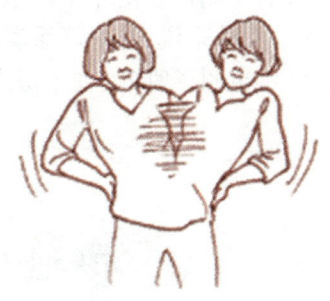

（李紫嫣/文）

运动养生

## 下班前敲敲三个地方

对于经常坐着上班的人,不妨在临近下班的时候,在身上敲叩一番,就能把一天的疲劳都敲走。

久坐带来的最大害处,就是会导致气血缓滞与不通,破坏身体的平衡。久坐时,人体的脂肪和血液里的杂质毒素都会向盆腔、腰腹部沉积,对内分泌和泌尿生殖系统的健康十分不利。针对这些问题,可以多敲敲掌根、脚跟和腰骶这三处。

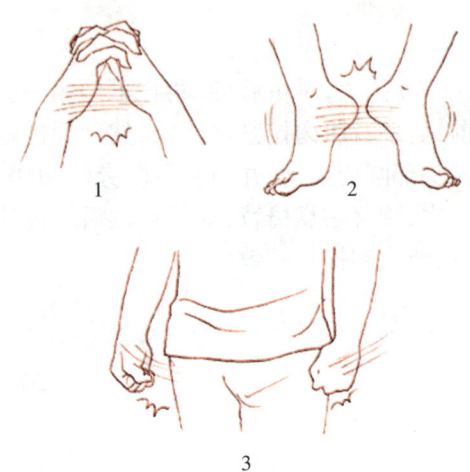

### 叩掌根

这是很简单的一招。手掌根是泌尿生殖系统的反射区,双手十指交叉,让两个掌根相叩二三十遍,直到掌根发红发热为止,这样可以促进盆腔的血液循环。

### 叩脚跟

脚跟的内侧也是泌尿生殖系统的反射区,对于女性来说,这里联系着子宫和卵巢,所以,也叫子宫穴。在下班之前,让两个脚跟内侧碰上20~30遍,直至脚跟有些微热,这样可以促进盆腔的血液循环。

### 叩八髎

八髎穴位于下腰部,尾骨上面,腰椎下面的骶骨区(是上髎、次髎、中髎、下髎的合称)。叩完掌根和脚跟后,站起来,敲敲八髎20~30遍就行,这样可以更充分地起到活血化瘀的作用,不把疲劳和淤滞带回家。

(迷罗/文)

## 年轻上班族的"无形健身操"

所谓"无形健身操",就是指不被人所觉察的一种健身操。

(1)闭目转动眼球,先按顺时针方向转动6次,再按逆时针方向转动6次。然后睁开眼睛向窗外远处绿色草坪或树木眺望2~3分钟。这样有保护眼睛、调节视力的作用。

（2）将全身分为若干段，然后分段放松。先自上而下进行放松。其顺序为：头部—颈部—两上肢—胸腹—背—两大腿—两小腿。接着再采用倒行放松的方式，自下而上分段放松。其顺序依次为：两脚–两小腿—两大腿—臀部—腰背部—腹胸部—颈部—头部。连续做3个循环。这样做对消除紧张情绪及身体疲劳有益。

（3）采取腹式呼吸，吸气时放松腹肌，呼气时收缩腹肌，如此反复做3分钟。一般可起到增加肠胃蠕动、促进机体新陈代谢、减肥美体的作用。

（4）坐在椅子上，缓慢地用力挺胸，使双肩向后张开，恢复原状后再反复做10~12次。然后做耸肩动作，左、右肩各做12次，能起到提高肺部生理功能，防治颈椎病、肩周炎的作用。

（5）双手放在大腿上，掌心向上用力握拳，然后按拇指、食指、中指、无名指、小指的顺序依次伸开手指。反复做同样的动作，左、右手指各做12次。一般可缓解手部肌肉疲劳、促进血液循环。

（6）坐在椅子上，抬起脚尖，同时用力收缩小腿及大腿肌肉，然后用力抬起脚跟，亦做小腿及大腿肌肉收缩动作，再放松。如此反复做5分钟，可以改善腿及脚部的血液循环状况。

以上所述的动作可连贯起来练习，每次15分钟，可上、下午各做1次。

（胡安仁/文）

# 起床前做套养心操

在心脑血管疾病的高发期，清晨又是突发心肌梗死、脑梗死的魔鬼时间段，再加上老年人的生理功能下降、代偿能力减退，原有病变就容易在冷天及清晨遭遇更大"寒流"，严重时甚至危及生命。因此推荐老年人起床前做套"养心"操，有助于调节自主神经系统功能，促进血液循环，增强内脏运动功能及内分泌功能，及时改善心脑血管功能，从而起到很好的保健作用。

## 擦面叩齿

仰卧床上，两手擦热，擦面数次，然后自额前两侧颞部向后至枕部，再沿颈部向下分按两肩，再转至额前，反复按摩

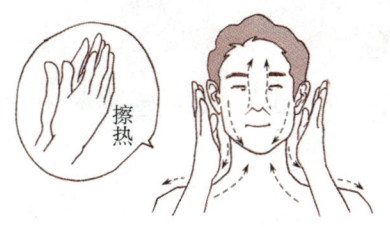

20次左右。同时，配合叩齿36下，并将产生的唾液缓慢咽下。

### 搓胸揉腹

以双手掌根部依次从上至下、从外至内的方向搓热前胸及两肋，以达到宽胸理气的效果，同时刺激胸腺，有助增强自身免疫力。再用双手掌心交替按顺时针方向轻摩脐周各20次，因脐周有神阙、关元、气海、丹田、中脘等穴位，有助于改善心脏和各脏腑功能。

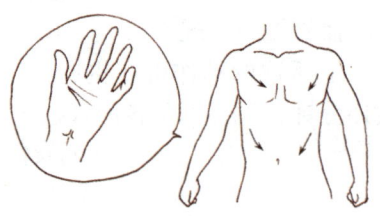

### 扩胸转腰

披衣坐直，双肩下沉，放松背部，轻轻握拳，扩展胸部20次左右，用腰带动身体分别向左右各转动20次，有助于舒张心肺血管，增强心肺供氧能力，从而提高心肺功能。

### 捶背摩脚

两手半握拳，同时捶击腰背部10次，手法轻柔，不可用力过大，同时意守"肾俞""命门"等穴位。中医认为"意到则气到，气到则血行，血行则病不生"，意守穴位有助于该处皮肤点温度升高，从而起到畅通任督二脉和心包经、促进血液循环、改善心脏功能的作用。再以双足跟交替蹬摩脚心，使脚心感到温热。脚心的涌泉穴被称为"第二心脏"，蹬摩脚心可使全身血液循环加速，经络疏通。

这套保健操简单易行、强度适宜，有助于提高老年朋友的心脏功能，长期坚持还能改善血脂，降低血压和心率。

（赵艳/文）

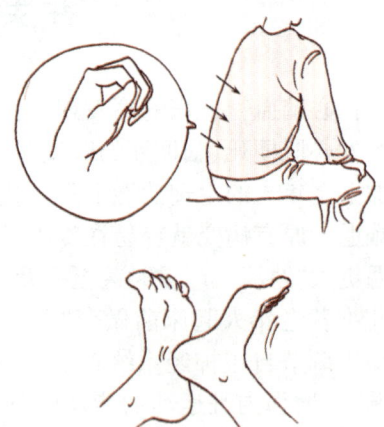

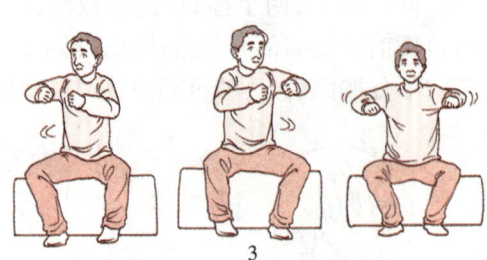

运动养生

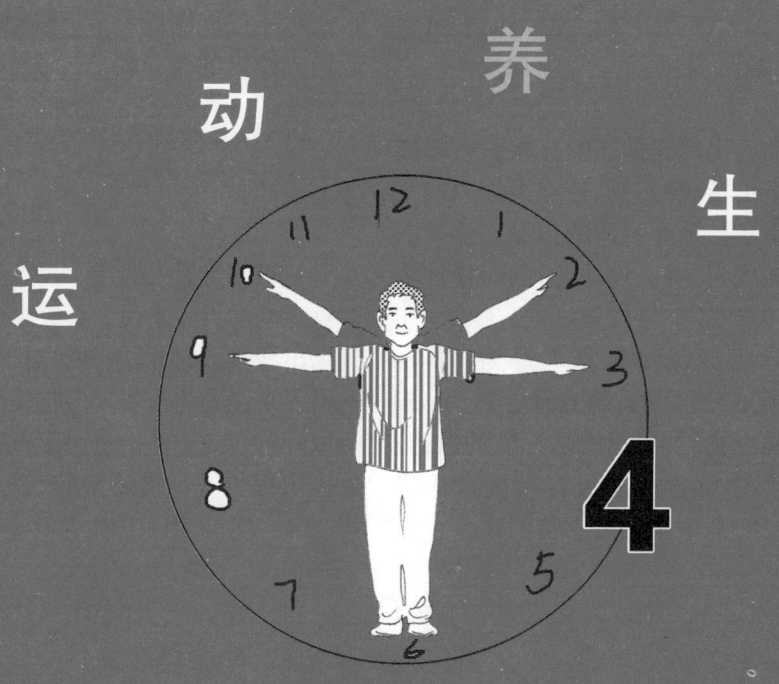

强身篇

## 运动养生

## 饮食搭配好，健身效果翻倍

### 健身饮食知识1：运动后抽筋，注意补充钙、镁

运动后出现腿抽筋的症状，有可能是营养不足造成的。钙、镁在人体内的主要作用是参与神经肌肉的传导。体育锻炼容易造成人体钙、镁缺乏，继而使神经肌肉的传导受阻，导致腿抽筋。

成年男性每日钙需求量为1000~1800毫克，镁的每日膳食推荐量为350毫克。补充钙质，牛奶就是不错的选择；绿叶蔬菜中所含的镁最容易被人体吸收，坚果、海鲜中也含有丰富的镁。

### 健身饮食知识2：锻炼时，要及时补充铬

铬是一种维持生命所必需的矿物质，它能降低人体内的胆固醇含量，增强耐力，还能使肌肉增长、脂肪氧化。

优质的葡萄和葡萄干有"天然铬库"的美誉。男性每天吃一串葡萄就可以提供足够的铬，参加健身运动的人食用量可加倍。

### 健身饮食知识3：大汗淋漓时，要及时补充水分

运动时大汗淋漓，容易造成身体脱水，因此应及时补充水分，最好喝些淡盐水。水不仅能润滑关节，还能调节体温，运送人体内的营养物质。

### 健身饮食知识4：运动后"性"致不佳，补锌

锌被称为男人的"性元素"。对于参加健身运动的男人来说，会丢失更多锌，特别是出汗较多时，所以补锌对于经常运动的男人来说尤为重要。多吃瘦肉、牛排是摄取锌的有效方法。据测定，每100克瘦牛肉可提供锌日需要量的50%左右。海鲜、蘑菇、鸡蛋、粗粮中也含有丰富的锌。

### 健身饮食知识5：身上常有淤血，需要补充维生素K

在锻炼中，有的人稍微磕碰，身上就会青肿或淤血，并且久久不愈，这是身体缺乏维生素K的一个信号。维生素K是"止血功臣"，缺乏它，会延迟血液凝固时间，严重者还会造成血液不能凝固。

花椰菜（又称花菜、菜花、椰菜花）含维生素K十分丰富，每星期吃2~4次花椰菜能很好地缓解身上淤血的情况。其次，芦笋和莴苣里也含有维生素K。常吃富含维生素K的食物，不仅可以增强血管壁的柔韧性，还可以杜绝青肿和淤血的发生。

（《益寿文摘》/荐）

强身篇

## 家庭式运动最利于坚持

据统计,全国"经常参加体育锻炼"的人数比例只有28.2%,远远低于发达国家。对此,北京体育大学运动医学研究室教授陆一帆提出,家庭是管好健康的第一步,家庭式运动,比如夫妻一起运动,父母带着孩子运动等更有利于运动的持久性。

陆一帆指出,一个人可以为不运动找借口,但一家人都行动起来,就会把体育运动固定为家庭活动。家人相互鼓励,相互监督,相互对比,更利于坚持,达到健身的作用。此外,当运动成了习惯,家庭成员也都把运动当作一种积极的生活方式后,会更有助于建立长远的健康管理模式。

选择适合家人一起进行的运动也很重要,首要原则是循序渐进,不要一次超出自身承受能力。而且,运动计划最好安排得丰富多彩、有综合性,满足不同家庭成员的需要和喜好。陆一帆推荐,以下运动都很适合全家人一起做。

骑自行车:这是一项对心肺、下肢都十分有利的有氧运动,也是耐力训练、力量训练和平衡训练,可以锻炼人的灵敏性和协调性。但骑自行车最好是去环境较好的郊外,一家人找个休闲时间一起出行。

散步:这项活动不受时间、地点、设备限制,利于坚持。而且属于和缓运动,老人、孩子都可以做。经常散步能够增强心肺功能,改善血液循环,活动关节。家人可以每天晚饭后一起出门散步,逐渐形成一个习惯。

打乒乓球或羽毛球:都属于全身运动,有益于心肺,还可锻炼重心的移动和协调性。父母可以给孩子当教练,利用锻炼的机会多和子女交流,增加彼此的亲密感。

陆一帆强调,这些运动都不要求多,只要坚持即可。

(李沛珅/文)

## 简单运动,累积健康

很多人抱怨没时间运动,但事实上,只要每天抽出一点时间进行少量的运动,日积月累也能带来健康回报。

### 站立:每天坚持堪比马拉松

有专家表示,如果能长期坚持每周5天、每天累计3小时的站立,就与一年

# 运动养生

跑10次马拉松的健身效果差不多。但同时专家也提示，每天站3小时不是连续站，否则血液循环会受影响。与坐着、躺着相比，站着能消耗更多能量，但与跑步、游泳等运动相比，作用还是较小。我们应该寻找一切机会让自己动起来。

## 俯卧撑：体质好坏的"放大镜"

俯卧撑是一个人体质好坏的放大镜之一。如果一个35~40岁的男人，完成不了12~19个俯卧撑，其体质就属于中下游水平了。俯卧撑的厉害之处在于，能锻炼到以腰腹部为主的全身各肌肉群。

它的动作要领是：人俯撑在地上或垫上，前脚掌支地，身体绷直，双手相距比肩稍宽，然后屈伸肘关节，以手臂力量带动身体一起一伏。专家提醒，做之前一定要先热身3个关节，即肩关节、肘关节、腕关节，因为它们受到的压力很大，容易受伤。一定要循序渐进，建议每组做10~13个，第1周每天1组，第2周每天2组，之后每天3组，每做完1组休息两三分钟。全部做完后可以做8~12次深蹲及双腿、双臂的拉伸动作，以免第二天肌肉酸痛。俯卧撑基本适合18岁以上的所有人群练习，但有高血压、心脏病的人需格外控制好强度。女性、中老年男性可以借助墙做立式俯卧撑（离墙约一臂远），或膝盖着地锻炼上半身。

## 仰卧起坐：少得妇科病

一项研究发现，86%长期做仰卧起坐的女性，妇科病发病率比不做的人低55%。这是因为做仰卧起坐时能锻炼腹股沟，那里有许多毛细血管和穴位，运动能加速血液流动，从而缓解妇科疾病。此外，仰卧起坐还能拉伸背部肌肉、韧带和脊椎，收紧腹部肌肉。

女性做仰卧起坐要抓住以下几个要点：①双手不抱头，虚放在耳边，这就需要腰腹肌肉更加用力；②双腿屈膝且越紧越好，以便腹股沟、盆腔部位的肌肉得到更好的锻炼；③贵在坚持，建议每天做3组，每组10个，每组间休息2分钟。做时不宜过猛过快，脊椎有问题或出现骨质疏松的人，应在医生指导下做。

## 蹲起：缓解头晕眼花

蹲起能锻炼交感神经，可以在一定程度上缓解头晕、眼花的小毛病。中老年男性坚持负重深蹲，可以锻炼盆底肌以及下半身肌肉群，还有改善勃起障碍的作用。

负重深蹲的具体做法是：双手握哑铃，挺直腰板，双脚同肩宽，屈膝慢慢下蹲至大腿与地面平行或比膝盖稍低的位置，并保持膝关节与脚尖方向一致，不内收和外展。每次下蹲2~3秒，保持静止5~10秒，蹲起2秒。中老年人别盲目追求次数，以免损伤肌肉，每天做5~10个即可。为防止膝关节损伤，下蹲时膝盖别超过脚尖。关节不好、有骨质疏松的人，未成年人不宜做。

## 高抬腿：让腰腹肌更有弹性

高抬腿是最简单易做的有氧运动之一。如果年轻人实在没有时间运动，做几分钟原地高抬腿也能起到一定的健身效果。做高抬腿时上身一定要挺直，努力将大腿抬到与地面平行的位置。不过，这个动作运动强度较大，老年人要量力而行。

高抬腿走路法更适合老年人，它能加大腰腹肌肉的运动，健美身形，还有助于预防疝气。具体做法是：走路时，放慢脚步，尽量将腿向高处抬起，使大腿与腹部夹角尽可能接近90°；为保持平衡，手臂也相应抬高，同时用力收腹；左右腿交换抬起，每天走2次，每次走20步。老年朋友可以在有扶手的地方练习，确保身体平衡，以防跌倒。抬脚的高度别追求一步到位，能到什么程度就到什么程度。也可以边看电视时边锻炼，不过髋关节有损伤、平衡力差、走路不稳、膝盖不好的人不宜练习。

（赵文婷/文）

## 常做小动作，换来大健康

下面七个简单的小动作，每天做一做就能为你换来大健康。

### 远眺

登高远眺，可调节眼肌和晶状体，减轻眼睛的疲劳，改善视力。具体方法：每天早晨、傍晚或大脑疲劳时，在自家的阳台或登上高处的地方，有规律地转动眼球和平视远处的山峰、楼顶、塔尖等景物。长年坚持，必有好处。

### 张嘴

在学习、做家务或看电视的间隙，将嘴巴最大限度地一张一合，带动面部全部肌肉，进行有节奏的运动，可以加速血液循环，延缓局部各组织器官的老化，使头脑清醒、精神振奋。方法如下：坐在椅子上或床上，嘴巴轻松地、有节奏地一张一合，每次张合持续50次，约1分钟左右，每天早、晚各做1次。

### 转颈

茶余饭后的休闲时间，经常做做转颈运动，既能收到提神的效果，又能防止颈椎疾病的发生。具体方法：坐在椅子上，先抬头，尽量后仰，再把下颏俯至胸前，使颈背肌肉拉紧和放松，并向左右两旁侧倾10~15次，再将腰背贴靠椅背，两手在颈后抱拢片刻。

**运动养生**

### 握拳

每天进行握拳锻炼,能增强体内脏器功能,使人的体力倍增,并保持旺盛的精力。方法如下:将双手紧握成拳,全身同时稍稍用力,然后放开,重复进行50~80次,每天早、晚各做1次。平时感到注意力不集中及精力不足者,可采用此法。

### 摩鼻

鼻子是人体呼吸的一道门户,它外与自然界相通,内与很多重要器官相连。经常按摩鼻子,有增强局部气血流通、润肺、防感冒之功效。具体方法:用两手大拇指的指背中间一节,相互擦热后摩擦鼻尖24次,用两手手指摩擦鼻旁各12次,用手指刮鼻梁,从上向下10次。上述3个动作可同时做。

### 咽唾液

唾液与长寿有着密切的关系。中医认为,唾液充盈,常含而缓缓咽之,能润五脏,养肌肤,使人长寿。具体方法:先平心静气,轻轻吐气3口,再将舌伸出齿外唇内,上下左右搅动;当津液满口时,鼓漱5~10次,分3次把唾液徐徐送入丹田,每日练咽津3~4次。

### 踮脚

长时间站立和久坐的老年人常会感到下肢酸胀,重者出现下肢静脉曲张,这是下肢血液回流不畅所造成的。不妨每小时做1次"踮脚"活动。具体方法:不断地抬起两脚脚跟,使下肢血液回流良好。因为人体血液下肢回流,主要是靠抬脚后跟对小腿后部肌肉的收缩挤压,每次收缩时挤压出的血量大致相当于心脏每次跳动排出的血量。

(贾文玲/文)

## 骑自行车运动到底有哪些好处

1.每天骑单车4英里(约6.4千米)的人,比不骑车的人,患心脏冠状动脉疾病的概率低50%。

2.经常骑单车的人比不常运动的人身体健康状况要年轻10岁。

3.根据国际有关委员会的调查统计,在世界上各种不同职业人员中,以邮递员的寿命最长,原因之一就是他们在传递信件时常骑自行车。

4.经常骑单车会增进肺功能,尤其是当患有支气管炎或气喘等毛病时作用更好。

5.骑单车是很好的有氧运动,而且不会对关节及肌肉造成过度负荷,对患有关节炎、体重过重或单纯的身体状况不佳等都很有益处。

6.骑单车不会使身体过度疲劳,即使年纪大也可以持续骑,就这个观点而言应该早点把单车运动当成嗜好。

7.经常骑行运动对减轻心理压力及防止沮丧有益。

8.骑行出游的乐趣并不是自驾车可以代替的,相约三五知己,结伴同游,一路上可以从容欣赏路边的景色,又可以随意停留,或在林中小憩,或于古迹驻足,轻松悠闲,不亦乐乎。

9.骑行运动能减肥。骑自行车时,由于周期性的有氧运动,使锻炼者消耗较多的热量,可收到显著的减肥效果。

10.骑行运动可改善性功能。每日骑自行车 4~5 千米,可刺激人体雌激素或雄激素的分泌,使性能力增强,有助于夫妻间性生活的和谐。

(程娟/文)

# 牵手去爬山

西安市长安县有个南五台山,和山西的北五台山是对应的,也是我国颇有名气的佛教名山。近日,我突然心血来潮,想带着老伴去爬这座名山。

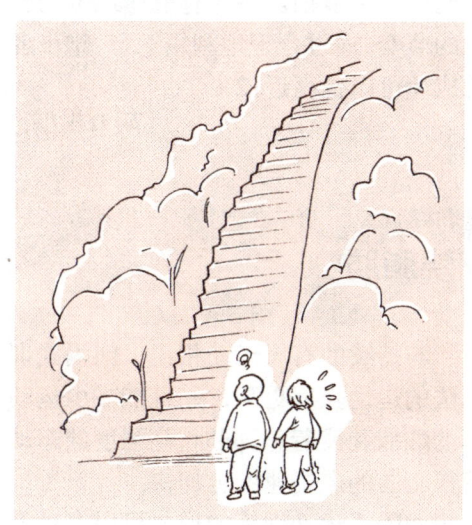

然而,没想到刚到山下,先要登一个有几百个台阶的"天梯"。"天梯"两侧都是悬崖绝壁。因我有"恐高症",刚爬了一会儿就觉得头晕目眩,心跳得很厉害,便想打退堂鼓。可老伴却劝我说:"既然来了,岂能半途而废?来,我牵着你的手,你把眼睛闭上,跟着我爬不就行了嘛。"老伴这一招还真灵,闭上眼睛,果然一切都好起来,我们很快就登上了"天梯",前边的山路就好走多了。我们尽量选择那些山坡比较平缓,周围全是树林的地方去爬。一边看着山里的风景,一边说着话儿,倒也觉得轻松愉快。不像在家里,老为一些鸡毛蒜皮的小事没完没了地争吵。

不料快爬到山顶时,又遇到一段70°的陡坡。老伴见后畏而止步了。她让我一

运动养生

个人爬上山顶,她在这儿等我。我劝她说:"那怎么行呢,这次我在前边爬,你在后边跟着,每爬一步,我就伸手拉你一把。"就这样我把老伴"拉"上了山。

当我们登上山顶,两个人牵着手,共同欣赏那"会当凌绝顶,一览众山小"的美景时,老伴对我说:"多亏你把我拉上了山顶,要不然就前功尽弃了。"我牵着老伴的手说:"这叫相依又相扶,二人牵手度人生!"

(赵德铭/文)

## 老年人"山地跑"大有益

所谓山地跑,指的是在山坡上跑,此举可以增强大腿力量,增强腿部的协调性,更可增强大脑的协调性。老年人更是其中的受益者。

资料显示,经常进行山地跑的老年人的骨质密度比那些没参加训练和缺乏刺激训练的老年人要大得多。

进行山地跑训练可以循序渐进,不必操之过急。老年人在山地跑时可以找一些较为平缓的小坡进行锻炼,这样既能锻炼到腿的后蹬力量,又不致使肌肉过分紧张。其次,上山时可以用些力,而下山时则要把步幅放慢,因为当你做上山跑时,撞击力会小很多,更有利于加强大腿的力量和跟腱的拉伸;而你下山跑时,地面对脚、踝、膝和腿的撞击力加大了(为体重的4~5倍)。

跑步主要是锻炼腿部力量和心肺功能,如果在跑完之后再做做俯卧撑和仰卧起坐,不但能提高下次山地跑的能力,还能提高跑步的效果。

做俯卧撑是为了增加上臂的力量,在跑步中,双臂能有效地维持步幅,因为他们像一个节拍器一样有节律地带动着腿的节奏。通过合理地利用双臂,跑步者的成绩可以提高近12%。

(胡万里/文)

## 走走跑跑,燃烧脂肪

先做短时间高强度运动,再换一种时间稍长的低强度运动,从而给身体留出恢复的时间,叫作间隔式训练。美国雅虎网健康频道撰文指出,间隔式训练能燃烧更多脂肪。

与持续的有氧运动相比,间隔式训练法的运动强度更高,并且能减少运动后的酸痛和疲劳感。同时,高强度的运动使得脂肪的燃烧速度也加快。

间隔式运动训练的形式可以多种多

样，包括跑步、游泳、骑自行车等。为了更好地消耗脂肪，每周应该至少锻炼两次。需要注意的是，你需要调整好高强度与低强度运动的比例，以免过度运动或发生意外伤害。比如，第一次可以是快跑15秒，然后走路45秒，这样交替运动20分钟。第二次可以是快跑60秒，然后走路3分钟，这样交替进行30分钟。但是第二次的快跑要慢于第一次，而快于平时跑步的速度。而且，两轮训练之间应该至少间隔2天。

（冯国川/文）

## 隔天慢跑，健身效果更好

跑步锻炼是人们最常采用的一种身体锻炼方式，可以消耗体内多余的脂肪，避免肥胖。

在充分热身的前提下，并非跑得越快，脂肪燃烧得就越多。当你快速跑步的时候，体内氧供应不足，身体在做无氧运动，脂肪不能充分参与燃烧；相反，运动强度相对低些的有氧运动更能促进体内的脂肪燃烧。如何判断跑步强度属于有氧运动还是无氧运动？如果跑步时感觉上气不接下气，说明身体在进行无氧运动；如果跑步时呼吸均匀协调，甚至还可以边聊天边跑步，而不会感到呼吸紊乱，说明正在进行着最能促进脂肪燃烧的有氧运动。慢跑20分钟是快速能源消耗得差不多、储备能源脂肪开始调动起来准备燃烧的时候，如果这时候停止运动，就达不到充分燃烧脂肪的目的。所以，要想通过跑步来瘦身，至少要跑过20分钟，40分钟是专家比较推荐的跑步时长。

虽然慢跑有益于保持健康和瘦身，但专家并不建议天天跑，最好隔1天跑1次。至于中间不跑步的那天，可以做做拉伸运动，增加全身的柔韧性，这也是保证全身新陈代谢顺畅的关键，尤其能防止脂肪在四肢堆积。

（王建伟/文）

运动养生

## 负重跑步可增强健身效果

北京菲利斯健身俱乐部健身教练李亮介绍说,手拿哑铃跑步,其实就是"负重锻炼法"。它可以更好地锻炼心肺功能,加强肌肉力量,是减肥的一种较好方法。研究表明,负重锻炼法能有效地刺激骨骼,增加骨密度,预防骨质疏松。

双手拿着哑铃跑步,在锻炼下肢肌肉力量的同时,也会锻炼到上半身。负重量越大,消耗的热量也会越大。当然,锻炼时不应盲目加大负荷量,而应从最轻量的哑铃开始,循序渐进。锻炼时,不要大幅度甩动哑铃,以免手腕受伤。

手握哑铃跑步,还应先从最慢的速度开始,使身体逐渐适应附加的重量。如果手握哑铃对你来说不合适,还可以背一个双肩包,里面放几瓶水或几本书,同样能够达到增加跑步负荷量的效果。需要提醒的是,患有心脑血管疾病或腕关节、肩膀受伤的人,最好不要采取这种方法锻炼。

(杨力/文)

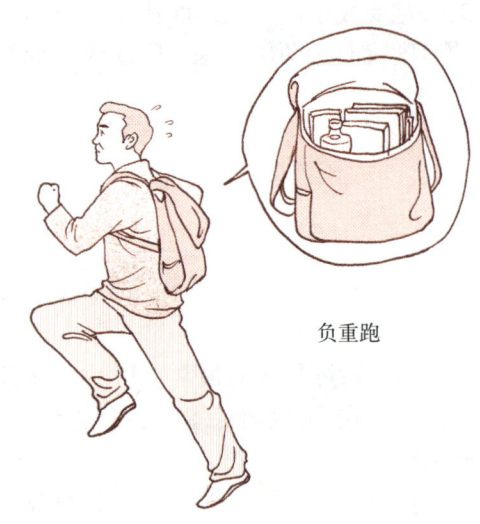

负重跑

## 家中花样跑,"跑"出健康来

许多人不愿外出运动,怎么办呢?只要动动脑筋,在家里照样可以进行花样"跑"运动,同样会收到不错的健身效果。

### 赤足原地跑

地上放一块洗衣板或旧塑料澡盆,铺上一些小石子,光脚在上面慢速原地跑,也可穿软底鞋或厚袜子。人的脚底有成千上万的神经末梢,与大脑紧密相连,以卵石或洗衣板的凸出部位刺激双脚底,有较好的健身效果。

### 原地高抬腿

站立原地,双手握虚拳,双脚轮流提

# 强身篇

起，双臂随之自然摆动。可根据身体状况，选择抬腿的高度和跑步的速度。

## 旋转慢步跑

先在原地练习顺时针和逆时针旋转，不求快速只求匀速。一般人习惯了顺、逆时针各转3圈后，即可在跑步过程中不时旋转，并逐步增加旋转的频率、速度及圈数。旋转慢跑会产生一种离心力，可明显改善全身的血液循环。

## 踮脚退步跑

先测量来回的步数，然后背向目标，目视前方，头正身直，双手握虚拳置于腰间，踮起双脚，小跑步向后退去，同时摆动双臂，默数步数。此法对腰肌劳损、腰椎病及腰、腿骨质增生等患者尤有益处。

## 强力登楼跑

以力所能及的速度不用扶手上下楼，下楼时亦可退行，但每次只能跨一级台阶。此法可增强人的肺活量，增大髋关节的活动幅度，使下肢肌肉得到锻炼；且能加强腰腹的肌肉活动，有消除赘肉、强筋壮骨之功效。

（王永兰/文）

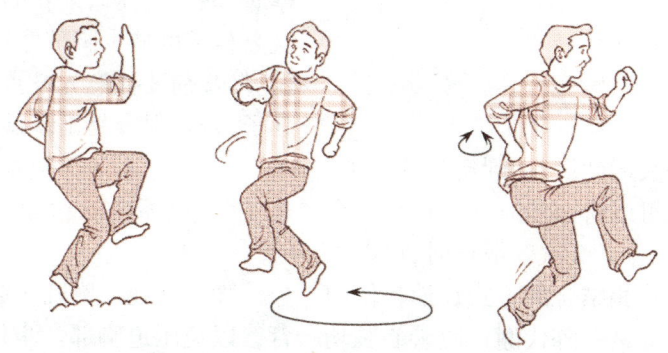

## 软垫上踏步，增加运动量

2010年8月（上）《练练"光脚跳"》一文刊发后，有读者来电话反映，在家中光脚跳容易打扰邻居休息。其实，在地上铺一个厚一点的椅子垫或者沙发垫就可以解决。

在垫子上做原地踏步，速度可快可慢，大腿抬的高度可高可低，还可以通过增加摆臂来加大强度。

大家都知道，在松软的沙滩上跑步比在硬地上跑步累得多。同样，在软垫上

运动养生

活动也是如此。由于不容易控制,可以调动更多的核心肌肉(也就是肚脐周围的肌肉)参与锻炼,增加运动效果。

在垫子上踏步,对膝关节、踝关节没有伤害。如今超重、肥胖的人越来越多,在硬地上锻炼会增加关节的磨损,得不偿失。在软垫上运动,和穿上一双软鞋的效果差不多。踩在软垫上,不会影响左邻右舍。另外,可以一边看电视或听音乐,一边运动,在快乐中度过运动时光。

(文书/文)

## 散步锻炼得看体质

### 关节差　别背手

尽量少走坡路,穿软底鞋缓冲震感。关节不好的老人更容易摔跤,散步时要避免背着手。

### 胖老人　要久走

为了增大运动量,达到瘦身的效果,体胖的老人可以将散步时间延长至一个半小时,每天保证2次。散步时,可以采用快走和慢走相结合的方式,消耗体内多余热量,促进新陈代谢,改善心脏功能。

### 身体弱　迈大步

这类老人腿脚力量弱,重心容易不稳,平衡能力差,所以散步时将双臂甩开,迈大步走,速度由慢到快,使全身都活动开。建议每天散步1~2次,每次1小时左右。

### 血糖高　选好鞋

为了防止脚部意外受伤,糖尿病患者切勿穿露脚趾的鞋子,最好选择圆头、厚底、透气、合脚、柔软的布鞋或休闲鞋。这类鞋子可减少脚部摩擦,防止皮肤损伤。散步前要注意先吃点东西,不能饿着肚子,否则很容易出现低血糖。

### 血压高　挺起胸

脚掌着地、胸脯挺起,不要弯腰驼背,以免压迫胸部。步伐应以中慢速为宜,不要太快,否则容易使血压升高。最好不要在早上散步,应选择晚饭后。因为早晨人体血压最高,傍晚相对稳定。

### 冠心病　慢点走

患有冠心病的老人,最好慢速行走,以免诱发心绞痛。散步的合适心率为每分钟不超过"170-年龄"。散步的时间和

强身篇

次数要根据身体情况做加减法,稍微出点汗,呼吸顺畅,就能达到很好的效果。

## 脂肪肝　快步走

快步走加慢跑是脂肪肝患者的有效锻炼方法,但要根据个人的体质情况来决定。如果身体较好,无严重心脑血管疾病,可采取慢走、快走、慢跑相结合的方式。

（博恩/文）

## 维持体重靠运动

减轻体重难,保持体重则更难。随着年龄的增加,对中年妇女而言,需要多大的运动量才能维持自己的体重不会增加?哈佛大学的研究人员对此进行了研究。

研究人员发现,每天1小时强度适中的休闲活动,如快走、悠然自得地骑自行车、跳舞或者游泳等,可使女性保持体重不增加。如果将强度剧烈的跑步、快速骑自行车等运动时间减半,也能取得相同的控制效果。

这项研究对34 079名平均年龄为54岁的健康女性进行的为期15年跟踪调查发现,如果运动量相同,但起始时强度过大,对女性而言就难以达到阻止体重增加的效果;如果强度适中,锻炼时间不满每周7小时,锻炼也同样起不到阻止体重增加的效果。

"减轻体重并努力使自己保持合理的体重,是件非常难的事情。无论你的体重有多重,设法保持那就是成功。"哈佛大学公共卫生学院流行病学副教授I-Min Lee博士说:"只要是运动,多大的运动量都是有益的。人们不应该放弃运动。"

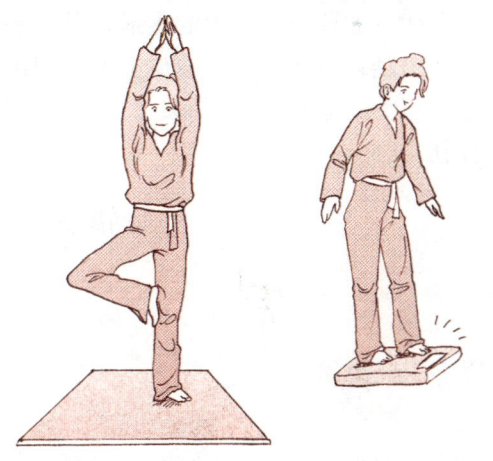

（爱辉/文）

## 运动养生

# 中低强度锻炼更减脂

专家指出，想通过运动消耗脂肪，最好选择中低强度锻炼，但在迈开腿的同时千万要管住嘴，因为人容易在运动后胃口大开。

## 长时间中低强度运动最耗脂肪

北京体育大学运动生物化学教研室主任曹建民指出，运动会增加人体的能量消耗，至于消耗的是什么能源物质就要看从事的运动强度。一般来说，中低强度的运动的能源物质主要是脂肪，长时间的中低强度运动能够增加机体对脂肪的消耗，从而达到减少体脂的目的。因此，如果目的是消除脂肪，不妨选择长时间的中低强度运动。

## 运动的同时必须控制饮食

专家同时提醒，一般的体育锻炼往往会使锻炼者胃口大开。因此，如果只是增加体育锻炼的时间和次数，但不控制饮食，很可能反而使体脂增加。所以减肥的最佳方式，应该是中低强度长时间的体育锻炼结合适当控制饮食。

## 运动强度要计算心率

如何衡量运动的强度呢？专家指出，中低强度的运动应该达到人最大心率（最大心率=220-实际年龄）的60%~75%；时间以30分钟到1小时为佳，运动频率最好是每周4~7次，每天坚持运动1次是最好的生活习惯。

最后专家提醒，特殊人群要注意锻炼方式，如体重非常大的人最好进行游泳、蹬踏自行车等可以减少腿部负担体重的压力的运动，避免膝关节、踝关节的损伤。

（杨凤立/文）

# "低谷期"要调整运动量

很多喜欢运动的人有过这样的经历，在经过一段时间的锻炼后，身体的功能和健康状况会进入一个"低谷期"。这是什么原因呢？

研究证明，进行完力量练习后，体内蛋白质到第3~4天可以恢复；长跑后，脂肪要在第3~4天才能恢复到之前的水平；大强度游泳后，人体在第5~8天才能恢复。在这段时间里，应该适当调整运动量和时间，否则很容易出现疲劳、易出汗、

强身篇

食欲不佳的现象,陷入"运动低谷期"。

那么,怎样度过这段时间呢?首先要适当减少运动强度、密度或运动时间,不要勉强运动,否则容易造成运动损伤;其次要保证休息,补充营养。

（封凯/文）

## 运动专家赵之心谈:健骨,坚固您的健康

### 弹着走——强健足部的骨骼

抬头挺胸,双臂随走步一前一后摆动。前臂摆动到胸前,后臂尽量向后摆动,迈出一只脚,脚掌与脚趾用力绷紧,加重前脚掌和脚趾蹬地的力量,落地时脚后跟先着地,然后脚掌、脚趾按顺序依次落地,在这只脚脚趾落地的瞬间,发力出另一只脚,感觉身体向上"弹"。

效果:这种锻炼方法,强化了脚部肌肉的弹性和足部骨骼的质量,延缓了脚弓的退化,尤其对"糖尿病足"的康复有帮助。

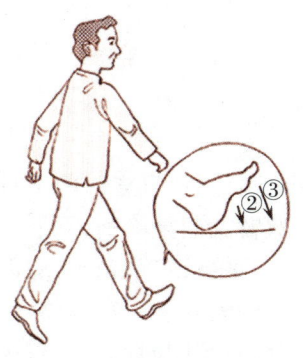

### 提踵练习——坚固下肢力量

双手扶椅,身体挺直站立,接着双脚尖点地,抬起足跟保持,尽量让全身肌肉都能感到紧张感,保持一会儿,慢慢还原,再抬起。大约做10分钟或做100次。如果能在前脚掌下垫一个10厘米左右的小平台,效果会更好。

效果：提踵操对脚踝是一种综合锻炼,可有效提高脚踝能力,对老年退行性脚部疾病有非常好的治疗和康复作用。

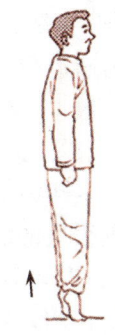

### 10点10分操——远离颈肩骨骼问题

身体挺直站立,双手侧平举(相当于时钟9:15的位置),手臂尽量向两侧伸展开,同时尽量向后靠,五指并拢略微向上翘起,接着手臂以肩为轴向后、向上抬起约15°(相当于时钟10:10的位置),然后

还原。做的时候手臂尽量向后贴,避免靠惯性摆动。

效果:这是颈部骨骼、关节、肌肉的一种综合锻炼,可缓解颈部许多问题,对颈肩关节、骨骼有问题的人是一种很好的恢复练习,对预防肩周炎也有一定的作用。

### 单腿后抬——腰椎好起来

抬头挺胸站立,双手叉腰,大拇指可以按住脊柱两侧的肌肉,一条腿站立支撑身体,接着将另外一条腿伸直向后抬起,抬起时脚尖往回勾,抬起的高度为脚底离地面约15厘米,此时上身要略微向后反弓,稍停留后慢慢放下,然后脚再抬起来,左右腿轮换进行。动作过程要缓慢而匀速进行,在最高点稍微有所停留。

效果:这是腰椎、腰背部肌肉的一种综合锻炼。此锻炼可缓解腰部许多问题,对中老年人提高腰部力量和活动能力是一种很好的练习手段,对腰肌劳损、腰部受伤、椎间盘突出、腰胝滑脱等有明显的缓解作用,对臀部肌肉也有明显的锻炼效果。

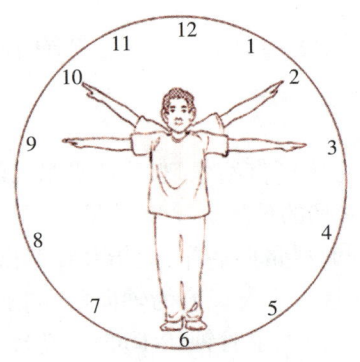

### 慢蹲起(负重)——骨骼的负重训练

抬头挺胸站立,双脚分开与胯同宽,脚尖朝向正前方,双手垂于体侧或手持重物,身体慢慢屈膝下蹲到大腿与地面平行,双臂在下蹲的同时向前伸直慢慢举起,到与肩同高的位置,再缓慢还原。

效果:此方法能锻炼下肢、臀部和腰部的肌肉,提高肌肉的质量,预防代谢性疾病。另外对提高膝盖的功能有很好的锻炼价值,对缓解膝盖的不适有很好的康复作用。

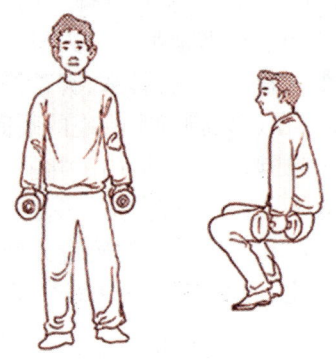

### 徒手夹胸——完善上肢骨骼的质量

双脚与肩同宽直立,两手自然垂于体侧。将双臂抬起至胸前,双肘弯曲使两小臂与地面平行,双手合十,肩部与胸部同时用力,想象双手中有物体被压扁,体会胸、双臂、双手同时用力。双手用力均匀,动作用力保持不变,手臂保持与地面平行的姿态最有效果。

强身篇

效果:这个动作是对胸部、手臂肌肉群的一种综合锻炼,在用力的同时也为你的上肢骨骼增加了必要的力量。

(余示/文)

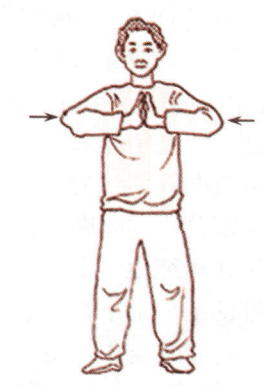

## 扶膝而坐能护腿

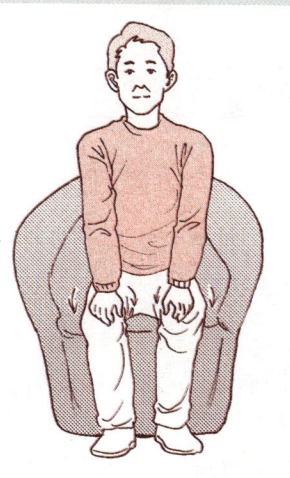

扶膝而坐是很好的养生方法。坐下时,两手撑膝,两只手的手心正好护在膝盖上,双手按住双膝的同时,可加以按摩,先按顺时针方向转36圈,再逆时针方向转36圈;重复2次。这样可增强膝部关节和腿部肌肉的力量,对防治膝关节疼痛、风湿性关节炎、下肢静脉曲张及小腿抽筋等效果明显。

(张涵/文)

## 举腿"写字"练腹肌

许多人都知道,仰卧抬腿是锻炼腹肌的经典动作。可是,这抬腿动作,往往要重复百八十次才能有效果。重复单调的动作,时间长了,难免乏味而难以坚持。资深健身顾问金山告诉《生命时报》记者,有一个锻炼腹肌的好方法,既有效又有趣,那就是仰卧"举腿写字"。

具体方法是:仰卧在垫子上或不太

软的床上,双腿伸直,并拢抬起,脚尖绷直,在空中写字。锻炼的时候,注意脖子和胳膊要紧贴床垫,否则颈椎会很辛苦。另外,臀部一定要抬起来,否则就锻炼不到腹肌了。"用腿写字"的好处是,不光是腹直肌,腹部侧面的肌肉也会得到锻炼,因此,效果比单纯地一上一下抬腿更好。另外,腿部的前后上下都能锻炼到。练习过程中,你可以在空中用腿写一首诗,或者写家人的名字,就不会觉得锻炼枯燥无聊了。

金山建议,刚开始锻炼的时候,腹部肌肉比较弱,控制能力往往比较差,可以先从"一""二""三"等最简单的字练起。等腹部控制力增强了,就可以试试"上""下""米"等稍微复杂的字。等到练得非常好了,就可以练习"国""图""困"等有四边框、双腿划动幅度较大的字了。练习用腿写字没有规定的次数和时间,每次只要练到腹肌酸胀,就算达到锻炼效果。

(吴佳/文)

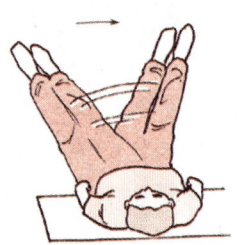 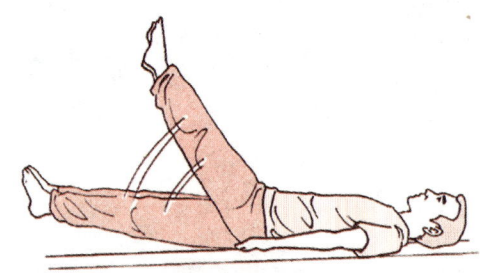

## 水中慢跑的适宜人群

适宜人群:工作从来都在久坐中度过,经常腰疼、颈椎疼的人,如编辑、自由撰稿人、在电脑前工作的人等。

理由:在水中慢跑,能平均分配身体负载,比陆地跑有明显的优势,下肢不受震荡,因而不易受伤,运动后会有通体舒畅的感觉。

健身效果:水的阻力是空气阻力的12倍,在水中跑45分钟相当于在陆地跑2小时,水中慢跑对肥胖者尤其适用。

(《益寿文摘》/荐)

## 女要瘦身，男要扭胯

### 女人——发起瘦身总动员

洗澡：洗澡是最便捷的美体方式。首先要保证天天洗澡，但是有几点注意事项做到了，才会起到事半功倍的效果。那就是把水龙头开到最大，出水口离身体10~15厘米为宜。莲蓬头朝身上多脂的部位集中冲淋，以冷热水交替冲淋最理想，也可在全身均匀地打上浴液，然后由下至上，开始按摩。每次洗澡时持续不断地做一做这项运动，减肥的同时还能保养皮肤。

耐力运动：想要多出汗最好选用不太剧烈、长时间的耐力性体育运动。如步行、慢跑、游泳、骑自行车、跳绳、跳舞等。最关键的是不拘形式，随时随地进行运动。

游泳：游泳30分钟可消耗1100千卡（1千卡=4.184千焦）的热量。代谢速度非常快，能比平时更快地消耗脂肪。而且，游泳可以改变身体姿态，还能减掉腹部和臀部的赘肉。

步行：饭后45分钟左右，以每小时4.8千米的速度步行，热量消耗很快，若在饭后2~3小时再步行一次，效果更佳。

### 男人——扭胯按摩前列腺

节日期间，男人总是少不了喝酒。酒喝多后，胃里是翻江倒海，脑袋里如群蜂萦绕，前列腺也被"灌得通红"。前列腺在酒精的刺激下，毛细血管迅速扩张充血，细胞出现水肿。

运动可以促进血液循环，使前列腺液分泌更旺盛，有助于前列腺的炎症消退，减轻慢性前列腺炎的临床症状。凡是能带动盆底肌肉的运动都可以，比如跑步、散步、游泳、登山等。

此外，男性还可以像竞走运动员那样扭胯，不但可以使阴部肌肉保持张力，能改善盆腔的血液循环，还能对会阴部起到一定程度的挤压和按摩作用，从而能预防和减轻前列腺炎的症状。

（中新/文）

## 女士健身的注意事项

健身的时候不宜化浓妆。原因有二：一是运动健身时流出的汗水会将精心修饰的脸变成一个大花猫，效果适得其反；二是因为出汗，汗腺毛孔全部张开，此时对皮肤有害的化妆品会被更多地带入毛孔中，对皮肤造成更大的伤害，所以，真

运动养生

正爱美的你，锻炼时最好选择"素面朝天"，只选择恰当的护肤品就好了。

不要佩戴过大的耳环和项链。因为器械类的锻炼工具比较坚硬，所以很容易损伤佩戴的戒指、耳环、手表等饰物。戒指、手表最好在锻炼时收起，耳环最好选择短款的，防止与器械的摩擦。

梳起你的长发。头发飘逸的确很美，但在健身房里，动感指的不是你的长发。因为美丽的长发可能会不小心被夹在器械内，不仅自己要受一点疼痛之苦，还会给锻炼带来许多不便。

(李梦/文)

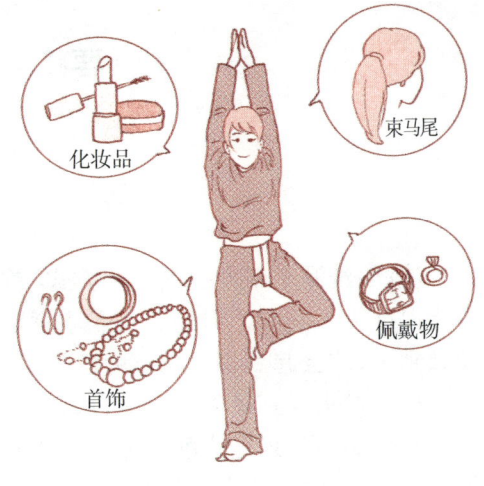

## 力量锻炼让女性更"有型"

受传统观念的影响，大多数人认为，女性应该以柔为美，而引体向上、俯卧撑等力量练习会使肌肉发达，是男性的专属练习。其实这是一个健身误区，力量练习并不是男士的专利，它已是现代女性强身健体、塑身美体的有力武器。力量练习对女性有很多益处：

### 提高基础代谢率，塑身美体

通过力量练习可以增加身体的肌肉含量，促进新陈代谢；而且，力量练习的持续作用时间比其他健身项目更长；再者，力量练习可根据身体各部位的强弱进行精雕细琢，使形体匀称，更富女性曲线美。

### 增强免疫力，延缓衰老

骨骼肌是人体内合成谷氨酰胺的主要场所，含有多种与机体代谢相关的酶类，对保持人体免疫系统的功能具有重要作用。

### 提高骨密度

在进行力量练习的过程中，骨骼会得到刺激和锻炼，从而提高骨骼的抗压、抗阻能力。此外，进行力量练习还能促进钙的吸收，提高骨的密度与硬度，防止过早出现骨质疏松，有效预防骨折。

### 提高肌肉弹性

女性通过反复循环的力量锻炼,能增强肌肉弹性,有助于增强软组织和关节的牢固程度。

### 增添自信心

当你付出汗水练出矫健的身躯、靓丽的形体时,一种收获感和满足感会涌上心头,令你心情舒畅、信心倍增。

### 提高心理耐受力

力量练习需要敢于挑战困难、战胜自我的勇气,在美体塑形的同时也提高了练习者的心理素质。

有些女性担心,进行力量训练会使自己变得肌肉发达,这是多虑了。因为女性体内促进肌肉增长的雄性激素含量远低于男性,所以不会练成虎背熊腰。而且女性力量训练的负荷、方式与男性有很大区别,不会练出肌肉块。

（武文强/文）

## 跳绳10分钟等于慢跑半小时

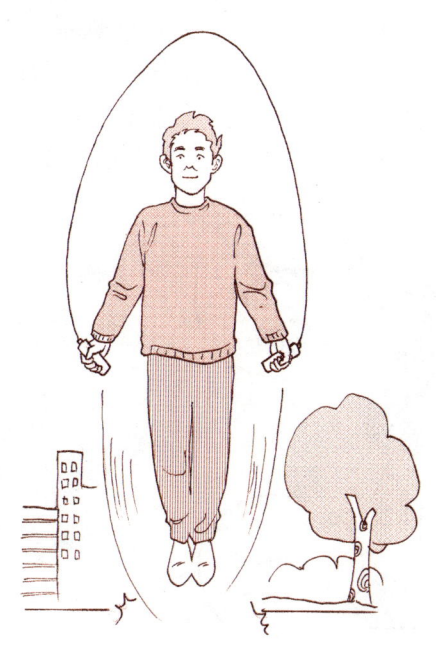

跳绳时间长短因人而异。如果是连续快节奏跳绳,最好不要超过10分钟,否则心脏会不堪重负。如果是跳一会儿歇一会儿的话,每次以30分钟为宜。具体运动量根据个人体力以及需要量而定。千万别强迫自己一定要达到什么标准。

跳绳是一种运动量较大的户外活动,练习前一定要做好身体各部位的准备活动,特别是足踝、手腕和肩关节、肘关节一定要活动开。

开始时慢速,随着坚持时间的增长,可以逐渐提高跳绳的速度。慢速保持在平均每分钟跳60~70次;较快的速度保持在平均每分钟140~160次。

冬天在户外跳绳难免出汗,在停顿下来时,要及时穿上外衣。跳绳不仅是儿

# 运动养生

童的游戏,还是健身的好方式。健身爱好者可以根据自己的日程安排和锻炼时间,参与到集体中去,在其中体会多人跳绳的乐趣。

从运动量来说,持续跳绳10分钟,与慢跑30分钟或跳健身舞20分钟相差无几,可谓一种耗时少、耗能大的力量训练。跳绳能促进血液循环,保护心脏,提高肺活量;还可增进青少年发育,强身健体,开发智力,有益身心健康。

清晨起床睡眼惺忪,若先跳跳绳,可使头脑清醒,精力充沛;晚上跳绳,则会让你睡个好觉。跳绳还有减肥的功效,据研究,肥胖的人在饭前跳绳可以减低食欲。

长期坚持跳绳能训练人的弹跳、速度、平衡、耐力和爆发力,还能培养准确性、灵活性、协调性。如退休老人、单位同事之间,就可常进行多人跳绳活动,既能互相鼓励,又增加了趣味性,在情感的交流中,也锻炼了人顽强的意志和奋发向上的精神。工作中的年轻人一起跳绳,对团队的协作互助精神也会有进一步的体会。

(《益寿文摘》/荐)

## 如何跳绳更科学

(1)选择有弹性的地面作为跳绳地点。

(2)穿运动鞋,不要赤脚跳绳,尤其是初练者。

(3)选择适合自己长度的跳绳。

(4)可能的话,来点音乐。有动感的音乐可增添动力,还可以提供节奏点。

(5)从低强度入手。刚开始不要一下

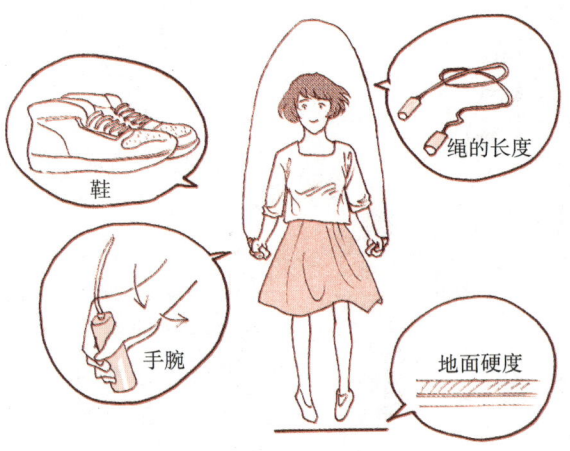

就跳一小时。每次15~20分钟,每周3~4次,以后慢慢增加。

(6)不要跳得太高。离地两英寸(5厘米左右)就可以了,这样的运动比较缓和,持续更久。

(7)落地轻一点。想象你在玻璃地板上跳,倘若你落地过重就会把地板踩碎。

(胡安仁/文)

## 如何养足精气神

精气神反映的不仅是外在的精神面貌,更是内在的身体健康。所以人人需要养足精气神。

### 保养法则一:睡狗觉

练睡养生时,要侧着身体,好像狗一样蜷着身子。方法是:一只手屈臂当枕头,一只手直抚于脐眼。一只腿伸展,一只腿弯曲。这就是炼形。

睡养生要求先睡心,后睡眼,即先要收心入静,然后才闭目入睡。首先要使心神不外驰,不能老想着外面的事情,这是炼神。

呼吸要调匀、调细,气机自然、安定、平和。这是炼气。只有精、气、神三者和合凝聚,才能达到养生的目的。

### 保养法则二:揉命门

命门穴和肚脐相对应,在人体的后背上,肚脐相对的正后方。两手交叠,用手掌心按揉。命门是主管生命开阖的。为了不让精外泄,这个部位要经常按摩。按顺时针方向按摩60次,再按逆时针方向按摩60次。

### 保养法则三:摩下丹田

下丹田的准确位置在肚脐下1.5寸,是肾精所藏的地方。在下丹田的位置上两手交叠,用手掌心的劳宫穴按揉下丹田的位置。把手掌劳宫穴对准下丹田,整个手掌覆盖肚脐(神阙穴)和脐下3寸关元穴之间,按顺时针方向按摩60次,再按逆时针方向按摩60次。

每天早晨和晚上各按揉1回,每回按揉120次以后,下丹田和命门会发热、温暖。按揉的最好时间在一天中的4个时辰:子、午、卯、酉。子时是晚上11时到凌晨1时,午时是中午11时到下午1时,卯时是上午5时到7时,酉时是下午5时到7时。我们可以在上午卯时和下午酉时来按揉下丹田和命门。

(张其成/文)

运动养生

## 练剑健身又修心

大哥曾是单位里的领导,成天忙得团团转。两年前他退居"二线",按说应该活得轻松一些,可是,他却落下个"心病",担心退休后的生活怎么过,以致常常觉得浑身难受,动不动就感冒。

一次,他从报上得知,太极剑具有太极拳的运动特点和健身价值,而且男女老少皆宜,于是买来一把"长穗剑",每天按照剑谱操练,日子久了,愈练愈有劲,一招一式,有板有眼,一套剑练下来,气血畅通,浑身舒坦。

现在,大哥已经练了两年。他脸色红润,身板挺直,步履轻盈。每次家庭聚会他都向我们推荐太极剑,还给我们总结出练太极剑的几个心得:

首先,练习太极剑要根据年龄和身体状况适时、适度,中老年人不要超越自己的身体承受能力,不要强求动作规范;第二,要先易后难,持之以恒;第三,练太极剑时,要始终保持"腹实胸宽"的状态,把胸部的紧张状态转移到腹部,使肺部舒适,腹部松弛而又充实,既有助于呼吸的调节,又稳定了身体重心,还可对内脏起到按摩作用。

大哥的练剑不仅让他身体强健,还解除了他的"心病"。

(王奇苗/文)

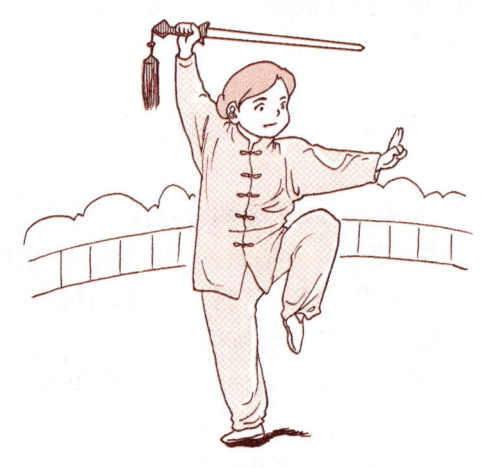

## 丢开麻将去健身

退休后的老爸迷上了打麻将,坐上麻将桌前一玩就是一天,中午还常常忘了吃饭。半年下来,老爸身体垮了,不仅胳膊疼、腿疼,胃也不舒服了。老妈让我想个办法,把老爸从麻将桌上拉回来。

这天,我一下班就赶回家,一进门,从兜里掏出一张健身卡递给了老爸:"我们单位隔壁开了一家健身房,这两天优惠,我帮您也办了一张卡。"老爸摇摇头,说不去。这在我的意料之中,我连忙装作一副垂头丧气的样子,一脸惋惜地说:"唉,这卡老板肯定不会给退的,这可是我半个月的工资啊。"老爸一听,心疼起钱来,埋怨我一通,只好答应第二天去健身房看看。

第二天,我陪老爸到健身房熟悉器材。看到健身的人没一个比自己年龄大的,老爸立刻打了退堂鼓。我上前劝他说:"既来之则练之,健身是全民运动,哪管年龄大小?你才60多岁,上5楼都得停歇喘气,不锻炼不行吧?"

听我这么说,老爸不禁脸红了,低着头朝跑步机走去。我连忙上前帮他调好了跑步机的速度。老爸在跑步机上练了10分钟就大汗淋漓,气喘吁吁了。我知道老爸平时"短练",所以体能跟不上。我递上一块毛巾给他擦汗,让他休息一会儿。老爸感叹道:"真是不当家不知柴米贵,不锻炼不知有多累。看来我这身体的确很差劲啊,以后真得好好锻炼锻炼,不然我这把老骨头早早就不听自己摆弄了。"

我冲老爸竖起大拇指,随后陪他一一熟悉了哑铃、杠铃、举腿架、健腹器、健身车、划船器、健骑机、椭圆运转机等,并给他做了示范。老爸看得认真,还不忘表扬我,说我的专业水平都赶上教练了。

经过一个多月的锻炼,老爸的精气神明显好了许多,上下5楼都不觉费劲了。老妈看到老爸锻炼效果不错,也办个健身卡跟着老爸一起去健身了。老两口成天出双入对的好不惬意,老爸自然而然地成了老妈的"教练",一点一滴向老妈传授他的健身经验。

那天,我到健身中心看老爸老妈,发现二老正在跟舞蹈老师学习拉丁舞呢,那一招一式还真挺像那么回事。看到阳光从窗口映在二老开心的笑脸上,我的心也充满了甜蜜。为了让父母老有所乐,我曾想了好多方案,如今看来,让他们到健身房做健身,这一步棋是走对了!

(张忠全/文)

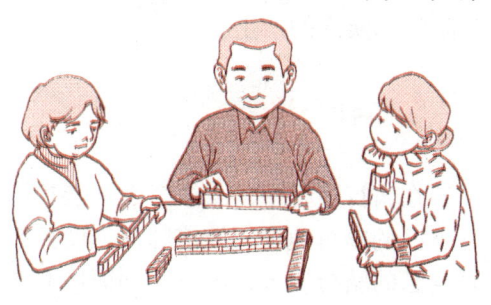

## 我的骑车健身法

我是个"骑车族",虽然退休了,我仍然喜欢以自行车作为外出的工具。因为我发现:骑自行车也可以健身。

### 骑车按穴法

俗话说:人老脚先老。人的足底有很多穴位,骑车时,有意地用脚心来蹬车踏板，就可以起到按摩穴位的作用。蹬车踏板的过程中，还可以用脚在踏板上前后滑动一下，这样可使足底的各个穴位都得到有效的按摩。尤其是用力蹬车时，穴位按摩效果更佳。

### 骑车练肌法

骑行过程还可以锻炼腰部肌肉。我在骑车过程中，经常把臀部翘离座位，用腰部的肌肉来回扭动，产生动力来推进两脚蹬踏板和控制身体平衡。这种方法尤其是在上坡或疾进时使用，更有效果。用这种方法蹬车，不仅可以加快车速，还可以使腰部以及前腹部的肌肉和赘肉得到全面的锻炼。

### 骑车呼吸法

平缓路段，我一般采用匀速蹬行。这时，就可以有意地进行深呼吸，通过加速呼吸来锻炼、提高心肺功能。

### 骑车增力法

人在骑行过程中，其实很像一部正在运动着的机器。我在骑行过程中，常常根据不同的路况和路段，通过不断增加腿、足的力量，去"斩关夺隘"。而在这个不断变力的过程中，就可以有效地锻炼和提高两腿和足部的力量，从而有效地预防腿部疾患的产生。

### 骑车壮心法

在骑行过程中，或按个人体能控制好自己的骑行速度，或按脉搏强度控制好自己的骑行速度，可以起到锻炼心血管系统的功效。同时，在骑行过程中，以慢速、中速、快速交替循环，可以促进肺部的呼吸，锻炼人的心脏功能。

（刘锴/文）

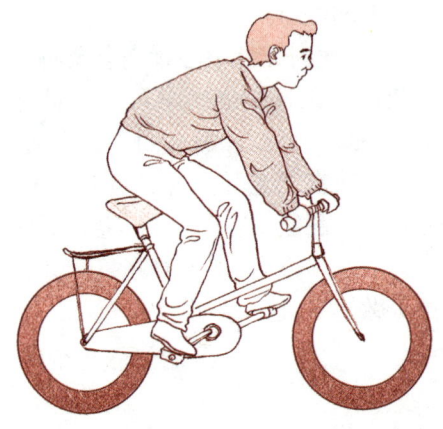

## 捶胸顿足强健肺

在雾霾持续出现且短期内无法根治的情况下，人们愈发关注雾霾会对健康造成哪些伤害。在诸多防雾霾的措施中，强健肺功能是最重要的。

中医认为，温邪上受，首先犯肺。雾霾虽非温邪，但同样是呼吸道首当其冲受到损害。但是，"正气存内，邪不可干"。中医防病的基本思路是针对个体的薄弱环节，有的放矢地补其不足或祛其有余。平时注意强化肺脏的功能，选择呼吸操对护肺有一定作用。具体分为两类：动操和静操。

### 动操可以归纳为"捶胸顿足"

动作要领：双拳轮番击打对侧胸部、背部，交替做下蹲动作。

动作详解：自然站位，双手下垂虚握空拳；左手击打右胸，同时右手击打左背；再以右手击打左胸，同时左手击打右背。如此轮番各两次，穿插下蹲两次（亦可在散步时配合击打代替下蹲动作）。

每次做10分钟，每天至少两次。

### 静操可以归纳为"长吁短叹"

动作要领：深吸气，鼓肚皮；慢呼气，收肚皮。

动作详解：最好取平卧位（坐、站亦可），一手置于腹部，一手置于胸部；深吸一口气（约5秒），同时腹部隆起；慢慢呼出（7~15秒），腹部凹下；呼气时缩嘴唇呈鱼嘴状（似吹口哨）。吹/呼气的力量以将面前一尺处蜡烛的火苗吹斜但不灭为宜。如此反复一吸一呼为一个循环。

每次10分钟，每天至少两次。

（张纾难/文）

## 原地踏步可增加肺活量

一群人站在广场上，整齐地排列着，并且有节奏地"一、二、一"地喊着口号，两只手臂也跟着上下摆动着。他们常常一走就是半小时，半小时之后，整个人便大汗淋漓。这就是原地踏步运动。

原地踏步虽然站在原地，但是它的运动量很大，不仅可以增加人的肺活量，还能够在运动的同时，让全身得到锻炼。比如说手臂，由于跟着上下摆动，可以缓解有些人的肩周炎。手臂得到了锻炼，腿也跟着得到了锻炼，因为每踏一步，腿都要跟着抬得很高，这一抬一放之间，腿部

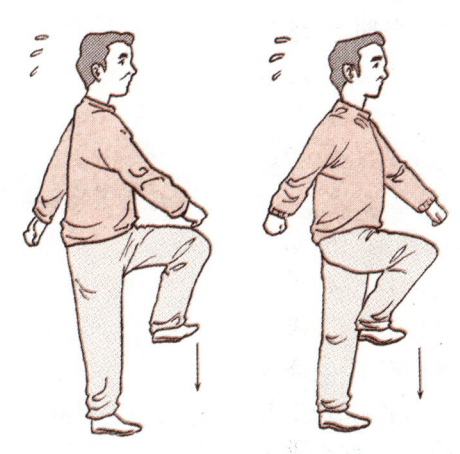

的血液也得到了循环。特别是对于那些腿脚经常发麻的人，能够起到一定的保健作用。

（《益寿文摘》/荐）

## 锻炼与补肾，防性欲"冬眠"

进入冬季，人们"性致"普遍不高。中华医学会广东省男科学分会副主任委员、广州中医药大学附属一院泌尿男科副主任医师周少虎介绍，天气转凉，人体正在为抵御寒冬做准备，性生活确实少了，这是正常现象。但有一点要重视，进入冬季后，前来就诊的勃起功能障碍（ED）患者明显增多。

国外研究发现，秋冬季ED的发病率常常高于其他季节。美国一项针对1 102例ED患者的调查显示，有明显季节变化的为772人。其中，秋季发病数为386人，约占50%；冬季231人，约占30%；春夏则少了很多。

周少虎认为这主要有两方面原因。一是心理上，秋冬季节，草枯花谢，万物凋零，容易让人悲愁和压抑，对性也有负面影响。二是从身体上来看，秋冬主收藏，人体活力会随着气温下降而逐渐进入相对的低谷，生理能量也不断走下坡路，容易产生慵懒感。因此，不少男性的欲望也会进入"休眠期"。而且秋冬以后，气温下降，血管自然收缩，也会加重ED病情。

但周少虎强调，与季节有关的ED不会长期影响生活，男性不用多虑。为了有效预防，男性可以在换季时，循序渐进地适当进补，如多吃些滋阴壮阳补肾的食物。加强体育锻炼和心理调适也非常重要。如果性生活后经常有明显的腰酸、疲劳、小便射痛、射精痛等症状，就要引起重视，并及时就医。

（解里奇/文）

## 让手指灵活的"益指操"

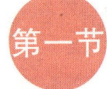

**第一节　捏掌**

操练步骤：坐位。先以左手掌托住右手背，左拇指在上，余四指在下；左手五指发力，捏紧右手掌及手指，以无不适为度，维持数秒；然后松手，复原，计1次。共15次。再换右手以同法捏左手掌，也做15次。合计30次。重复2~3遍。

作用：促进手掌与手指的血液循环；

增加手掌与手指的柔韧性；改善手指的伸屈功能。

## 第二节 压指

操练步骤：坐位。右手2~5指自然微屈，掌心向上；以左手握住右手屈曲之四指，大鱼际压在远侧指节上，余四指抵住下面的近侧指节，发力上下挤压右四指，维持数秒，松手，复原，计1次。共15次。再换右手以同法挤压左手屈曲之四指，也15次。合计30次。重复2~3遍。

作用：通过指间关节的被动运动，增加手指远、近侧指间关节的屈曲度；促进手指的血液循环与静脉血回流。

## 第三节 推压拇指

操练步骤：坐位。先以左手拇指指腹对合右手拇指指腹；以左手2~4指抵住右拇掌关节背侧，左拇指发力，推挤右拇指过度背伸，维持数秒；再右拇指屈曲，以左拇指指腹揉压右拇指甲背。复原。如此推挤与揉压右拇指指腹及甲背，计1次。共15次。再换右拇指以同法推压左拇指15次。合计30次。重复2~3遍。

作用：松解拇指掌指、指间关节粘连；增强拇指各关节的活动度；防止关节僵硬，延迟骨退化。

（郁汉明/文）

# 踮脚尖运动助老人更健康

踮脚尖养生的机制主要是通过增加下肢血液循环来防止下肢静脉曲张及皮肤色素沉着，继而调适脏腑特别是老年人心脏的功能。

人的腿部肌肉中分布着大大小小的血管，人在踮脚时，腿部肌肉就会一张一弛。当肌肉放松时，来自心脏的动脉血液会增加向肌肉的灌注量；而当肌肉收紧时，通过挤压血管加快静脉血液回流心脏，从而促进血液循环。医学人员经过测试发现，当人踮起脚尖时，双侧小腿后部肌肉每次收缩时挤压出的血液量，大致相当于心脏脉搏的排血量。所以不要小看这简单的踮脚动作，它不受场地、时间的影响，却能改善整个身体的血液循环，尤其适合那些运动不多的老年人。

踮脚动作的具体做法：双脚并拢，用力踮起脚尖，脚后跟离地面约1厘米，然后用力着地，这样算1次（1秒钟内不得多于1次），30次为1组，每次锻炼1~2分钟，每天重复3~5次。

在做这项运动时，还可以利用环境附加一些动作，以获得更好的效果。比如男性踮起脚尖小便，可以起到强肾强精的功能；女性在坐蹲的同时，把第一脚趾和第二脚趾用力着地，踮一踮，也可起到

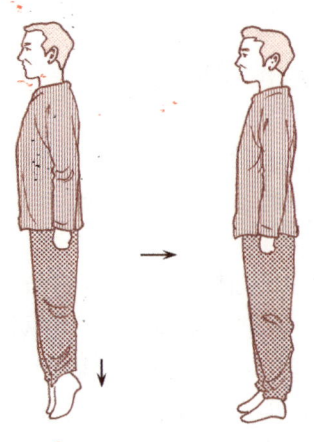

强肾利尿的效果。特别是在冬天,当人解小便后,人体毛孔和毛细血管松弛,因而会打寒战,中医称为"表气破于邪",感冒便乘虚而入。如果你此时做踮脚运动,就可以避免寒气侵身。按照这样的方式,在洗脸刷牙、散步、放风筝的过程中,都可以同时练习踮脚尖,实在方便简单。若能在一天内做上5~6次这样的踮脚尖运动,持续1个月,身体就会变得像芭蕾舞演员一样轻盈,脏腑功能也变得年轻有生机。

(大隐/文)

## 常做踮脚运动好处多

久站或久坐的人常会感到腿部酸胀,这是下肢血液回流不畅引起的,而经常做踮脚运动可有效地缓解上述症状。专家介绍说,经常做踮脚运动,可使人体内的经气畅通,从而起到调和气血阴阳的作用。人体内的阴阳气血若调和畅达,精力就会变得旺盛。做踮脚运动不仅可以改善全身的血液循环,还可消除因长时间的精神高度集中或身体突然站立而导致的黑蒙(即眼前发黑)、头晕等症状,同时可预防风湿、类风湿及痛风等疾病的发作。在踮脚的过程中,人体内的血液会随着腿部肌肉的一松一紧而快速流动。当腿部的肌肉放松时,上半身的血液会快速地流向腿部。当腿部的肌肉收紧时,下半身的血液又会被腿部的血管挤压回到上半身,这样就促进了腿部及全身的血液循环。

做踮脚运动的具体步骤是:操作者取站立位,双脚并拢,用力踮起脚跟,当脚跟踮到不能再踮时,让脚跟缓慢落下。此动作可重复做20~30次。腿脚不好的老人,可扶着墙壁或栏杆做踮脚运动。人们若在做踮脚运动的同时配合做一些其他的动作,还可收到更好的保健效果:

### 踮脚运动+收肛

即在踮起脚尖的同时上提肛门。常做此动作可以预防痔疮的发生。

### 踮脚运动+行走

此动作有两种形式,一种形式是踮起脚跟,用脚尖走100步。做此动作可以锻炼小腿后侧的屈肌,促进足三阴经的气血运行。另一种形式是翘起脚尖,用脚跟走100步。做此动作可锻炼小腿前侧的伸肌,促进足三阳经的气血运行。两者交替进行可以去病强身。

### 踮脚运动+相应的呼吸

男性在小便时,将脚跟快速地抬起和落下,使身体随之震动。在足跟抬起时吸气,在足跟落下时呼气。女性在小便时,将脚跟抬起,用双脚的第一脚趾和第二脚趾着地,双脚上下抖动。在双脚向上抖动时吸气,向下抖动时呼气。此动作每天可做5~6次,需连续做1~6个月。此动作有补肾利尿的作用,也可缓解因长时间站立而导致的足跟痛。男性若患有慢性前列腺炎或前列腺增生,在小便时踮脚可使尿流变得通畅。

需注意的是,患有严重的骨质疏松症或脑部疾病的人不宜做踮脚运动。

(岳西佟/文)

## 按摩足底可提高男人性功能

中国有句古话:"人之衰始于足。"摩足就是按摩足底,是我国流传已久的自我按摩法。搓摩足心,可以促进血液循环,祛病延年。它还具有滋阴降火、强腰健肾、益精补髓的功效。对男性来说,是便捷、作用明确的保健方法。

摩足前,最好先用热水泡泡脚。端坐在椅子或与小腿等高的床边,自然放松。先把右小腿搁在对侧腿上。手扶住右脚脚踝,另一只手的手掌搓右脚脚心120下。搓完后,换左腿的脚心,继续按摩。

摩足要以两脚脚心都自觉微微发热为宜。每天坚持,很快就能见效。

## 天然按摩器,身边处处有

当你满身疲倦时,是否希望能有一个按摩器为你解除一身疲劳,其实,与其花大价钱买个按摩器,不妨留意一下你身边的东西,它们很多都是天然的按摩器。

### 米粒——耳穴按摩器

人体许多器官在耳朵上有反应点,我们称之为耳穴。通过刺激相应的位置

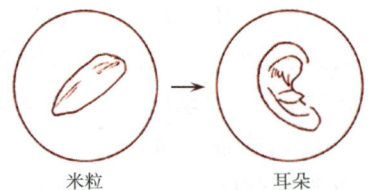

米粒　　　耳朵

就可以治疗相应的疾病。如时常感到眼睛酸困不适的人，可用一小片胶布将米粒贴在耳垂中央的"眼"穴。建议每晚先用米粒按摩"眼"穴2~3分钟后，再用胶布贴敷固定，次日上班前重复按摩后取下即可。

### 木梳——头部按摩器

头是手三阳经和足三阳经汇聚的部位，同时也是人体其他经脉、几十个穴位和十余个特定刺激区集合的地方，有"诸阳之会"的美称。用木梳梳理头发，可以疏通气血、醒目怡神。如头痛、偏头痛、三叉神经痛或神经衰弱的人，清晨用木梳背由前额经头顶至后颈、自中间向两边轻轻叩打头皮3~5分钟，继而用梳齿以适当的力度、同样的顺序反复梳头，每次5~10分钟，对病症有缓解作用。

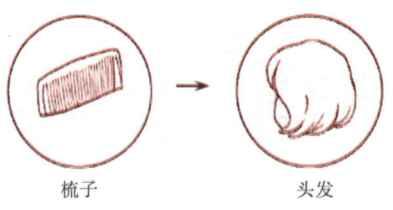

梳子　　　头发

### 硬币——背部刮痧器

中医认为，人体很多不适是由气血瘀滞、经络不通造成的，用硬币由上到下进行刮拭可以畅通经络，至皮肤潮红发热，出现红紫色瘀点，也就是出"痧"，意味着"邪出毒尽"。这样做可以促进局部血液循环，消除肌肉紧张、痉挛的状态，解除疼痛。感冒初起，颈、腰部疼痛的人，先在背部涂抹少许食用油，或用温水作为润滑剂，用一枚清洁的硬币沿脊柱正中、脊柱两侧各两条侧线的顺序由上到下进行刮拭，至出痧为止。

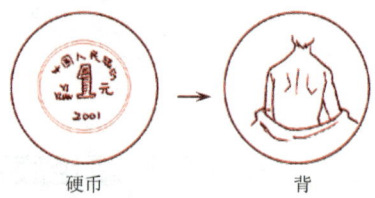

硬币　　　背

### 热水袋、吹风机——热敷

用热水袋外敷，或用吹风机的热风吹某个部位，可使局部血管扩张，促进局部和周身的血液循环，加速新陈代谢，对因受寒引起的胃痛、关节疼痛都可起到缓解作用，还能加强按摩效果。

### 核桃——手部按摩器

手掌和脚底一样，都有人体器官的反射区，单单一只手就有70多个病理反射区和治疗穴位，而握上两个核桃，通过挤压、摩擦，充分调动了所有手部骨骼、关节，就可以刺激手部穴位相关的病理反射点，使内脏不断受到良性刺激，逐渐强化其功能，还可增强末梢血管的舒缩能力，对常常感到手部冰凉、麻木的人及老年人非常适宜。

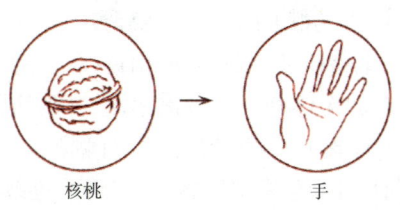

核桃　→　手

### 擀面杖——痛点按摩器

劳累了一天的人们免不了这里酸那里累，拿一根小擀面杖，手持一端，用另一端对着不舒服的地方进行点、按、压，然后对着局部肌肉轻轻叩击则能明显缓解不适。使用时，注意力度适中，否则旧痛未除，新痛又起。

### 圆珠笔——点按足三里

强身健体、延缓衰老，足三里可谓最著名的保健要穴。刺激足三里穴，可使胃肠蠕动有力而规律，增进食欲，帮助消化等。然而用手指应对结实的腿部肌肉，往往难以保持足够压力。这时，圆珠笔是一个很好的帮手。每天抽空用笔杆的钝头按压足三里穴2~3分钟，会收到意想不到的效果。

（《益寿文摘》/荐）

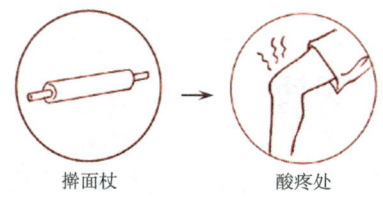

擀面杖　→　酸疼处

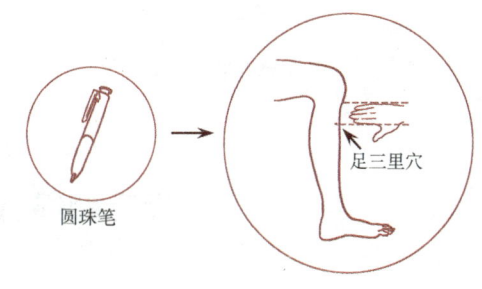

圆珠笔　→　足三里穴

## 手杖健身操

手杖除了在行走时发挥重大作用外，使用手杖进行健身操，可使活动更加到位，拉伸更加充分且方式更加多样，把徒手做操提高到一个新的层次。

体侧运动：双脚比肩稍宽，双手持手杖两端，手臂伸直，举至头上方，做体侧运动。注意是腰的左右拉伸，不是手臂的左右摆动。

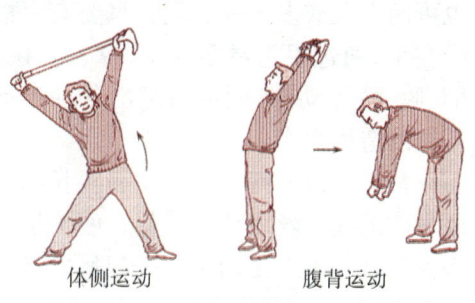

体侧运动　腹背运动

运动养生

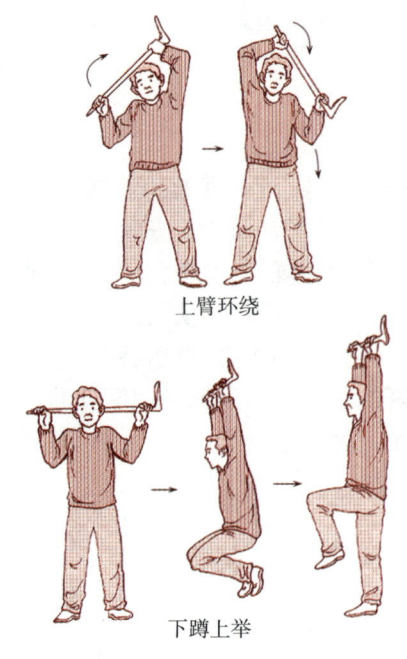

上臂环绕

下蹲上举

腹背运动：双脚比肩稍宽，双手持手杖两端，手臂伸直，举至头上方，先向后振臂，再弯腰向下，腿不要弯。

上臂绕环：双脚比肩稍宽，双手持手杖两端，放至体前。右臂抬起，经左侧脑后绕至身前放下；左臂抬起，经右侧脑后绕至体前放下，连续做。然后反方向，连续做。

下蹲上举：双脚与肩同宽，双手持手杖两端放至脑后。下蹲，起立，同时持杖手臂上举。手臂上举的同时，提踵（zhǒng，音：肿。脚后跟）。做完一节后，下一节在手臂上举时，单脚直立，另一腿抬膝，双腿交替。

（成舟/文）

## 玩玩翻绳，让手脑更灵活

### 翻绳游戏灵活手、锻炼脑

翻绳游戏，俗称"线翻花""翻花鼓""挑绷绷"，是在我国许多地方广泛流传的一种民间游戏。这种游戏可以一人玩，也可两人玩或多人一起玩，只要有一根线在手，通过手指灵活地支、撑、勾、挑、翻、收、放等动作，便可以翻出各种生动有趣的造型图案。

翻绳游戏材料简单，找一根长约50厘米的棉线、丝线或毛线等，两头接起来。游戏基本上是两个人一起玩，当然，一个人、三个人或更多人一起也可以。玩的时候，先由一个人把绳套在双手虎口和手背上，反手再将线套一下，在手掌中得到一个环线，然后右手中指挑起左掌的线，左手中指挑起右手掌的线，两手向两侧退回绷紧线，形成了一个上下交叉和水平线综合的造型。另一个人要用自己的双手和手指，通过支、撑、勾、挑、翻、收、放等动作，偶尔还借助牙齿帮着咬一根线，将线翻回到自己的手中，形成一个不同的造型。然后，第一个人或者其他人也通过类似的动作，把线再翻回到自己的手上。

翻绳游戏看似简单，道具也少，但在玩的过程中，需要手指灵活地进行支、

## 强身篇

撑、勾、挑、翻、收、放等动作,才能确保一次顺利的变化。特别是一些精细动作,一方面需要大脑思考和记忆,另一方面还要左右手配合,手眼脑同动,练习效果自然加倍。而且,在翻绳的过程中,玩游戏的人,相互交流,双方斗智,乐趣盎然。

### 一根小绳练手、脑

除翻绳外,一根小绳还能玩出更多的花样,比如打结、解结和穿绳。找一根筷子般粗细的绳(最好是牛皮绳),50~60厘米长。每天在绳子上打多个结,有空的时候再将绳结一一解开。刚开始时,绳结可打得松一些,以后逐步将绳结打得紧些,以增加难度。解结时,可以用双手的大拇指和食指、中指、无名指、小指分别尝试着解开绳结。注意不要用指甲解结,而要用指腹。

(《益寿文摘》/荐)

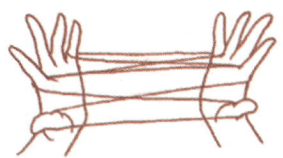 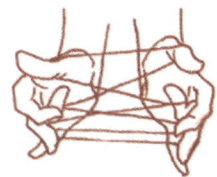 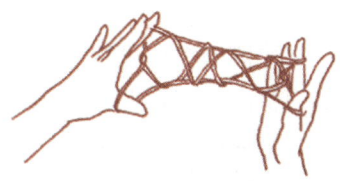

## 呼啦圈太重伤内脏

专家表示,转呼啦圈是一项很好的快节奏的腰部锻炼方式,可以减少腰腹脂肪,还能使腹背肌肉力量得到加强。

从制作材料上来看,有的呼啦圈在塑料制品的基础上,加上了一层海绵外套;有的则是带有磁性及按摩作用的,由空金属管弯折而成,金属管内侧呈弧形的凹凸形状,转动时能按摩腰部;还有一种呼啦圈是利用弹簧的运动原理制成,这种呼啦圈还可以充当弹簧拉力器,锻炼手臂、背部、腰部和腿部等部位。从运动方式来说,转呼啦圈也由最开始的腰部运动,延展为在手臂上或腿部运动。

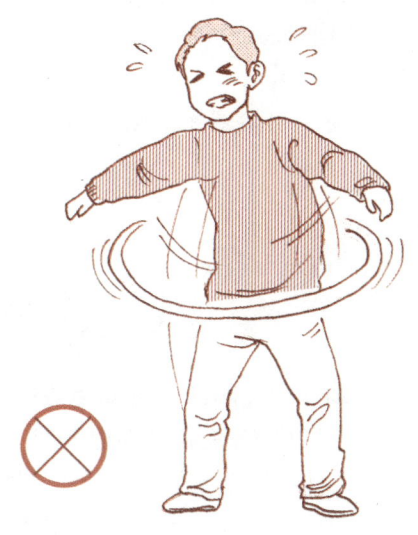

运动养生

专家称，塑料制品及有海绵外套的呼啦圈比较适合普通人使用，但对于用金属管、弹簧等特殊材质制成的呼啦圈来说，最好在运动专家的指导下练习。

此外，呼啦圈的选择，不见得越重效果越好。练习时也并非转得越快越消耗热量。而且，运动太过剧烈还容易造成肌肉拉伤或扭伤。另外，呼啦圈在转动时会撞击腹部、背部内的脏器，太重的呼啦圈撞击力量也相对较大，可能会伤及脏腑，所以一定要选择力量适中的呼啦圈。

（周建/文）

## 练习扭腰器，小腹要绷紧

扭腰器能够增强腰腹部力量，活动背部的肌肉、关节和韧带，改善腰椎及髋关节的柔韧性、灵活性。从中医上来说，较大幅度的转腰活动能通经活络、促进气血畅通、强腰固肾。

锻炼时，站在扭腰器上，双脚约与肩宽，双手握住扶手，上体略向前保持平稳。收缩腰腹部肌肉，通过双手固定上身产生的对抗力，使得下肢左右转动。上身在转腰时应该始终保持正直，小腹部也要尽可能绷紧。

扭腰器运动属于肌耐力练习，偏向于有氧和柔韧性训练，应采用较低强度，每周锻炼5~7次，每次3~4组，每组20~30次。

这个器械容易上手，但如果锻炼不当，会造成腰部肌肉韧带扭伤，甚至导致腰椎间盘突出。所以在锻炼时，应特别注意大幅度、慢速度地扭腰，严禁快速地携带惯性的扭动。此外，如果在运动中发生腹痛，可以放慢节奏或降低幅度，症状严重的应停止运动。扭腰器适合肥胖者、腰腹部脂肪堆积较多的人以及腹部肌肉力量不足和慢性腰肌劳损的人。

（海菱/文）

## 打球需防肩损伤

打羽毛球或网球，肩部关节反复完成超常范围的运动，肩袖肌腱与骨、韧带不断摩擦，很容易造成损伤，最明显的感觉是第二天会觉得有些疼痛。很多人以为自己的肩部够灵活不会受伤，所以不太在意。若损伤不及时治疗，严重的甚至会造成三角肌萎缩。所以，做这些运动时应充分热身，提前活动肩关节，同时避免

强身篇

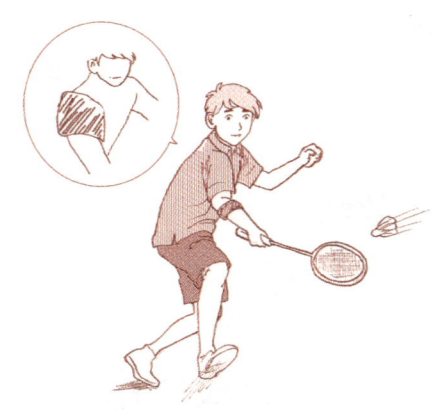

肩部运动负荷过大或者扣球过猛的动作。运动半小时后应停下来做做缓和的拉伸运动，提高肌肉弹性。

（黄枫/文）

## 打保龄球的适宜人群

适宜人群：在工作、学习之余需运动放松者。

理由：长时间工作、学习，精力、体力消耗较大，需要松弛紧绷的神经和恢复体力，当你甩出保龄球的那一瞬间，就会变得轻松起来。

（《益寿文摘》/荐）

## 举哑铃动作别太快

举哑铃正确的做法是：双脚开立与肩同宽，保持稳定，挺胸收腹，上臂与小臂的夹角为90°，双手手心朝正前方，拳眼相对，然后向上推起。推的时候呼气，且动作一定要慢，最好要保持匀速。

为什么推举的动作要缓慢呢？对此，专家解释说，推举的动作过快，再加上身体的摆动，就很容易造成肌肉拉伤，严重者甚至会导致肌肉撕裂。哑铃越重，受伤的概率越大。其次，动作过快会使肌腱受力比较多，虽可锻炼爆发力，但对于肌腹

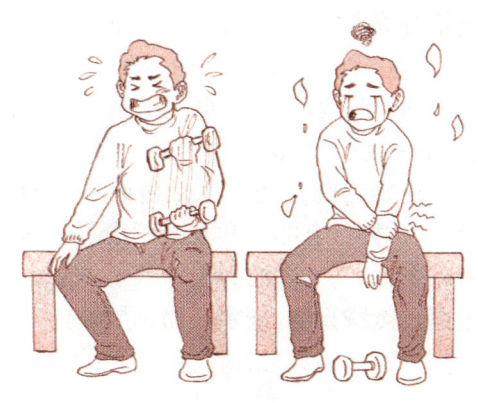

（也就是肌肉）的锻炼就很少，无法有效地锻炼目标肌群，从而达不到健身效果。

（廖实/文）

## 跳舞健身功效好

普通交谊舞也称为"体育舞蹈"，因其不仅可以跳出令人赏心悦目的舞步舞姿，且有明显的健身功效。

舞是一种积极的休息方式，舞时情绪昂扬、心情舒畅，比静止的坐卧于身心有益得多。跳舞还有调理情绪的功能，人有时因各种原因心情抑郁、烦恼失意，不管它，且去跳一通，几支曲子下来，包管一切都烟消云散。情绪好，自然疾病不侵，心安体健。

跳舞医病，取自"生命在于运动"的道理，且跳舞又始终处在轻松愉悦的氛围，心累全无，物我两忘，怡然自得，是娱乐化的体育，体操化的舞蹈，效果尤胜于单纯的体育运动。华尔兹可治腰腿疼；慢四步可使心脏和血压得以调理；探戈要求头部"左顾右盼"，快速摆动，是治疗颈椎病的良方；由快四演变的"三步踩"，因其动作疾徐有致，是轻松活泼的全身运动，故四肢的关节疼痛、肿胀、酸麻，无不可治。

跳舞的健美功能也是显而易见的。经常习舞者，有的"啤酒肚子"瘦了一圈，有的佝背、八字脚的男士像换了一个人，走路也挺胸直背、气宇轩昂，俨然绅士风

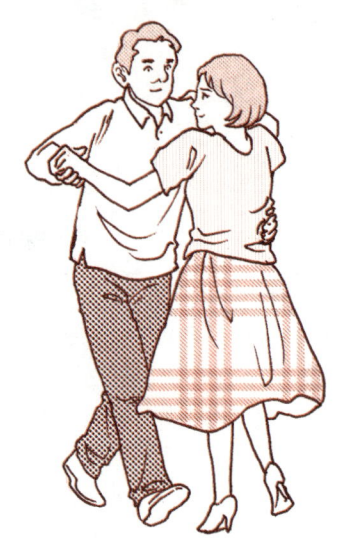

度；女士的变化尤为喜人，体态大多趋于苗条，步履轻快，仿佛回到妙龄。跳舞还讲究舞姿舞型，注重仪态容表，倘能在跳舞之外也坚持良好形象，长年如此，习惯成自然，健美的形态、优雅的风度自然树立。不止于此，经常跳舞还可增强身体的反应能力和敏捷性，这于女性特别有效。那些年过不惑仍步态轻盈、腰腿灵活、行动迅敏的女子大多与积年习舞有关。男人同样如此。

（苗连贵/文）

# 广场舞到底该怎么跳

如今广场舞成了不少中老年朋友的最爱。辽宁省舞协副主席刘信明表示，不同的舞种有不同的特点，不同的动作，活动身体的部位也不同。

### 常跳踢踏舞可健脑

踢踏舞形式开放自由，特色就是舞者穿着特制的舞鞋，用脚的各个部位与地面接触、摩擦、拍击、蹬踏，发出踢踏的节奏。

刘信明告诉记者，踢踏舞很有健脑的功效，跳踢踏舞时左右脚需要同时协调动作，锻炼左右脑一同动起来。

沈阳市红十字会医院康复科主任孟怀忠也说，从中医角度来看，足底有反射区，每一个反射区都对应身体的一个部位，同时足底也有很多穴位，跳踢踏舞相当于在做足底按摩，可以改善血液循环，增强机体免疫功能，确实有强身健体的作用。

### 跳探戈舞能锻炼颈部

说起探戈舞，大家首先想到的动作一定是两位舞者脚步朝向一个方向移动，走的过程中有很多回头的动作。

孟怀忠建议，如果你觉得自己肩颈处于亚健康状态，或者想预防颈椎病，跳探戈舞会有很好的舒缓疲劳、锻炼颈部肌肉的功能。但如果本身颈椎病比较严重，跳舞时不要试图一步到位"猛回头"，否则容易起到反效果。

### 常扭伦巴舞对腰好

伦巴舞是拉丁舞的一种，音乐较为柔美，动作婀娜，主要以胯部向两侧扭动来调节步伐，而这有利于腰腹部保健。

医生告诉记者，久坐和久站的人，腰部肌腱能力减弱，伦巴舞能有效地让腰部有节律地运动，对腰椎甚至脊椎都有好处。但是孟怀忠提醒，适当的腰部活动对一般的腰肌劳损有好处，但如果已到"腰脱"的程度，就不应该进行任何舞蹈活动了。

### 多跳民族舞能抗抑郁

民族舞对老人来说更容易些，而且旋律和主题多积极向上。国家二级心理咨询师张丽华告诉记者，老人跟随积极的音乐舞动自己，有助于抗抑郁，舒缓情绪，增强对生活的信心，建立积极的态度。同时，广场舞本身是一种集体活动，可以让老人在其中找到归属感和安全感。

(《益寿文摘》/荐)

运动养生

## 华尔兹舞适合中老年女性

跳舞是一项有益健康的运动。舞蹈融艺术、音乐、运动于一体,可陶冶人的性情,给人带来健康与活力。老年女性适宜做比较缓慢的运动,以便于学习和记忆。适合中老年女性朋友的舞蹈以慢步和中步为好,并根据自己的身体健康状况进行选择。一般来说,老年女性朋友常选择的是交谊舞。

交谊舞是一种男女相伴的步行式双人舞,具体分为摩登舞和拉丁舞,其中摩登舞含有华尔兹、维也纳华尔兹、探戈、狐步和快步舞;拉丁舞包括伦巴、恰恰、桑巴、牛仔和斗牛舞。华尔兹舞步在速度缓慢的三拍子舞曲中流畅地运行,因为有明显的升降动作,感觉就像一起一伏连绵不断的波涛,加上轻柔灵巧的倾斜、摆荡、反身和旋转动作以及各种优美的造型,使其具有庄重典雅、华丽多姿的独特风韵,有"舞中之后"的美称。华尔兹缓和柔美,而且舞蹈时对身体的控制有助于塑造优美的体形,还能培养高雅的气质,增强自信心,故十分适合中老年女性朋友。

(文武/文)

## 练"坐操"强体质

坐着也能做运动,长期坚持,还能增强体质,延年益寿。

**抓地运动** 坐着时,双脚不停地抓地,然后旋转双脚以活动踝关节。可缓解疲劳,防治失眠、头痛、眩晕。

**提肛运动** 吸气时收腹、迅速收缩并提升肛门,停顿2~3秒,再缓慢放松呼气,可缓解便秘。

**四肢运动** 对患有四肢麻木、疼痛的老人来说,还可以进行四肢运动。坐在椅子上,伸直身体,两肩向后用力使背肌收紧,两肩胛骨靠拢。患心脏病的老人锻炼时一旦出现头晕等症状,一定要停下来。

(沈冰兰/文)

## 倒立好处多,不能盲目练

台湾演员焦恩俊近日秀出和新婚妻子的婚纱照,他虽然年近半百,可是看上去依然非常年轻。其实他的保养方式很简单,就是常练"倒立",避免地心引力造成皮肤下垂。

倒立是很多男青年喜欢的一种娱乐活动,也是年轻人健身的最佳方式之一。早在一千多年前,我国古代医学家华佗就曾用此法治病健身,并取得了神奇效果。华佗创编了五禽戏,其中猴戏,就将倒立动作列于其中。

倒立的好处很多,不但能使人的体形更加健美,而且能够有效地减少面部皱纹的产生,延缓衰老。另外还能预防和治疗各种因长期直立和劳累带来的疾病,特别是脑血管疾病。人体倒立时,地球引力不变,但人体各关节、各器官所承受的压力发生了改变,肌肉的紧张度也发生了变化。特别是关节间压力的消除和减弱,以及某些部位肌肉的松弛,对于防治腰背痛、坐骨神经痛和关节炎都有一定的效果。

虽然益处多多,但练习倒立也有很多需要注意的地方,不能盲目练习,以免给自己造成伤害。倒立锻炼因为是在短短几秒钟内把身体倒过来,由于时间太仓促,血液流动过于猛烈,对患高血压、心脏病、颈椎病等患者十分不利,建议这类患者慎用倒立的锻炼方法。特别是有脊髓型、椎动脉型、神经根型颈椎病的患者要禁用以头顶着地的倒立锻炼方法。此外,孕妇、女性生理期应该停止练习倒立。最好在饭前做,一定要做好准备活动,每次练习动作需缓慢、柔和,练习时如感觉有不适应停止练习。

(屈留新/文)

## "抛"出健康好身体

退休后迷恋网络,长时间坐在电脑前,我的颈、肩和背部肌肉常常感到发酸,颈椎与肩周疼痛难忍不说,腹部还堆积了不少的赘肉。偶然间从网络剧《康桥遗梦》中,看到一位年逾古稀的老人玩一种叫"抛球"的运动。只见他拿着一个橡皮软球,有时尽力抛向空中,落下时稳稳接住,有时将皮球全力掷向墙壁,弹回时接牢。在那个圆圆滚滚且弹性十足的软皮球上下翻飞,令人眼花缭乱时,我情不自禁地大呼过瘾。于是我也从网上购来一只橡皮软球,并从网站下载了教学视频,开始了我的"抛球"健身之旅。

"抛球"运动最早起源于荷兰,最初是作为一种康复医疗动作,用来帮助那些运动神经受损的人恢复平衡和协调能力。随着它在调和及康复颈、背、腰、髋等方面发挥的作用,逐渐被延伸推广为一种流行的健身运动。

由于"抛球"运动比较温和,运动成本不高,且无场地限制,也没有受伤的危险,又符合老年人体的生理弯曲曲线,不

**运动养生**

容易出现损伤,即使是高龄老人,也可以选择不用球,仅做向上抛、掷、接球的姿势,同样可达到锻炼的目的,所以在西方国家尤其受到老年人的欢迎。

我家住在19层,每当刮风下雨,酷暑严寒时,我便在客厅里进行抛球运动。经过近一年的练习,在一个风和日丽的日子里,我趁晨练散步的当儿,拿上球,到附近的公园挑一处合适的位置练习。我不仅能在空中自由地接住球,还能完成一些新鲜花样儿,获得围观者的啧啧称赞。

抛球是项需要精神高度集中、全身肌肉协调配合的运动,经过三四年坚持不懈的练习,我的身体状况得到了极大的改善。我的体重降了下来。原来按标准超重10多千克,现在早已进入标准线内;原来臂力与手劲感觉无力,而今百十磅的握力器,也能玩它好几下了。尤其是颈椎与肩周觉得特别舒服,炎症不像从前那样隔三差五地来随意打搅我了。最为开心的是,我的失眠症状也得到了缓解。过去一躺到床上,乱七八糟的东西就不可抑制地钻进脑子里来干扰我。说来也怪,自从抛球运动后,那些烦心事再也不敢轻易打扰我了。我一觉就能睡到天亮,第二天早晨起床后倍感神清气爽。

不过,老年朋友们千万要记住,在"抛球"前要充分热身,方法为首先摇摇头,其次转转颈部,而后双臂尽量向上伸直,接着活动手指关节,再甩动腕部、臂部和肘部,目的是促进血液循环,使整条手臂的关节都能活动开。另外,在"抛球"时,不要随意增加运动强度和延长运动时间,每次以3~5分钟为宜。因为"抛球"是以有氧运动为基础的,如果随意延长时间,肌肉进行无氧运动便会产生乳酸,导致肌肉酸痛。

(赵乾海/文)

## 搓耳动作巧强身

传统中医认为"五脏六腑,十二经脉有络于耳",耳朵和手脚一样,布满了密集的反射区,联系着全身每一个器官。因此,平时如能坚持搓耳朵、捏耳朵,可强健身体。

常搓耳郭可养颜。双手掌轻握双耳郭,先从前向后搓49次,再从后向前搓49次,使耳郭皮肤略有潮红,局部稍微有烘热感为度,每日早、晚各1次,搓后顿有神智清爽、容光焕发的效果。

提拉耳垂治头痛。双手食指放耳屏内侧后,用食指、拇指提拉耳屏、耳垂,自内向外提拉,手法由轻到重,牵拉的力量以不感到疼痛为限,每次3~5分钟。此法可缓解头痛、头晕、神经衰弱、耳鸣等疾病。

提拉耳尖可退热。用双手拇指、食指夹捏耳朵尖端,向上提揪、揉、捏、摩擦

15~20次，使局部发热、发红。此法有镇静、退热、止痛、抗过敏、清脑明目、养肾等功效。

搓弹双耳可强肾。两手分别轻捏双耳的耳垂，再搓摩至发红、发热，然后揪住耳垂往下拉，再放手让耳垂弹回。每天两三次，每次20下，此法可促进耳朵的血液循环，健肾壮腰。

（蒋忠平/文）

# 健体强身十项功

人到老年，更要运动，正如一位名人所说"活动活动，要活就得动"。但运动不能盲目，要选择适合自己的运动方式，才能达到健身益寿的目的。下面的十项功就比较舒缓，适合一般老年人选用。

## 预备式

两脚并立，双臂下垂，舌顶上腭，全身放松。

第一式　活动双肩舒颈胸

两脚分开，与肩等宽，两肩先由里而外，后由外而里，慢慢匀速转圈。一圈一呼吸。再上提下放，做8~10次。

第二式　双手托天理三焦

两脚并立，两手向前，面前十指叉合，掌心向上直托天空，然后再双手分开复原位。上呼下吸，做8~10次。

第三式　调整脾胃单举圈

两脚分开，左手放在右肩上方，右掌心向上由右向左画圈后复位。右手动作与左手相同。伸吸降呼，左右各做8~10次。

第四式　学龟伸缩攀高寿

两脚并立，双臂下垂，将臂伸向前、向下画一立圈。做8~10次。再将头部向后、向下画一立圈，一次一呼吸。也做8~10次。

第五式　天地同点调阴阳

两脚并立，先左手立掌抬于齐眉，同时左脚跟离地三寸停留片刻，慢慢放下。提脚跟时要提肛，起吸落呼，做8~10次。左侧做完，右侧相同做。

第六式　左顾右盼强视力

两脚分开，两手背贴命门穴。两眼平视前方，身体由正前转到左侧，复位后再由正前转到右侧，一次一呼吸。做8~10次。

第七式　双手抹八通经络

两脚分开，两手同时伸在前方，形成上八字。由上而下向外分开，形成下八字。再由原路回到胸前，由此往返8~10次。

第八式　枕手提跟消百病

两脚并立，两手交叉当枕放脑后。两脚拇指抓地，脚跟抬起停留片刻，再慢慢落地。抬脚跟时吸气提肛，起吸落呼，做8~10次。

第九式　太极推手利防卫

两脚并立,左手伸与眉齐,左腿向前迈一小步,接着臂与腿、腰同时向后转(脚不动),手由前向上向后向下,再向上向前画一圈,连做 10~15 个。然后复原,再右臂、右腿用相同方法做 10~15 个。此节务求柔、活、匀、圆,务求意与神、肩与胯、气与力、手与足相合相适。一圈一呼吸。

第十式　全身颤抖血通畅

两脚分开,两臂向前做搂抱收腹状,再做气沉丹田式小收。然后手心向腹,全身由上而下放松,再放松,直到自然地抖动起来。不断意想命门穴,也可意想自己的病灶处。做 5 分钟,也可视自身体质增减。

### 收功式

两脚并立,全身放松,两臂由脸前带气放下,气沉丹田。

（刘秀芝/文）

## 六类健身运动堪称最优

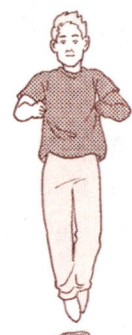

弹跳—健脑

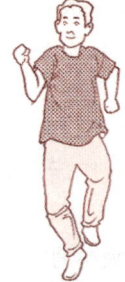

健身跑—抗衰

六类运动是锻炼的最优运动,这六类运动不仅可以预防多种疾病,还可以增进健美。

### 最优健脑运动

凡是运动都有健脑作用,其中尤以弹跳运动为佳,可促进血液循环,供给大脑充分的能量,更主要的是可起到通经活络、健脑和温肺的作用,提高思维和想象能力。

### 最优抗衰老运动

抗衰老的健身方法首推跑步。实验证明,只要坚持健身跑,就可以调动体内抗氧化酶的积极性,从而起到抗衰老的作用。

### 最优减肥运动

以手脚并用的运动效果最好,如滑雪、游泳等。如果你正当壮年,也可以选择拳击、爬山等运动,对消耗脂肪特别有效。

强身篇

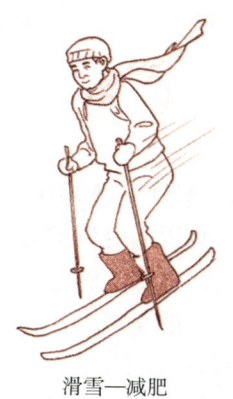

滑雪—减肥

### 最优健美运动

只要持之以恒进行健美操和体操运动，加强平衡性和协调性锻炼，就会收到明显效果。

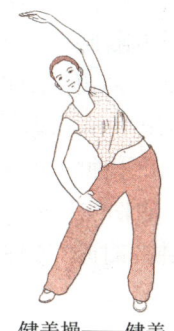

健美操——健美

### 最优抗高血压运动

可供高血压患者选择的运动方式有散步、骑自行车、游泳等，散步等运动通过肌肉的反复收缩，促使血管收缩与扩张，从而降低血压。而不宜选择举、拉、推、挑重物之类的活动，因为这可诱发血压上升。

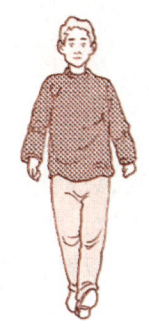

散步—抗高血压

### 最优防近视运动

打乒乓球对于增加睫状肌的收缩功能很有益，视力恢复更明显。奥妙在于打乒乓球时，眼睛以乒乓球为目标，不停地远、近、上、下调节和运动，不断使睫状肌放松和收缩，大大促进眼球组织的血液供应和代谢，因而能行之有效地改善睫状肌的功能。

（李富/文）

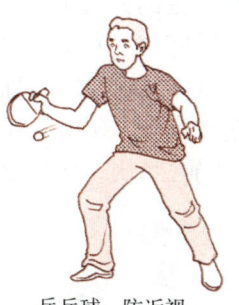

乒乓球—防近视

## 6分钟运动既瘦身又解乏

做做下面的几个运动，不仅能瘦身，还能让你摆脱疲劳。

**运动养生**

### 换脚跳

先迈左脚向前走,在左脚落地的时候,跳向空中,右膝盖弯曲在前,用右脚落地,然后单脚跳起,这样穿过你的房间,双臂在身体两侧自然摆动,跳2分钟。

### 内外跳

尽可能快地向内移动你的脚步,右脚向内迈,然后左脚向外,这样左右脚不停地内外来回动,双臂在身体两侧自然摆动,重复做30秒钟,然后从左脚开始再做30秒钟。

### 跳绳

拿一条真正的或者假想的绳子,双脚分开与肩同宽,站立,跳30秒钟,用脚尖轻轻地落地,落地时膝盖弯曲。

侧边换脚疾跑 双脚分开与髋关节同宽,脚趾朝前,蹲伏。变换双脚向左侧移动四下,然后换右边,这样做1分钟。

### 交叉腿跳

双脚并紧站立,脚尖朝前,膝盖轻微弯曲。把左脚迈向身体侧方,右脚交叉在身后,把左脚向身体侧方再次迈一步,右脚交叉在前,把左脚迈向身体侧方,把右脚与左脚并拢(迈步,向后,迈步,向前,迈步,并拢)。重复,换到向右移动。移动的要尽可能的快,这样做1分钟。

### 单腿跳

用右脚单脚站立,双手放在髋关节上,径直向上跳大约离开地面30厘米,落地的时候要有控制,膝盖弯曲,尽可能的轻,每条腿跳15秒钟。如果你想在不依赖其他运动的情况下单独做这些活动,那么你需要至少10分钟的热身,做完后要有10分钟的时间平静下来。

花上6分钟的时间,还你轻盈身姿。

(新浪/文)

## 健身美体打网球

网球是一项大众健身运动,老少皆宜,打网球不但健身而且美体。

打网球看上去是用手打,实际上是用腿打,所以网球运动很锻炼下半身,尤其可以健美小腿,对塑腰也很有好处。打网球运动量较大,其中大部分属于有氧运动,又称减脂运动。网球是球场上的芭蕾,很讲究美感和韵律感,可以培养动作的节奏感和身体的协调能力,也可以培养气质、风韵、美感。如果你不信,看看网坛美女莎拉波娃、库尔尼科娃吧。

打网球时出汗是难免的,要知道出汗可是排毒美容的好方法。

打网球可以愉悦身心,增强自信,在运动中把最真、最自然的一面释放出来。打网球可以培养人做事积极主动的态度,锻炼坚韧的毅力和不屈不挠的精神。每一次接球的时候都要告诉自己,一定要尽力接住,哪怕离得远也要努力跑过去,在跑动中把拍子拉起来,做好准备跑到位自然就能击到球了,很多时候看似不可能接到的球就这么打到了。

还有,打网球可以结识很多志同道合的朋友,尤其是球好人更好的球友,扩大自己的交际范围。

爱运动爱生活,只要你真心喜爱网球并投入其中,你会发现网球的世界有多精彩。看书看累的时候,身心疲惫的时候,带上球拍到网球场上吧,运动中的你最美。运动过后心情会更轻松,精力会更旺盛,皮肤会更靓丽,身材会更迷人。还犹豫什么呢,来吧,一起打网球!

(张晓峰/文)

## 道家明目功

相传武当山道观中,有一位明虚道长,80多岁仍然耳聪目明,两目神光湛湛,这要归功于他常年练习道家明目功。经后人发掘整理,本功法流传开来。若能坚持练习道家明目功,可保持眼睛视力,对老年视力衰退和近视、弱视、散光、远视等都有防治作用。在依山傍水之地练习,每天半小时,效果尤佳。

### 闭目养神

在持续看书、写字一小时后,闭目,双手交叉放于桌面,低头使前额贴于两手臂;或闭目,双手自然下垂,静坐;或闭目,靠椅静坐,持续2~10分钟。此法关键是闭目,以松弛眼肌,解除疲劳,姿势以练习者习惯、舒适为原则。

### 极目远眺

练习者在室外或隔窗向远处眺望,越远越好。中间需无障碍物。如地平线或远方的山丘、河湖或天空等,可以任意眺望,也可定视或追视远方的一个目标,如晚上的星星、天空中的飞燕等,持续2~5分钟。此法的关键是向远处眺望。

### 定点细观

练习者在近处周围确定一目标,如墙壁上的一个黑点或树上的几片绿叶;也可以在眼前伸出自己的手指或用书上的几个字作为目标,仔仔细细地察看,持续2~5分钟。此法的关键是在近处确定

## 运动养生

目标,仔细察看。

### 远近交替

此法可分为两步进行:第1步,平伸手臂,竖起食指,远近移动,目光追视手指,并意念目与指间有牵拉感,一般移近时有意念排斥感,移远时有意念吸引感。第2步,先视周围树上之绿叶,再望远方的一片山丘。上两步各做15~30次,持续2~8分钟。此法的关键是近看和远望的交替,以调节眼球的前后径,防治近视和远视。

### 眼观四方

此法分两步:第1步,头平正,颈不转,用目视自身,即向上看前额,向下看鼻尖,向左看左耳,向右看右耳(注:不一定要真正看到),或用手指移动法,随着手指在上、下、左、右方向的不同,眼睛也随着向四方转动。第2步,头颈可转动,如上仰头看天,下俯头看地,右转及左转看颈后等,持续1~3分钟。此法的关键是眼球的四方转动(即第1步)及颈项的四方转动(即第2步),通过增加眼球活动,不使其与周围组织粘连,并加强颈椎活动,加强脑组织血供,保证颈椎组织的营养而达到明目健脑的目的。

练功时应形体放松,排除杂念,自然呼吸。上述方法可按顺序锻炼,也可根据自身情况选择一部分练习。

(石坚/文)

# 科学打好太极拳

中国传统武术中的瑰宝——太极拳,其强身健体、防治疾病、益寿延年的作用,是不容置疑的。但是,为什么在习拳的人群当中,有的人没有收到良好的保健功效呢?原因是,太极拳虽然是健身的法宝,但是,要讲究科学地运用才行。比如:锻炼时间的选择,太极拳套路的选择,不同体质与打拳方法的搭配,不同年龄与打拳方法的区别等。我们只有在太极拳锻炼的细节问题上,遵循着中医学的脏腑理论,针灸学的经络运转之理,武学的肢体导引之道,才能达到精满、气足、神旺的最佳练拳功效。这就需要我们从养生学的多个角度去研究太极拳的修炼之道。只有这样,我们才能科学有效地运用好太极拳为我们的健康服务。

### 晨练打拳有讲究

在朝阳下,晨练的人群中,太极拳的爱好者很多,那么,如何科学晨练,才能收获健康呢?

血黏度较高的人,在晨练之前,要喝一些白开水。因为在晨练打拳的过程中,人体的新陈代谢会加快，体温会升高，身体会出汗，故而晨起饮水，以防人体在运动过程中水分不足，起到稀释血液、避免血黏度升高造成的心脑血管损害的作用，确保晨练的安全。

糖尿病患者在早晨打太极拳之前，要吃一些食物。因为糖尿病患者的新陈代谢不正常，体内能量储备不足，若是早晨空腹打太极拳，在打拳的过程中，容易发生低血糖的不良反应。表现为头晕目眩、恶心不适、心慌气短、四肢无力等症状，这是十分危险的。因此，避免空腹打拳，才能确保晨练的安全。

患有高血压、冠心病的拳友，不太适合早晨打拳锻炼。因为，从人体生理活动规律来讲，早晨人体的血压偏高，心脏的功能也不稳定，是心脑血管疾病的高发时段，因此说，其太极拳锻炼的时间，要选择在血压和心脏功能较稳定的下午进行，以确保安全。

在晨起后，人体经过一夜的睡眠休息，全身的骨骼、肌肉、韧带等组织都处于松弛无力的状态。此时打拳，一定要做好充分的准备活动，使人体的运动系统进入工作状态，达到一定的紧张度，使神经系统的动作协调性提高，使心肺的供氧供血量充足。从而可避免在拳式动作的演练过程中发生关节扭伤、肌肉的拉伤、跌倒摔伤等人身伤害事故的发生。

### 辨病打拳有选择

太极拳运动对慢性病患者有着明显的康复作用。但是，只有辨证施功，根据不同的体质、病症，而选择不同的练拳之法，才能少走弯路，不出偏差，收到满意的功效。

腰椎间盘突出症的患者，每次在打太极拳时，都必须系上一条习武专用的腰带。这样可以起到稳固腰椎的作用，以防止在拳式动作的演练过程中，增加腰部受力不均的危险因素，而加重病情。腰带不仅是一个增加太极拳套路演出效果的装饰品，更重要的是，它能使腹肌、腰肌、腰椎骨连成一体，形成一个圆形的"桶子劲"，这样，腰椎骨稳定，腰肌受力均衡。患者在坚持不懈的太极拳锻炼过程中，就可以收到椎骨强壮、腰肌强健、病痛日减的良好功效了。但是要注意，当打拳结束后，就立刻把习武腰带换成普通的腰带，并且要做好腰部和全身的放松活动，以防止腰和全身的气血瘀滞。

腰椎病的患者在做"下式"这个拳式时，一定要循序渐进、量力而行，随着柔韧素质的提高而逐渐下蹲，随着腰椎病的好转，逐步由弓步过渡到"下式"所要求的仆步。腰椎病患者，在太极拳的演练过程中，要特别注意"虚""实"的转换，其转换中重心一定要稳，"实"腿未站好，"虚"腿决不可动，这样，确保了腰椎、腰肌的稳定，在拳式的动作转换过程中，始终保持"顺"而无"滞"的状态。经过这样日积月累的打拳锻炼，腰部功能才会逐渐恢复正常。

膝关节疼痛是中老年人的常见病和多发病，多由风湿、劳损、增生等无菌性的炎症所引起。通过打太极拳，可使其经络疏通、瘀血吸收、凝滞物消散，对其康

**运动养生**

复有着十分肯定的疗效。但是要注意,若发现膝关节外表有水肿,这说明其里面有关节积液。此阶段应暂停太极拳的锻炼,以免在运动过程中加重膝关节的负担,从而不利积液的消退而加重病情。此阶段应以静养休息为主,等积液消除后,再进行太极拳的锻炼,在运动量和强度上以循序渐进为宜。

高血压患者在血压不稳定(一天之内血压起伏波动太大)的状况下,不可以进行太极拳的锻炼(不管有无身体不适的病理反应),因为在拳式的运动过程中,有时会加重血压波动,这样,运动中突然的高压或低压,都会造成心脑血管的损伤,容易诱发心脑血管疾病的发生。因此,高血压病患者只有在血压比较稳定的情况下,才能进行太极拳的锻炼,在确保身体安全的基础上打拳,才会收获平衡阴阳、调理血压之效。

因为太极拳的发劲动作,在产生爆发力的同时,使中枢神经系统高度紧张,呼吸变得急促不均,它在产生外在筋骨紧张的同时,还会造成心理上的紧张感。在发劲的动作过程中产生的这些心身反应,对于患有冠心病的中老年人是有害的。因此,患有冠心病的中老年人在太极拳套路的演练过程中,要把"发劲"的拳式动作改成"运劲"来做,也就是运其心意之劲,而不发肢体肌肉之力,是一种暗含的劲。这样打太极拳,使肌肉放松,心气平和,血压均衡,气息和缓,从而避免了患者在拳式动作的演练过程中,发生心肌缺血、缺氧的不良反应。拳式中的"发劲"动作,不但对冠心病患者有害,而且对健康人来说,若年龄超过60岁,也是不适宜做的。这是太极拳"体(健身)用(技击)兼备"操练之法的不同之处,应引起慢性病患者和老年拳友们的特别注意。

## 四季打拳有变化

春季是万物复苏、阳气生发的时节,此时通过太极拳的刻苦锻炼,能够激发人体阳气的生发,提高生命活力,强健身心。但是,此时外界环境中的风邪比较厉害,容易伤人。因此,打拳的场地要选择在避风之处,以免在练拳的过程中,气血流转,毛孔打开之时,风邪乘虚而入,侵害经络,损伤脏腑,而造成血脉瘀阻,脏腑功能失常。

夏季是万物生长旺盛的时节,此时勤于太极拳的锻炼,有益于人体气血的充盛。但是,此时环境中的暑湿之气太重,因此要选择避阳光、通风、干燥、凉爽之地锻炼。并且运动量不要太大,以免因出汗太多,而损及人体气血(汗为血之余),造成口干舌燥、疲劳无力等病症。此时打拳应以静练滋阴为主,以确保人体的阴阳平衡。

秋季,气候干燥,应在草地、树林、河边绿地等地方进行太极拳锻炼,以起到滋阴润肺的作用,防止燥火之气伤人。

冬季,落叶归根,万物收藏,以避寒气,练拳前要充分地活动全身的肌肉、韧带、关节,起到"热身"的作用。这样会激发人体的阳气,消除寒气造成的筋骨僵硬,血脉凝滞,有利拳式动作的演练和脏腑功能的调节。冬季晨练,一定要在日出以后,以借天阳之气养自身阳气,祛除寒邪。中老年人,特别是高血压患者,在外出打拳锻炼时,要养成戴帽子的习惯。因为人体头部血管较细,又没有厚实的肌肤来保暖,在寒冷之气的侵袭下,容易造成脑血管痉挛收缩,血压上升,从而诱发脑卒中的发生。运动量以身体微汗出为宜,若太过,就会不利元气的蓄存,违背"冬藏"的养生原则。脚心的"涌泉"穴是肾经上的要穴,冬季天寒地冻,鞋和袜子一定要穿得暖和一些,以免在练拳过程中足三阴经和足三阳经受到寒气的侵袭。咽喉是人体气息的交换之门,在室外练拳之时,颈部宜戴上围巾,以暖肺气,防止寒气对拳式中气息锻炼的损伤。

(张晓武/文)

## 怎样打太极拳才最健身

太极拳动静结合,阴阳协调,已流传几百年,深受人们的喜爱。但是要提高练习太极拳的功效,还有一些注意事项:

### 选择适合自己的套路

选择套路时应根据自己的年龄、体质、健康状况和喜好来选择。如年轻、体质好,可选择陈氏太极拳;自己年轻,但体质弱,并有些疾病,可以学杨氏、吴氏太极拳;如果是中老年人,体质差些,选杨氏、吴氏太极拳。但是如果一开始什么都不懂,就从24式简化拳开始,边学边了解更多的套路,再来定学什么套路。

### 学的套路宜精不宜杂

许多拳友在公园晨练时,24式、40式、42式、48式、56式、83式、85式等套路各打一遍。按各种套路来说,24式、40式、42式、48式等套路属现代拳的国标套路,83式是陈氏传统套路,85式是杨氏传统套路,它们的风格有较大的区别。但许多拳友把各式风格的太极拳打成了一种风格、一个模式,这就变了味,健身效果也远没有精学精练1~2种套路的好。

### 一定要有耐心和恒心

学练太极拳一定要有恒心,只有持之以恒,克服困难,天天坚持才能慢慢受益。另外,学拳一定要有耐心,一招一式都要学明白,身法、手法、步法都要按规矩演练,不能拼学习进度,以免影响锻炼效果。

### 学习太极拳方面的书

太极拳是文化拳、哲理拳,处处讲究阴阳相济,阴阳和谐。所以要认真看书学习,不但学太极拳方面的书,同时应学哲学、易经、医学方面的书,真正用太极理论指导练拳。

(《益寿文摘》/荐)

## 打太极拳时最好不用音乐伴奏

在公园、广场等公共场所,经常能看见一些人配合着音乐练习太极拳。但事实上,用音乐伴奏打太极拳不仅不能增强锻炼身体的效果,有时候甚至会让锻炼效果大打折扣。如果仅仅是作为锻炼健身,而不是表演太极拳的话,不配音乐、自己独自练习效果会更好。

太极拳作为一项具有悠久传统的拳术,它的理念与气功有共通之处,讲究的是"以意行气,以气运身""打拳心为主"。

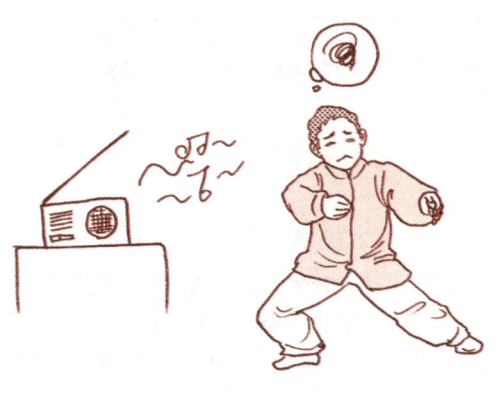

在练习时,应当做到意识高度集中、呼吸均匀顺畅,更重要的是还要做到心静,这样才能达到健身祛病的效果。

真正全身心地去打太极拳,不仅对人的身体素质大有益处,更重要的是能让人心平气和,心静如水。如果以音乐配合来打拳,人们练习时,招式动作上会不由自主地迎合音乐的韵律,心态上也不可能做到无视一切,尤其是不能做到忽视自己需要配合的音乐。这必然会造成人的心态不能全神贯注于打拳这件事上,也违背了太极拳的"以气运身"的理念,从而影响练习效果。

因此,练习太极拳时,应当做到心平气和,保持良好的心态,专心致志、精力集中,使全身心投入到锻炼中去。至于配音乐或者是很多人一起打拳,其实更具表演意义,对于修身养性来说,功效却逊色很多。

(《益寿文摘》/荐)

运动养生

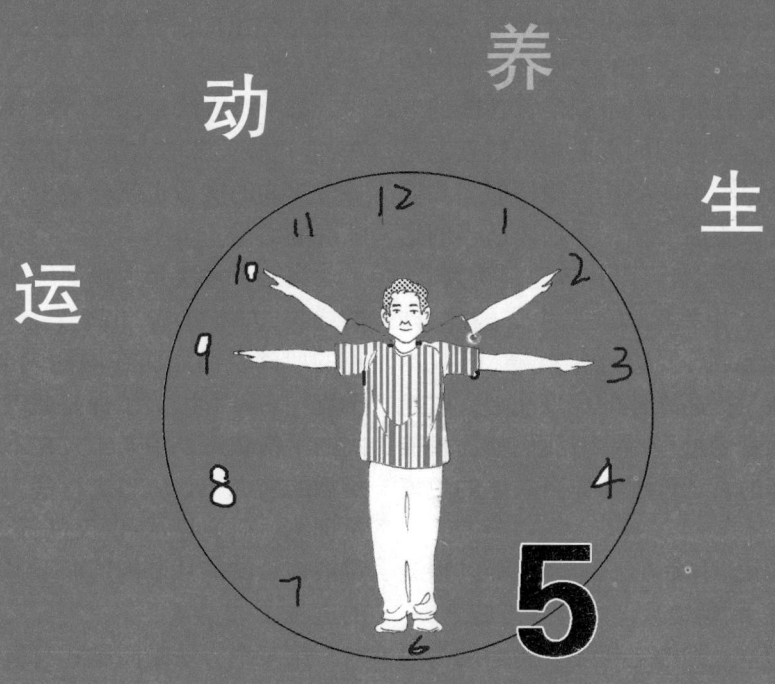

长寿篇

运动养生

## 人到中年如何运动才能延缓衰老

追求长寿是人类几千年来的梦想，也是当今科学家长期研究的课题。现代医学研究表明，衰老的本质是干细胞的衰退、免疫力的下降、组织器官功能的老化以及抗衰老基因的衰退。虽然衰老是人类生命过程中的必然规律，但当我们养成良好的生活习惯，并加以适当的运动和保健措施，就可以有效地延缓衰老，并降低衰老相关疾病的发生。因此，许多科学家认为，要想延年益寿，最根本的办法就是提高人体的免疫能力，以延缓人体的衰老过程。那么，我们如何才能延缓人体的衰老过程和提高人体的免疫能力呢？

俗话说"生命在于运动"，所以运动是保持健康、延缓衰老的有效措施之一。有人认为，人到中老年才开始运动为时已晚，其实不然。国外运动生理学家研究证实：老年人从事体育运动的效果虽然比年轻人小得多，但只要投入，并通过适量负荷的体育锻炼，肌体的生理功能和组织状态都能得到明显的改善。因此，任何中老年人，只要坚持适量的体育运动，对健康和长寿都是有益的。清代一位封疆大吏，在谈养生之道时曾这样说过："天下百病，生于懒也。"研究发现，经常参加晨练的中老年人，其免疫力明显高于同龄人，而且应激反应敏捷、组织器官老化缓慢，抗病能力也增强了许多。近期，美国的《预防》杂志介绍了加拿大健身专家莫琳·黑根从教学实践和临床研究中总结出的一套健康老人运动秘方，大家不妨一试。

第一个方法是深蹲。这种简单的方法，能让膝关节的力量变得强壮起来，膝关节疼痛的次数也就会减少，并会增加腿部的力量。

第二个方法是力量训练。随着年龄的增长，人体每10年就会丧失约2.3千克的肌肉，而脂肪在同期内会增加4.5千克左右。因此，为了保持肌肉和脂肪之间的平衡状态，中老年人在不患有严重疾病的前提下，应当进行适当的肌肉力量训练。研究显示：仅仅进行26周的力量锻炼，就能从基因层面上逆转老龄化的进程。

第三个方法是间歇式有氧锻炼。莫琳·黑根通过研究发现，每周进行240分钟的有氧锻炼，对心脏的健康十分有益，这是因为有氧运动能改善线粒体的功能。线粒体是人体细胞中可生成能量的细胞，它通常会随着年龄的增长而减少，但如果每周进行4小时的有氧锻炼，就可有效防止线粒体减少现象的发生。

第四个方法是四肢交叉让左右脑相互对话。中老年人在健身过程中，可以多做一些把双腿和双臂交叉放在身体中线上的锻炼动作。这是因为四肢交叉能促使两侧大脑展开积极的对话，增强两个半球之间的神经连接。这样不但有利于身体的平衡,还可健脑,防止老年痴呆。

第五个方法是适当的跳跃。因为这样的冲击力可以增强骨质的密度。很多中老年人可能惧怕做跳跃动作,他们觉得这个动作会伤害到膝盖或臀部。其实这并不意味着需要疯狂地跳跃,只要能迈出有力的步伐就完全可以。此外如身体允许,还可以进行健步蹲、高抬腿和跳绳等锻炼。

第六个方法是散步时带个计步器。据有关专家研究表明,每天行走达到一万步,对健康才会更有益。带计步器的好处是,可在不知不觉中增加行走里程,并可不断挑战自己的纪录。

第七个方法是在起床后做伸展运动。无论在晚上的睡眠多么让人放松,但醒来后有些部位的肌肉还是会处于紧绷状态。在起床后下地前做几个伸展运动,就能让这部分肌肉得到充分拉伸。美国梅奥诊所的专家认为,伸展练习应从脖颈开始,逐渐延伸到臂部、肩部、下背部和小腿部位。这样做不但能改善我们的血液循环,还可增进关节健康、提高人体的柔韧性和灵活度。但需要说明的是,老年朋友在做以上几种运动时,首先要循序渐进,根据自身的体质情况适度进行。如果觉得运动时间过长,可以选择间歇式的锻炼。而最主要的是贵在坚持,不能三天打鱼,两天晒网。其次要建立合理的生活方式,养成良好的卫生习惯。

另外,每周进行一次和谐的性生活,也可延缓衰老并能延长寿命。因为在性生活过程中,人体会释放出让人感到快乐的激素——内啡肽,并会出现肌肉变得更强壮、呼吸变深、血液循环量增加和慢性疼痛减轻等一系列生理反应。除此之外,每次性生活还能燃烧掉约836.8千焦(200千卡)的热量,相当于进行了一次中等强度的有氧锻炼。当然,性生活也不可无度,否则对健康不利。大体是以夫妻双方的感觉和接受能力为准,以第二天不疲劳为度。

(郭德才/文)

## 坚持步行有益健康

生命在于运动。步行对中国人来说,是传统的健身方法之一。古往今来,许多长寿老人有良好的步行或散步习惯,时下亦有"走路比驾车好"一说。这些都说明步行对人们来说,既可健身又能养神,特别对老年人来说,坚持步行对预防疾病、延年益寿大有裨益。

徒步行走,老少皆宜,它不拘形式,亦不受环境限制,是一种从容缓行、有效的健身好方法。老年人坚持适量步行,通过四肢自然协调动作,能使周身得到适度活动。从医学角度讲,人在行走时,由

运动养生

于双脚肌肉有节奏地收缩，可促进血液循环，不仅有利于加强机体各系统气血的畅通，促使五脏六腑生理功能更好地发挥作用，还利于改善冠状动脉功能，缓解心血管症状。同时，步行还能增强消化功能，促进新陈代谢，防治老年人常见的消化不良、便秘、肥胖等疾病。

我退休10多年来，每天坚持早晚步行和散步，并做到风雨无阻常年坚持，每天总量保持4~5千米。在常年坚持步行中，我亲身感受到，伴着轻松而富有节奏的步伐，使人处在恬静安然、随意闲适的动态之中，既可祛除郁闷和烦恼，有利于健身养神，还是治疗我的糖尿病的"良药"。因为步行能促使血液中葡萄糖充分利用，既可抑制饭后血糖升高，又能起到降低血糖浓度之目的。所以，我认为老年人每天坚持适量步行运动，对健身与养神都很有益处。

（袁发尧/文）

## 古稀老人"组团散步"

每到傍晚，在福建省福鼎市桐山江畔，就会有一群银发老人结伴散步，他们自称"古稀散步帮"，8年来每天坚持"组团散步"，老人们不仅收获了健康，还让晚年生活充满乐趣。

2006年初夏，几对年逾花甲的夫妇在一块闲聊，其中63岁的陈紫兰提议："都说'饭后百步走，活到九十九'，要不咱们成立个步行组合吧，结伴散步溪边，既强身健体，又能彼此照应。"话音刚落，就得到同伴们的一致赞成。接着，大家商量活动时间和内容：除星期六外，其余每天下午3点开始锻炼，先做健身操，接着散步，然后进行太极拳、柔力球等健身活动。

夏天，他们带着水和板凳，走累了就在树阴下，纳凉话家常；冬天，他们追着太阳走，边散步边做"日光浴"；春秋两季，老人们到公园赏花或郊游野餐。

"生命在于运动，我们'散步帮'是将运动融入生活，给运动贴上快乐的标签。"老人们说，"组团散步"既新鲜又充满乐趣，儿女再也不用担心我们单独锻炼发生危险，散步还是身心健康的好帮手，帮我们赶走失眠、高血压、腰酸腿疼等老毛病。

8年过去了，"散步帮"里有的老人已近耄耋之年，可他们参加运动健身的热情丝毫未减。"俏夕阳，心欢畅，勤步行，保健康"既是"散步帮"的口号，也是老人们的运动目标。

（林宝雀/文）

# 每天万步走

当你正为选择健身计划而纠结时,我还是会毫不犹豫地推荐你选择步行作为锻炼方式,如健身走、快走等。当前,步行已经成为一种健康、时尚的生活方式,成为人们塑造完美身材和保持健康状态的理想选择之一。而早在1992年世界卫生组织就明确指出,世界上最好的运动是步行,简便宜行,又强身健体。你需要准备的只是一双舒适的鞋子,充满激情地上路吧!

成年人每天至少应进行累计相当于步行6000步以上的身体活动。以1 000步作为一把"尺子"。各种身体活动都可以换算为1 000步的活动量或能量消耗。例如,骑自行车7分钟相当于中速步行1 000步,拖地8分钟也相当于1 000步,我们每日的基本活动量相当于2 000步,加上上下班骑自行车30分钟(相当于3 000步),晚饭后拖地10分钟(相当于1 000步),这样很容易达到每天6000步的最低目标。为了改善我们的健康,每天至少10000步以上的身体活动。包括日常活动和额外的步行运动,每天累计1 0000步的运动量。

## 行走的优势

步行不受年龄、时间和场地的限制,运动装备简单,是一项老少皆宜的运动方式。可以单独,亦可结伴行走。强度可以根据自己的身体状况调节。

## 增加能量消耗,有利于减肥

中速偏慢的步行,脂肪的动员和利用是机体获得能源的重要组成部分,若运动时间越长,则脂肪消耗得越多,从而有利于调节体脂的比例,有助于维持体重,经常有规律的步行锻炼能更多地动员和利用体内储存的脂肪,更有利于预防超重和肥胖。

## 改善心情,有利于减轻抑郁

适当规律的步行锻炼能够使人获得乐趣并感到愉快,从而有效地缓解社会竞争所带来的压力和挫折心理,保持乐观、自信、开朗等生活态度。许多研究也表明,步行与心境改变和不良应激减少有关,如可以改善睡眠质量,减轻焦虑和抑郁,增强应对生活中各种压力的能力。

## 有利于改善心肺功能

步行运动是一种有氧的健身方式,尤其大步疾走可使心脏跳动加快,血流加速,能有效增强心脏功能,使心肌收缩能力增强,改善肺通气量。

运动养生

### 改善骨骼和肌肉的质量

体育健身最直接的效应是促进运动器官的适应性变化,如骨骼肌体积的增加及质量的改善。经常参加体育锻炼者,肌肉体积增大、重量增加,主要是由于运动训练可以刺激肌纤维收缩蛋白的含量增加,有助于延缓肌肉衰退。步行运动也可以增强骨骼的物质代谢,防止无机成分的丢失,改善其与有机成分的比例,使骨的弹性、韧性增加,从而有助于延缓和防止骨质疏松症,延缓关节的退行性变化,预防和消除关节炎的某些症状。

### 行走对老慢病的特别作用

步行能有效地预防和治疗代谢综合征。通过规律的步行运动,增加能量消耗,改善肌肉质量,提高胰岛素的敏感性,能有效地控制血糖。

美国运动医学会会刊报道,成年人平均每天步行累计总数不少于1 0000步,就能基本上保证身体测量指标符合健康要求。反之,如果每天步行少于6 000步,就很容易进入超重者或者肥胖者的行列,患心血管疾病、糖尿病的机会也随之大增。

因为步行是最切实可行的活动方式,所以研究者提醒,不论在任何时间、任何场合,都应该尽可能有意识地多走动,这就是最简单、最有效的保持身材、促进健康的途径。

(史仍飞/文)

## 慢运动:身心平衡,享受宁静

慢运动是指由慢速度、慢动作组合而成的适宜长期练习的休闲体育项目。比如慢跑、瑜伽、太极拳、散步、跳舞、台球、钓鱼、健身气功等,它们能消耗一定的体力,促使一部分储存的能量分解转化,但又不易损伤老年人的身体。

### 慢运动能让人获得身心的宁静

让我们的内心保持忙碌,就意味着我们将放弃很多宝贵的感受。放慢心灵的节奏会带来健康与内心的平静。慢式运动既不会让你感觉很累,又能享受动作舒缓、排解烦恼、收获心灵的宁静和身

跑步　　　　瑜伽

体的健康。让身体在松弛、愉悦的状态下健身,感受到的是另外一种境界。特别是瑜伽,其舒缓的节奏、流畅的动作,不仅能消除身体上的疲劳,还能抚慰疲惫的心灵,缓解心理上的压力。

## 慢运动可以使人身心平衡

所谓"慢生活"是一种生活的态度和健康的心态。"慢生活"不是懒惰,也不是拖延时间,而是让人们在生活中找到平衡。运动同样如此。研究发现:生命并不在于拼命运动,而是要放慢节奏。有时候我们片面地理解了运动的本质,将它等同于密集又高强度的训练。运动的真正目标不是为了更疲惫,而是需要更健康。适当的运动有利健康、延年益寿。过量的运动不但不能减压,反而对身体有害。

## 慢运动是一种享受过程

慢运动享受的是过程,而不是目的或者结果。慢运动的本质是对健康、对生活的珍视,它应该是和缓自由的,通常是一些强度较小、节奏较慢的项目。

## 老年人尤其适合慢运动

对于老年人来说更适合做慢运动。老年人由于身体各方面的功能慢慢衰退,已不再适合高负荷的运动量。现代医学研究表明,生命的延长不在于超负荷的过激运动,而在于适度、有节制的运动。这时老年人就应该把锻炼的强度放低,节奏放慢,这样既能使身体得到锻炼,又不会发生危险,使老年人能延年益寿。

(吉文存/文)

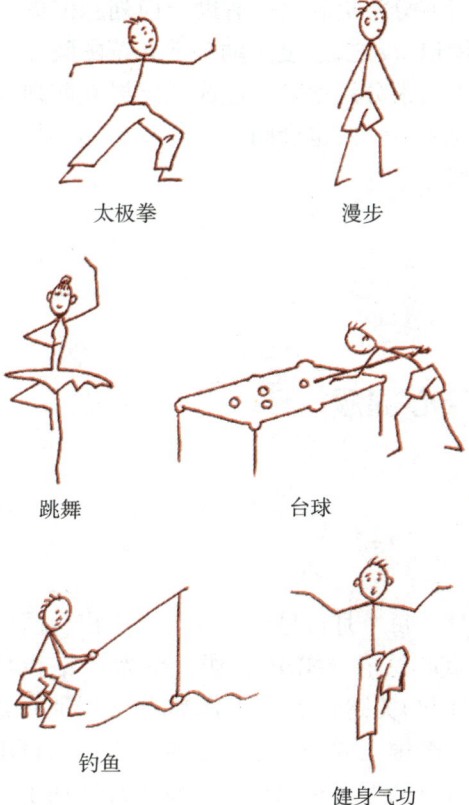

太极拳　　漫步

跳舞　　台球

钓鱼　　健身气功

运动养生

## 温和运动可产生"愉快素"

美国运动医学专家提出,温和的运动锻炼能够促使大脑分泌更多的心理"愉快素",给老人带来快乐。

温和运动的形式多种多样,既可全身整体运动,也可局部运动,如散步、快走、慢跑、爬山、跳绳、健身操、游泳、骑自行车、扭秧歌、跳交谊舞、打保龄球、打羽毛球等,参与者可根据各自的体质和喜好来选择。较为理想的温和运动频率和强度是每周3次、每次至少30分钟的有氧运动。

研究证实,温和运动能够逐渐增加体内血红蛋白细胞的数量、改善大脑和心肺的生理功能、提高机体的免疫力,还可以避免年老体弱者在剧烈运动中的肢体扭伤、闪腰或骨折等运动损伤。温和运动还可以保护前列腺,原因是温和运动改善了老年人体内的血液循环,使前列腺液分泌更旺盛,有助于前列腺的炎症消退。反之,过度运动会使儿茶酚胺和促皮质素分泌增多,造成老年男性前列腺充血、水肿,也会因过分耗能而"磨损"前列腺。

(季玉光/文)

## 走出愉悦,身心健康

"走"是人类活动中最简单、最基础的运动,也是人类健康最有效、最时尚的运动。专家告诉我们,步行是目前有关研究证据最多的、最有益于健康的一种运动。世界卫生组织的一个报告指出,如果能够坚持每天半小时中等强度的运动,如步行6000步,人的寿命可以延长3~5年。卫生部和中国记协主办的中国健康知识传播激励计划(吃动平衡·2010)将每月11日作为"步行日"的倡议深入人心。作为该计划的健康知识宣传员,我对吃动平衡"1+1"有些自己的理解。

### "1+1=11"

每个月11号曾一度是国家出台国内生产总值(GDP)、居民消费价格指数(CPI)关键数字的日子,那些数据证明着一个国家的经济运行是否健康。而自步行日的倡议提出以来,每个月增加了一个小小的开始,也许它的声音没有那么大,但是这个"11号"所蕴藏的对个人生命健康的追求将来要大于GDP。这"1+1"指的是"管住嘴"和"迈开腿"。这两个看似具体的行为,加在一起意味着对生命的支持和激励就要达到11。"1+1"去掉任何一个的效果都会减10分。"11"像人的两条腿,也像一双筷子,加在一起也正好是管住嘴、迈开腿的意思。

### "1+1"就是"饿加汗"

保持健康需要鼓励人们保持必要的饥饿感,同时每周还要出几次汗。通过"饿加汗"发出更健康的信号,铸造健康的生活。"我们要活出健康",要让生活有滋有味,让人乐于进行并且心情愉悦。所以平常的步行如果调动这一点,就会有一种成就感。而在步行里面添加很多生活的乐趣,步行才可以成为一生坚持的习惯。

### "1+1"就是"身健康"+"心健康"

我们应从年轻的时候养成一种习惯,就是跟自己对话。它会保持一个人的身心健康。我们说散步保持"身健康",而经常跟自己对话,能保持"心健康"。散步、走路就能很好地给自己对话的时间。找各种机会步行,自己跟自己对话,就会感觉到愉悦。这种散步,是身心健康的一部分,应该成为这个时代的时尚。

(白岩松/文)

## 生命在于运动,运动要讲科学

我今年85岁,老伴84岁,莫说一般的老年人常见病与我们无缘,即使是伤风感冒之类的小毛病也极少找我们的麻烦。我们的亲身体会证明生命在于运动,运动要讲科学的命题是十分正确的。

运动是物质存在的形式,没有运动就没有物质的存在。我国有句成语叫作"流水不腐,户枢不蠹"。这说明我们祖先在很久以前就意识到运动对物质存在的重要性。物质只有不断运动才能显示其生机与活力,生命也是如此。但运动是有规律的,各种物质都有自己运动的规律,这就叫运动的科学性。老年健身运动也要遵循规律讲科学。老年健身运动的科学性表现在哪些方面呢?我认为主要应体现在以下几方面:

### 健康性

文体活动名目繁多。就其性质可分为健康的、高雅的、催人奋进的和落后、庸俗、低级甚至淫秽的两大类。如迷信、黄色歌舞、邪教等就属于后者。老年人应选择前者,抵制后者。因为后者不仅无助于老年人健身而且会毒化社会风气、危害社会治安,所以我们不应参与。

**运动养生**

### 娱乐性

老年人参与文体活动的目的是娱乐、健身，而不是竞技、牟利，因而在活动中要摒弃争强好胜、锦标主义的思想，提倡互相学习、共同提高，营造一种文明、和谐的活动氛围。同时，各项活动都有一些基本的规范动作和要求，在活动中我们必须按这些要求去做。只有这样，才能不断提高活动水平，取得最佳效果。

### 针对性

老年人的身体素质、知识结构、性格特征、兴趣爱好、生活习惯都不同，因此，在选择活动项目上要针对自身的情况，因人而异，不能顺大流、凑热闹。一般来说，年龄偏大、体格较弱者，应以运动量较小的室内活动为主，文化结构较高的，可以选择读书、看报、写文章、练书画，爱蹦爱跳的可以唱歌、跳舞，同时在活动时间和活动量上也要有所区别，不能要求一致。

### 经常性

做任何一件事情都要经过一段时间才能看到效果，不可能立即见效。健身活动更是如此。希望一蹴而就是不现实的。因此不论选择哪一项运动，都要坚持到底，浅尝辄止，三天打鱼、两天晒网是无济于事的。本人的体会，健身运动，没有几年、十几年，甚至更长时间的坚持，其效果是不会持续的。

只要我们坚持做到以上几点，就能收获康、乐、寿！

（汤柏/文）

## 常锻炼老得慢，跑步使肌肉干细胞增加

据英国《每日邮报》报道，以色列特拉维夫大学的一项最新研究表明，每天在跑步机上跑20分钟，可以使肌肉干细胞增加近50%。这充分表明，锻炼是保持肌肉年轻的秘密。

研究人员表示，当人们衰老时，肌肉的数量会减少，肌肉功能会减退，自我修复的能力也逐渐下降。其结果是，骨骼更容易受到磨损，老年人跌倒的风险增加。

科学家通过实验鼠研究发现，小鼠每天跑20分钟，持续13周，就能大大逆转肌肉衰老过程。年轻实验鼠肌肉的干细胞数量平均增加20%~35%，老年实验鼠受益更大，肌肉干细胞能增加33%~47%。研究还发现，耐力训练有助于提高锻炼者的"自发运动力"，从而使其更积极主动地参加锻炼。

（《益寿文摘》/荐）

## 每周运动3小时,延缓衰老10年

经常运动有很多好处。强度低、有节奏、不中断、持续时间长的有氧运动,能提高血液的输出量,增强心肌的收缩力,改善全身的血液供给,预防血管硬化、高血压和冠心病等疾病。

运动可以防止衰老。衰老与染色体端粒长度有关,不运动者染色体端粒比积极运动的人要短。研究表明,每周只运动16分钟的人与每周运动3小时以上的人相比,其端粒平均要短200个碱基对。转换成生物年龄,前者比后者衰老早10岁左右。经常运动能促使人的血液畅通,为机体各部位细胞通过微血管提供充足的营养,使组织器官减缓衰老。

运动能增强机体免疫功能。运动可使身体的新陈代谢更加旺盛,促使体内血液循环加快,使血液中的白细胞明显增多,及时、迅速清除疾病。运动时身体所产生的内源性致热物质,能促使体内的T淋巴细胞增多,而T淋巴细胞分泌的抗体,能够有效地歼灭侵入人体内的细胞和毒素。

虽然运动对健康有很多益处,但运动时也要讲究方式和适度适量,要因人而异。适合老年人的项目不一定适合年轻人,反之亦然。所以要根据自己的年龄和身体状况来选择适合自己的锻炼方式。活动量要由小到大、由缓和到快速、由大肌肉群活动到小肌肉群活动、由全身性的活动到局部身体部位的活动。

运动是一个逐步适应的过程,要有计划、有步骤地增加运动量和复杂程度。运动前需做准备活动。运动量逐渐增加可使身体各部位,特别是心血管系统有足够时间逐渐提高其活动水平,以适应运动的需要。准备活动还可消除肌肉、关节的僵硬状态,减少外伤的发生。运动快要结束时,为了使躯体和内脏比较一致地恢复至安静状态,必须逐渐减少运动量。一般用慢跑、行走、放松呼吸来达到这一目的。

(李天顺/文)

## 锻炼可生成新的脑细胞

美国研究人员发表报告指出,锻炼有助于促使与记忆和遗忘相关的大脑部位形成新的脑细胞,从而增强脑力。老鼠实验表明,它们大脑的齿状脑回区域生长出了新的脑细胞。齿状脑回由海马(延伸于脑的每一个侧脑室下角地边上的一条海马状凸起)组成。多数人在30岁左右开始随着年龄增长出现记忆衰退,这正

运动养生

是因为海马受到了影响。

研究人员利用磁共振图像扫描仪记录老鼠发生的一切变化，然后利用磁共振现象观察人在锻炼前后的大脑变化。他们发现了相同的模式，这说明人在锻炼的时候也会产生新的脑细胞。

该研究项目负责人、纽约哥伦比亚大学医学中心神经病学家斯特·斯摩尔在报告中说："此前，没有人系统研究过海马的不同区域，并确定锻炼对哪片区域影响最大。"

研究报告发表在近日出版的《国家科学院学报》上。研究人员写道，他们最先在老鼠身上进行了测试。

位于加州拉霍亚的索尔克研究所大脑专家弗雷德·盖奇曾证实，锻炼可以促进老鼠大脑中相当于人类齿状脑回的区域产生新的脑细胞。

研究人员找到了用磁共振城乡测量这个过程的方法，即跟踪记录脑部的血液流量。他们在报告中写道："这些发现在老鼠身上得到证实，我们就想确定锻炼是如何影响人的兴趣的。"

当然，他们没法解剖人类大脑以观察是否有新的神经细胞生成，但他们可以利用磁共振成像一窥究竟。

（科力/文）

## 散步能"长脑"

英国《每日邮报》报道，一项新研究发现，散步能刺激大脑生长。研究者证实，一周进行3次足够强度的步行锻炼，大脑负责记忆的海马体体积会增长。而阿尔茨海默症发病后，首先破坏的就是大脑的海马体。

美国匹兹堡大学的研究者要求120名年龄在55~88岁的男女志愿者每周散步3次，每次40分钟。受测者在坚持锻炼一年后，包括海马体在内的大脑关键部位增大了2%。

研究人员发现，如果把体育活动跟猜谜语等脑力锻炼结合，好处更大。美国伊利诺伊大学心理学教授伊丽莎白·斯泰恩·莫罗强调：无论什么时候开始进行体育和脑力锻炼都不会太迟，越早改变日常习惯，好处就会越大。

（《益寿文摘》/荐）

## 一日抖三抖，活到九十九

"一日抖三抖，活到九十九"，这是不少健身族的口头禅。专家提醒大众不妨试试这一方法,只要运动量不大,坚持锻炼就会受益。

抖动,就是由自身发动的浑身颤抖。有人甚至把它总结为"抖功"。其基本姿势是挺胸、站立、两眼微睁,双脚分开与肩同宽。全身放松,排除杂念,以脚跟和膝盖为轴,发动浑身上下各部位的肌肉和内脏的颤抖。"抖功"不受时间、空间的限制,对于平时没机会运动的人来说,也算是个理想的选择。当然,如果老人觉得"抖功"学起来有些难,可以在散步时,有意识地甩甩手或抖抖脚,也能起到一定的效果。

(李建/文)

## 五压运动可延缓关节衰老

随着年龄的增长,中老年人骨关节的关节囊、韧带、肌腱等都会逐渐发生变性、老化,柔韧性变得越来越差,从而导致中老年人易患颈椎病、腰椎间盘突出症、肩周炎、腰腿痛等疾病。运动医学研究表明,柔韧性是重要的身体素质之一。中老年人经常锻炼柔韧性,不仅能增强身体素质,而且在日常活动中动作灵活,很少患上述运动系统疾病,肩、膝、腰等关节的扭伤也很少发生。

锻炼柔韧性的方法很多,这套"五压"关节运动操是其中的一种,具体练习方法如下:

### 第一节 压指、压腕运动

两手手指交叉,手心向外翻,胳膊伸直,做压指、压腕的运动。胳膊可以向前伸展,也可以向上伸展,但是动作要柔和,用力不要过大。

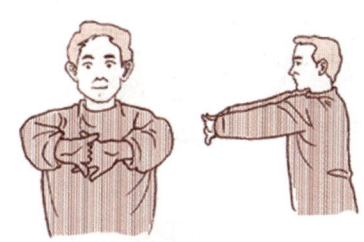

### 第二节 压肩运动

首先身体前屈,双手扶在椅子背或者桌子边,做向下振动压肩的运动。这个动作也可以两个人来做。具体做法是:两个人面对面站立,互相扶住肩部,身体前屈,做向下振动压肩的运动。做这些柔韧

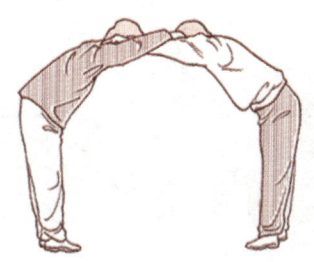

性锻炼,贵在坚持,经常练习,循序渐进,量力而行,从而达到很好的效果。

### 第三节　压腰运动

压腰也称抻腰运动,这个动作可以坐在床上或者坐在垫子上完成。

首先,两腿伸直,挺胸,全身放松,上身慢慢向前压,双手向前伸,尽量使胸部贴近腿部,保持一段时间。然后上身再慢慢起来,放松一下,这样重复做3~4次。

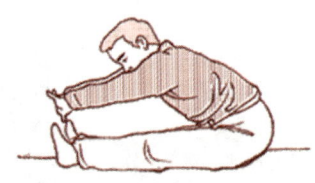

### 第四节　压脚踝运动

做这个动作的时候,我们可以通过很多种方法达到压脚踝的效果。

第一种方法:跪在垫子上,臀部向下压在踝关节处,向下慢慢振压。

第二种方法:可以扶着桌子或者椅背,先把左腿轻轻抬起,脚尖先向内画圈,然后向外画圈;接着换右脚,和左脚的动作一样脚尖先向内画圈,再向外画圈。每只脚向内、外画圈各10~15次。

第三种方法:坐在椅子上,两腿伸直,脚也伸直,然后身体慢慢弯曲。次数可以根据自己身体的情况而定,要量力而行。

### 第五节　压腿运动

做这个动作需要用单杠这样的器械,如果您附近没有这个条件,可以找一把椅子代替单杠。全身放松,先做一下准备,然后开始做压腿动作。面对单杠或椅子,把左脚放在单杠或椅子座位上,两条腿都要绷直,上身向前屈,用力向下振压左腿,20次;然后换成右脚放在单杠或椅子座位上,用力向下振压右腿,20次。

老年人做"五压"保健操要坚持循序渐进的原则,不能一下子用力过猛,造成肌肉拉伤。如果您每天都进行健身运动,那么在健身前做做这种柔韧性练习有助于热身,防止受伤;健身后做,可以放松肌肉,消除疲劳。

(《益寿文摘》/荐)

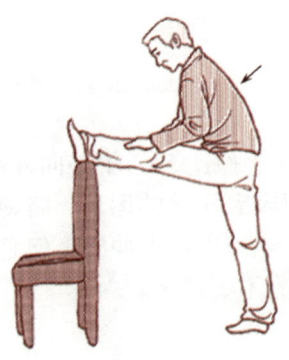

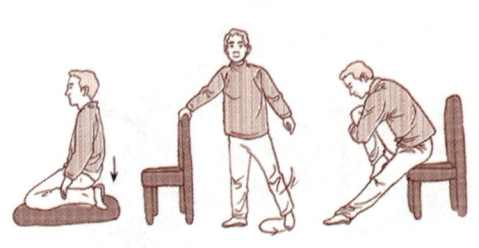

## 长寿篇

## 释放体内静电,达到阴阳平衡——光脚走路,常接地气

中国古代哲人认为,天地之机在于阴阳之升降,天为阳气,地为阴气,一升一降,太极相生。《素问·生气通天论》中也认为,体内的阴阳不平衡会导致各种疾病,只有保持阴气充盈平和,生命活动才会旺盛,身体才能健康。而大地是阴气的矿藏,经常光脚踩地,可使地之阴气通过涌泉穴升入体内,从而起到养阴的作用。

"接地气"的说法不仅符合我国古代养生哲理,更为当代科学所证实。现代研究表明,由于身体是一个传导体,所以,它常有机会吸收静电。当人体静电积存过多,又没地方可"放电"时,静电就会在人体内作怪,影响人体内分泌的平衡,从而干扰人的情绪,造成人失眠、烦恼。而赤足行走或赤脚走在草地上,不仅会感到特别舒服和清爽,而且可以驱除体内积存的静电。因此,一些医学专家认为,要保持健康的身体,人们应该与大地母亲常有肌肤之亲。

传统的"接地气"方式为赤脚行路、习武等,但现在操作起来很难。因此,我们建议可多穿布底鞋行走,因为布底鞋不是导电体,同赤脚的效果相似,每天可穿布底鞋散步1~2小时;有条件的还可以赤脚在草坪上练习太极拳或瑜伽等;尽量在家中不穿鞋,选择光脚。但楼层越高,地气越弱,尤其很多家庭装修选择了木地板或地毯,木地板是绝缘体,不利于接地气,另外地毯摩擦后容易起静电,干扰人体阴阳平衡,所以,如果条件允许,最好选择水泥地面或瓷砖地面。需要注意的是,"接地气"虽然对人体健康有益,但也不是所有人、所有情况都可以去赤足接触大地的。因为地气属阴偏寒,所以阳虚怕冷的人不宜直接赤足。另外"接地气"也要考虑季节和气候。潮湿寒冷的环境不宜做,否则会对身体产生不利影响。

(《益寿文摘》/荐)

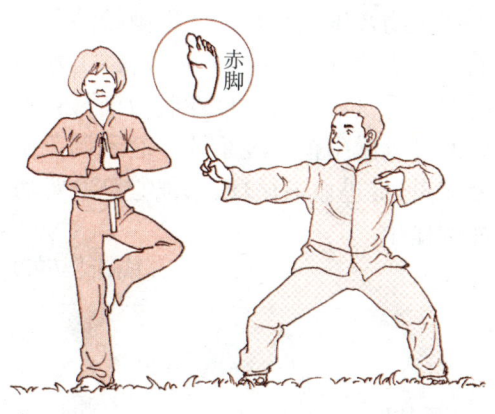

## 以"声"养生

前些日在安徽蚌埠的姐姐家稍住,一见面感觉姐姐比以前苗条了许多,后在闲聊时方知,姐姐每天在音乐声的陪伴下做"回春医疗保健操"。

所谓"回春医疗保健操"就是合着音乐拍手掌、拍大小腿、拍肚皮、拍臀部等。几年坚持下来,姐姐的体重减了十几斤。

说来有趣,我在自编的健身操中也有拍击动作,不过比她多了"用左右手指轻拍头顶、用左右手交叉拍击双肩、用左右手合掌拍击颈椎、用左右手空心掌击拍腰部、用左右手分别轻拍膝盖"。除此以外,我每天饭后花上半小时闭目静养,倾听那美妙动人的轻音乐。同时,每逢写好饮食文化、食疗养生、旅游心得等文章时,总是大声朗读。这样的锻炼已经坚持

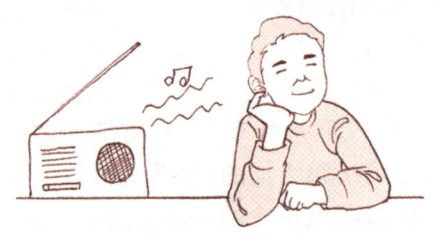

数年,身体确实比以前好多了。

那么,不同的声音如何发挥养生作用呢?读者若有兴趣,可与笔者一起步入"声的世界"一探究竟,揭开用声养生之谜。

### 音乐声

音乐养生,自古有之。《寿世保元》中说:"脾好音乐,闻声即动而磨食。"道家也有"脾脏闻乐则磨"的说法。听柔和清新的音乐,可以配合进食,而饭后欣赏音乐,可以陶冶性情,使元气归宗,乐而忘忧。再说美妙的音乐,通过听觉器官传入人体,与"肌肉、眼睛、骨骼、大脑自身"的人体生物音乐相结合,产生微妙的和谐而能同步共振。同时,柔和轻快、美妙动听的音乐,也是一种"良性刺激剂",它可以通过刺激中枢神经系统,起到调节血液流量、促进血液循环、增强心脑肝肾功能的作用。

(钱桂华/文)

## 练唇操,老得慢

皱纹、皮肤松弛、脸色灰暗,虽然人的衰老是从内部器官开始,但在脸上的体现是最明显的。尝试做下面这套嘴唇操,并且每天坚持练习,可以有效减少面部皱纹,保持面色红润。

开闭嘴唇法:将嘴巴最大限度地张开,发"啊"声或呵气,然后闭合,如此有节奏地一张一合,每次连续100下,或持

续2~3分钟。或者每天早晚一次,每次说30~40遍"OE、OE、OE"。这两个开闭嘴唇的动作原理是一样的。对维护肤色红润有光泽、维持皮肤弹性有很大的帮助。

擦搓嘴唇法:嘴唇闭好,用一只手的两个手指在嘴唇外轻轻地擦或者搓,一直到擦搓的地方变红又感觉发热之后停止动作。随着年龄的增大,口唇轮廓线模糊消失,导致唇弓形态标志不明显,破坏了面部的整体美感。这个方法能够有效维持嘴部形态,还能改善口腔的血液循环。

闭唇鼓腮法:鼓起左腮,用力吹气,使气流通过左嘴角呼出,再鼓起右腮,用力吹气,使气流通过右嘴角呼出,反复多次。闭紧嘴唇,两腮用力鼓起,用食指按住嘴角,然后收回,反复多次。这些动作都可防止腮部肌肉萎缩塌陷。

除嘴唇操外,还可以借助双手外力,比如用双手食指和拇指同时提拉双侧嘴角。这样做可以预防嘴角下垂。

(田晓彦/文)

## 身心合一话太极拳

太极拳是一种身心合一的传统锻炼方法,在中国用于预防和治疗疾病已经有上千年的历史了。《黄帝内经·素问》中就提出:"其病多痿厥寒热,其治宜导引。"太极拳是其中最常见的一种运动。练习太极拳,除全身各肌肉群、关节需要活动外,还要配合呼吸及意识活动。太极拳动作缓慢、走圆画弧、屈膝坐髋、重心低沉、连绵不断,又因动作温和,没有精神及体力上的高度紧张,特别适合中老年人及慢性病患者,是中老年人健身运动的最佳选择,太极拳运动也风行于国内外。

太极拳是运用阴阳原理的极佳典范,每个动作都包含阴阳之变化。虚与实、动与静、表与里、开与合、进与退、收与放、左与右、刚与柔,相辅相成。太极拳注重整体观念,要求身心合一,松静无为,内外上下一致,以意领气,气随意行,意到气到。因此练习太极拳能调整阴阳,疏通经络,达到保健的作用。练习太极拳要求精神贯注、意守丹田、不存杂念,即要用意和心静。这种意识和身体锻炼相结合的方法,都是在中枢神经系统兴奋性提高的情况下完成的,这样就使大脑得到充分的休息,还益于大脑皮质兴奋、抑制的调整。太极拳运动对情绪亦有较

太极

运动养生

好的调节作用,可使老年人的自信心增强,睡眠改善,对情绪抑郁者、慢性疲劳综合征患者的心理调节作用显著。还有专家研究后认为,坚持练习太极拳,能够使神经系统中枢主导部分作用加强,通过其促进代谢和内分泌功能,使老年人免疫力增强,起到防病和抗病的积极效应。经常练习的人都有这样一种感觉:练习太极拳后,周身舒适,反应灵敏,心情也大为改善。不过,在具体练习太极拳时应注意以下几个方面的问题:

### 动作姿势要正确

太极拳动作姿势的基本要求是虚灵顶劲、含胸拔背、松腰敛臀、沉肩坠肘、舒指坐腕、尾闾中正。如果动作姿势不正确,势必影响力量的协调发挥,使不该用力的肌群也在持续紧张,造成局部肌肉劳损和关节的负荷过重,如屈膝下蹲动作深度过大,就会造成膝部劳损。

(《益寿文摘》/荐)

## 拍手养生真惬意

我的伯父今年89岁了,身体硬朗,步轻身健,脸色红润,精神饱满,跟60多岁的人一样。伯父以前是中医院的副院长,祖传中医,在当地有很高的威望,到70岁才退休,退休后隐居山乡。

假日里,我回到乡下,专门向伯父讨教养生秘诀。但伯父说养生方式多种多样,适合每个人的又不一样,关键在于持之以恒。他自己的养生方法很简单,就是每天清晨做做拍手操。

每天早上起床后,伯父散步到村外,活动下手脚,便开始做他自创的拍手操。只见他自然站立,双脚与肩平齐,双手有节奏地击拍。伯父告诉我,先双手击拍36下,活动一会儿后,双手再拍50下。

伯父讲,中医认为手是阳气的大本营,脚是阴气的大本营。人的手部穴位有很多个,拍手可以震动阳气,推动全身气的运行,这样全身气场顺时而动,阳气上升,阴气下降,达到健身的目的。

我不解地问:"为什么要早上拍呢?"伯父对我说:"因为早上太阳刚刚升起,天地间的阳气开始慢慢积聚,人体内的阳气也随着旭日开始升发,以人配天,此时拍手可以促进阳气的生发,利于全身之气的运行。"

说完,伯父坐在院子里的躺椅上,喝上了自制的柿叶茶,悠然又养生,真惬意。

(李胜利/文)

## 九旬老人酷爱放风筝

"10年前,他走路总是驼着背,踱着碎步,腿摇晃得厉害,看起来身体很不好。你看他现在走路变得昂首挺胸了!"谈起杜光久的改变,他的朋友如此感叹。这10年间,杜光久就做了一件事——放风筝!

### 放风筝"治"好颈椎病

"哎呀,他老人家(杜光久)很厉害,90岁了还天天放风筝,身体好着呢。"在广西桂林甲天下广场,风筝爱好者都很敬仰杜光久。

近日的一天早上,笔者在桂林甲天下广场见到了戴着墨镜、帽子,挺直腰板放风筝的杜光久。他边放风筝边跟笔者聊起了他的改变。杜光久年轻时患上颈椎病,症状严重时颈部僵硬,整个脊椎疼痛难忍。

2003年,杜光久开始每天早起放风筝,每次坚持放两小时。没想到放风筝真的给他的身体带来了改变。颈椎病的症状明显缓解很多,现在基本不疼痛了。

### 活到老,学到老

杜光久80岁时才加入到桂林市风筝协会,他也是协会中年纪最大的成员。

刚进入协会时,杜光久像一名学生一样向"前辈"讨教,经过一段时间的学习,他不仅脑子灵活了,身体也越来越好。

杜光久告诉笔者,别小看了放风筝,那可是一项健身娱乐相结合的运动。放风筝时需要动用手、腕、肘、臂、腰、腿等各个部位,使全身得到锻炼。从引飞风筝开始,人体各部位都在不停地运动着。尤其是春季,由于冬天人们久居室内而气血淤积,所以春天来时人们应多进行户外运动,可使气血循环加快,促进新陈代谢,有利于健康。

在风力十足的时候,拿起风筝的提线逆风向前跑,直到感觉风筝线有拉力、风筝向上爬升时,再停下来慢慢放线。

当风力不够时,快速向后收线。若风筝有下降的趋势,必须迅速收回一部分风筝线,直到风筝能在天空挺住不下坠。

风筝飞翔稳定时,可把风筝线系在树干或物体上,任其飘浮。而在风向及风力不稳定的情况下,则必须随手操纵。

当风力突然转强,风筝摇摆而倾斜度过大时,将有翻转栽落的危险,这时有两种控制方法:一是迅速放线,二是迅速向前奔跑数步,均可缓和其摆动的强度。有时风力停顿,风筝向下坠落,要将风筝轻抖数下或迅速向后奔跑,如果后退无路,迅速收线也可。收回风筝时,尽量远离有高大树木的地方,以免风筝落下时挂在树上。

放风筝时还要注意安全,例如在机

运动养生

场旁、电线杆附近、火车道旁、高楼顶或有闪电时，绝对不可以放风筝。如果风筝线因某种原因断掉的话，要将断线全部回收，否则断线很可能会成为别人行走或是骑车时的伤人利器。最后，别忘了戴上一副时髦的太阳镜！

杜光久最后笑呵呵地说："刚开始放风筝时，只能慢慢挪动，只要保证风筝不掉下来就可以了，后来可以做一些跨度比较大的运动了。这个运动比较适合我们老年人，而且我们大家相互鼓励，互相帮助，在这里我得到了友谊，我觉得很开心，会一直放下去的！"

（周一海/文）

## 九旬老爹每天锻炼、写小楷

江苏省如皋市海阳路51号住着一位95岁的老爹孙桂荣，长年坚持每天早起"跑"数公里。孙桂荣老大爷的主要养生方式就是写小楷和快步走，另外就是爱读报，95岁的人每天读报都不用老花镜。

孙老爹看上去80岁出头，眼不花、耳不聋，还写了一手漂亮的小楷。95岁的高龄，写毛笔字时手一点不抖。孙老爹谈到自己平时的运动健身经验时说："我主要就是'跑步'，年轻的时候绕操场跑个10圈（4000米）很轻松，现在只能快步走了，但还是每天坚持，一年365天，我就歇5天，从正月初六开始，每天都要绕如城（如皋县城）转转。另外我早、中、晚都会做一套活动关节的健身操，所以到现在肩周、脖颈都很好。"

孙老爹在新中国成立前曾经到上海的大美晚报馆当过学徒，并成功转为了一名排版工人。"我以前只念过小学，后来认的字和读的书都是在大美晚报馆期间自学的。"听得出来，孙老爹对于当年在上海的这段经历很是自豪和怀念。

因为在十里洋场的上海滩闯荡过，世面见得不少，又经历过残酷的战争动乱，孙老爹很早就比别人更加注重身体的保养，年轻的时候，几乎每天会绕体育场跑个10圈。而退休以后，最让孙老爹得意的一件事情，就是他在快到70岁时，还徒步登上过黄山，"当时旁边有很多人都很惊讶，说这个老头儿身体真好，其实这都是我年轻时坚持锻炼打下的底子。"

冬日的午后，阳光和煦温暖，孙老爹就坐在窗前写字、读报。为什么在95岁的高龄还能做到眼不花、手不抖、思路如此清晰呢？孙老爹的回答很朴素："锻炼呗，还要坚持。坚持锻炼身体不仅让我延缓了各种器官的衰老速度，还让我保持了比较清晰的头脑，儿孙们都喜欢跟我聊天。前几年，外孙女还特地把我带到上海过了好几个月呢。"

"运动是良医",从孙桂荣老人身上我们可以看出,运动也能锻炼大脑,延缓大脑神经的衰退,起到预防老年痴呆的作用。

（周民兴/文）

# 长寿功法:八段锦

八段锦是我国古代著名的养生功法,体势古朴高雅,动作简单易学。当代"中医泰斗""国医大师"邓铁涛教授,已近期颐之年,仍耳聪目明、思维清晰。其保持健康长寿的秘诀就是勤习八段锦。邓老将健身运动分为"外功"与"内功"两大类。做体操、跑步、打外家拳以使用外劲为主,属于外功。练八段锦、做五禽戏、打太极拳则属于内功。邓老指出:"练内功用意不用力,以意为主,以意为引,以气运体,不会伤气耗血,比较适合中老年人。我最常练的内功是八段锦,一般每天早上都会练习一次。常练八段锦,能让身体的每个部位都得到充分拉伸,从而起到疏通经络、调节气血、养心怡情的作用。"

## 八段锦功效特点

八段锦动作具有柔和缓慢、圆活连贯、松紧结合、动静相兼、神形相合、气寓其中的特点。长期练习可以平衡阴阳、疏通经络、分解黏滞、滑利关节、活血化瘀、强筋壮骨、增强体质,这些功效可以从现代生命科学的角度进行解释。八段锦运动强度适中,是典型的中等强度的有氧运动。锻炼者每天进行1小时的练习,虽然运动强度不高,但长时间的运动可以消耗体内及皮下多余的脂肪,改善身体成分,还可以增加肌肉力量。此外,八段锦要求"神形相合,气寓其中",即整套动作要达到意动形随、神形兼备,可以明显提高锻炼者的注意力集中程度,并有效建立神经系统与动作的和谐一致,从而使锻炼者对信号的反应能力以及动手操作能力得到协同发展,最终有利于中老年人群保持良好的精神状态和高雅气质。练习八段锦要求心平气和,豁达乐观,祛除杂念,坦荡安稳,最后达到自我调整、获得身心健康的目的。

## 八段锦功法功理

八段锦练功口诀:双手托天理三焦;左右开弓似射雕。调理脾胃须单举;五劳七伤向后瞧。摇头摆尾去心火;两手攀足固肾腰。攒拳怒目增力气;背后七颠百病消。

"双手托天理三焦"一式,主要是加强四肢和躯干的伸展活动,影响胸腹腔血流的再分配,有利于肺部的扩张,使呼吸加深,吸进更多的氧气,以促进气体交换,增强通行元气的功能。三焦,是中医学的六腑之一,分为上焦、中焦和下焦,三焦关系到饮食水谷受纳、消化吸收与输布排泄的全部气化过程,为"五脏六腑之总司"。"两手托天理三焦"通过全身的伸展活动,伴随深呼吸,调节气机升降,为以下各段动作做好准备。

"左右开弓似射雕"主要练肺,动作的重点在胸部,按照气机升降开合的运动规律,这节动作能使气机通畅,增强胸肋部和肩臂部肌肉力量,促进血液循环,增强心肺功能,对上焦做进一步的调理。另外,练习时可刺激督脉和背部俞穴,同时刺激手三阴三阳经,可疏通经络之气。

"调理脾胃须单举"是通过左右上肢一手上举,一手下按,上下用力对拉,使两侧内脏器官和肌肉进一步受到牵引,对肝、胆、脾、胃起到按摩作用,同时可刺激胃肠蠕动使消化功能得到加强,有助于增强脾胃运化水谷的功能,达到疏导中焦之气、调理脾胃(肝胆)和脏腑经络的作用。

"五劳七伤往后瞧"是头部反复向左、向右转动,眼球尽量往后看。头部运动对活跃头部血液循环、增强颈部肌肉活动有较明显的作用,对消除大脑和中枢神经系统的疲劳和一些生理功能障碍等也有促进作用。五劳指"久视伤血,久坐伤肉,久立伤骨,久行伤筋,久卧伤气"。七伤,即七情(喜、怒、忧、思、悲、恐、惊)的伤害,由于精神活动过度强烈和持久或者过度静止抑郁,造成神经紊乱失调,从而造成脏腑气血劳损。"往后瞧"的转头运动,可刺激颈部的一些腧穴,对脑部(中枢神经)、颈椎(通往全身的神经总通路)都有良好作用,有助于增强和改善它们的功能,调节脏腑气血及身体各部的功能,从而达到防治五劳七伤的目的。

"摇头摆尾去心火"属全身性运动,通过两腿下蹲,摆动尾闾,可刺激脊柱、督脉。而督脉为阳经之汇,通过摇头摆尾刺激脊柱督脉及大椎穴(是为中医的泄法),可起到疏经泄热、平衡阴阳的作用,有助于除去心肝之火。中医病理中的"火"是交感神经紧张的一种表现,人体正常活动时多少可引起交感神经紧张。健康人的这种紧张经休息调整后即可消除,如果休息后仍不消除,即属病态。这种病态是中医心火偏盛的病理表现,因此去心火是消除非正常神经紧张的一种方法。

"两手攀足固肾腰"可充分伸展腰背肌肉。腰为肾之府,是三焦中下焦位置所在,为全身运动的关键部位,不仅是腰肌、腰椎骨骼和重要神经之所在,而且保护着重要的内脏器官,腰部运动实际上也包括腹部及腹部所包括的各种人体组织和器官的运动。通过前屈后伸刺激脊柱、督脉及命门,可以起到固肾壮腰的作用。坚持练两手攀足可使腰肌得到延伸锻炼,使腰部组织器官,特别是肾脏、肾上腺功能得到增强,有助于调节下焦各脏腑功能。

"攒拳怒目增气力"可使肝血充盈,肝气疏泄,而起到强筋健骨的作用。此式动作要求两腿下蹲,脚趾用力抓地,拳头紧攒、旋腕、手指逐节强力抓握,全身用力,聚精会神,瞪眼怒目。这些动作可激发大脑皮质和自主神经兴奋，加强气血的运行。此外，怒目有助于增强攒拳的气力，也是用力的表现，长期锻炼，可刺激手足三阴、三阳经脉的俞穴，调节肝胆之经气。

"背后七颠百病消"通过五趾抓地，两腿并拢，提肛收腹，肩向下沉，百会上顶，颠足，整个动作要求放松。通过轻微震动，使全身各器官、各系统复位。所谓百病消，并非指单做七颠能消除百病，而是指长期坚持整套八段锦锻炼能使三焦气机调畅、阴阳平和、脏腑健旺，机体功能增强，从而收到抵御百病的效果，体现了中医"治未病"的观念。

八段锦等传统养生运动项目是在中医理论基础上，结合实践活动创造出来的，在练精养气、防病健身等方面具有独特的作用和效果。八段锦不是针对身体某一疾病、某一部位进行治疗，它的健身作用是全身性的。同时，正是因为八段锦等传统养生运动项目能促进身体血脉流通，关节疏利，气机畅通，才被中医视为减少和防治疾病的手段，二者相得益彰。八段锦的防疾祛病功效与中医的治未病思想是一致的，喻示着人们从生命开始就要注重养生，才能预病防衰、健康长寿。

(康涛/文)

## 常搓8处，延年益寿

常听人说：每天晨起搓搓脸、搓搓手、搓搓全身，这一天都感觉特别舒服。这里提到的"搓"，在中医按摩推拿中，属于摩、推、擦法范畴，就是用手在体表施加少许压力，进行单方向、往返、或环转的活动。经常搓一搓，可舒筋通络、活血化瘀、预防疾病，是非常好的健身"鸡汤"。

搓前额醒神志。将两手手掌指尖相对放在前额，从中线向两边单方向推搓，每天30~50下。此法可以清醒神志，延缓"抬头纹"的出现，早上醒来后操作更好。

搓鼻翼防感冒。两手食指从眉头正中开始，顺着鼻梁推下来再搓上去，力量不要太大，操作次数以鼻翼微微发红为最好。此法可加快鼻部的血液循环，刺激穴位，预防感冒和鼻炎。

搓两耳听力好。耳朵上的穴位很多，用两手手掌轻按两耳，上下方向往返推搓，将耳郭搓热，可刺激耳部穴位，不但能聪耳醒神，还能强身健体。

搓胸胁调情绪。将两手手掌轻按于胸骨和两侧胁肋，做环转的搓摩活动，每个部位每次50下，每天可以多做几次。此法可以增强心肺功能，还可以舒缓情志、调畅情绪。

搓肚子理肠道。将手掌轻放于胃脘部，做顺时针或者逆时针的推摩。此法顺

# 运动养生

时针操作可以促进排便，逆时针操作可以止泻。另外睡前做一做可以安神定志，促进睡眠。

搓后腰暖肾脏。将两手手掌轻按后腰，指尖朝下，做往返的摩擦，时间5~10分钟，将腰部擦热为止。此法可以暖肾强腰，坚持做可预防腰酸背痛。

搓手足免疫力强。用两手手心或手背互相对搓至发红、发热，可以刺激手穴，强壮身体。用两手手掌分别搓擦两足底至搓热，可以提高免疫力，预防感冒和呼吸系统疾病。

（薛卫国　刘佳利/文）

## 90岁进行运动仍对健康有益

一项新的研究显示，即使年过90岁，定期进行肌肉与耐力训练也有益于身心。如果每周运动2次并持续3个月，还能提升身体的柔软度、力量与耐力。

研究人员表示，持续运动的老人多不会患疾病或因意外受伤，但多数退休人士并不了解定期运动为他们带来的益处。

西班牙拿瓦拉大学的研究人员把24名年龄介于91~96岁的老人分成2组，进行3个月的研究，其中一组11人每周运动2次，进行较剧烈的肌肉及平衡训练。另一组13人则进行较和缓的伸展及弹性训练。

训练结束后，研究人员发现，第一组人不仅走路速度大幅提升，他们的髋部及膝盖柔软度也跟着提高，他们的肌肉密度也提高了，更易从椅子上站起来，也较不会跌倒。另一组人在生理上则没有表现明显的进步。

研究人员表示，缺乏运动会导致肌肉的流失及身体虚弱，而运动训练则可提高身体功能、减低摔倒的风险，并提高肌肉力量。而运动将有助于防止老化、改善身心健康，并协助老人适应所处的环境。

在此之前已有研究发现，人们即使到60岁后才开始运动也能获益良多，且会减少老化的征兆。来自伦敦大学学院的一项研究称，与长期不运动的人相比，经常运动且持续4年的老年人，他们的身体健康状况可以提升7倍多。

研究人员指出，定期运动不仅能够降低患疾病与受伤的风险，还可以促进心理健康、使心智保持敏锐，并且能够保持健康的社交生活。

（曹淑芬/文）

## 养生常在细微处

养生延年之道,说难不难,自古流传的许多养生思想,其实都在日常的生活细节中有所体现。

**吞咽口水助养生** 老子经常"叩齿鼓漱",然后把这些唾液咽下去。其要领为闭口咬牙,做漱口动作,漱几十次后,将产生的唾液凝神缓慢咽下。叩齿鼓漱可以坚固牙齿,唾液中的唾液酶有促进细胞的生长和分裂、维持皮肤弹性的作用。

**梳头可健脑安神** 唐代医家孙思邈坚持"发宜常梳",得享百年寿域。北宋文豪苏东坡曾经记载"梳头百余下,散发卧,熟寝至天明"的亲身体验。清朝慈禧太后经常让太监边为她梳头边按摩,使她到了花甲之年仍然满头秀发,容颜年轻。

**良好睡眠养精神** 北宋苏轼的"四当养生法"的其中一条就是"早寝以当富",指的是良好的起居习惯,比金银珠宝更加宝贵。清代沈复在《浮生六记》中谈道:"余少时,见先君子于午餐之后,小睡片刻,灯后治事,精神焕发。余近日亦思法之,午餐后,于竹床小睡,入夜果觉清爽。"

**日常劳作活筋骨** 南宋陆游不仅喜欢浇园种菜、荷锄松土,还酷爱"整书拂几"的健身方法。陆游对"扫地"一事赞颂有加。他曾经写过一首诗:"一帚常在旁,有暇即扫地。"他认为,扫地可以"平血气",且方便简单,值得大力提倡。

**温水泡脚胜吃药** 晋人嵇康在其《养生论》中指出,每天晚上睡觉前,用热水加少许盐,将膝盖至足底好好泡洗,可行气血、通经脉,祛除风邪湿毒和"脚气"。温水泡脚,舒心活血,预防疾病的功效十分显著。

**书画琴乐怡心神** 孔子"无一日不歌",每天都要咏诗和唱歌。白居易晚年喜弹古琴,在抚琴弹奏中,追求空灵的精神享受。纪晓岚嗜砚成痴、郑板桥爱竹如命、李渔是戏曲大家……这些长寿老人,都在各自的兴趣爱好中觅得了心灵的宁静,得以旷达心胸、颐养晚年。

**旅游养生益长寿** 郦道元、李白、徐霞客都是旅游行家。乾隆皇帝也酷爱旅游,除经常游猎外,他曾六次下江南,游尽高山、大川,遍访名胜古迹,他享年88岁,是我国古代最长寿的帝王。旅游活动能够陶冶性情、强身健脑、延年益寿。

可见,养生常在细微处。重在实践,贵在坚持。如果能长期不懈地去践行,一定能达到健康长寿的目的。

(林颐/文)

运动养生

## 老夫妻有情运动、愉悦身心

有句老话说得特实在:"公不离婆,秤不离砣。"要说老年人的运动,还是老夫老妻在一起运动好。经过较长时间的实践经验,我的体会有3大好处:

首先,离退休的老夫老妻在一起运动,能起到互相制约和互相监督的作用。我对此体会尤其深。退休后,无官一身轻,再也不用早出晚归、踩着钟点忙工作了。于是,思想松一松,懒惰的行动就攻一攻。晚上看电视不看到荧屏上出现"再见"不睡觉,第二天早晨不起床,我的"早晨"只能从上午10点开始了。老伴说,这样下去绝对不行,身体哪能受得了呢。为此,我们两个老家伙就立下了互相监督的君子协定:晚上10点准时上床睡觉,第二天早晨6点必须起床去一起运动——先跑步,后散步,前后一小时。出些小汗,活动了筋骨,又在共同运动中愉悦了身心,两人都尝到了甜头。

其次,老夫老妻同运动,还可以互相关照。知夫者莫过于妻,知妻者莫过于夫,对方的身体状况如何,彼此心知肚明。跑到一定的长度,彼此就提醒了:"差不多了吧,别跑过劲了,防止过于劳累呀。"另一个就答:"有道理,适可而止,恰到好处就行了——那好,再跑100米,咱们就散步。"如此配合,相得益彰,达到了有氧运动、有情运动和强身健体之目的。

其三,老夫老妻在一起运动,还能在形影相随中交流思想感情。两人同时跑步,总不能一言不发吧?两人肩并肩地散步,更不会都当哑巴。我们总是敞开心扉,尽情叙说。他说今早天气好,我说空气真清新。他说听说又涨工资了,我说涨工资总比不涨好。他说以后的生活会更好,我说锻炼身体就更加重要了——好日子,好生活,身体不好也好不了……身体运动,思维运动,彼此联动,老两口的身体也就越来越健康了。

(江希同/文)

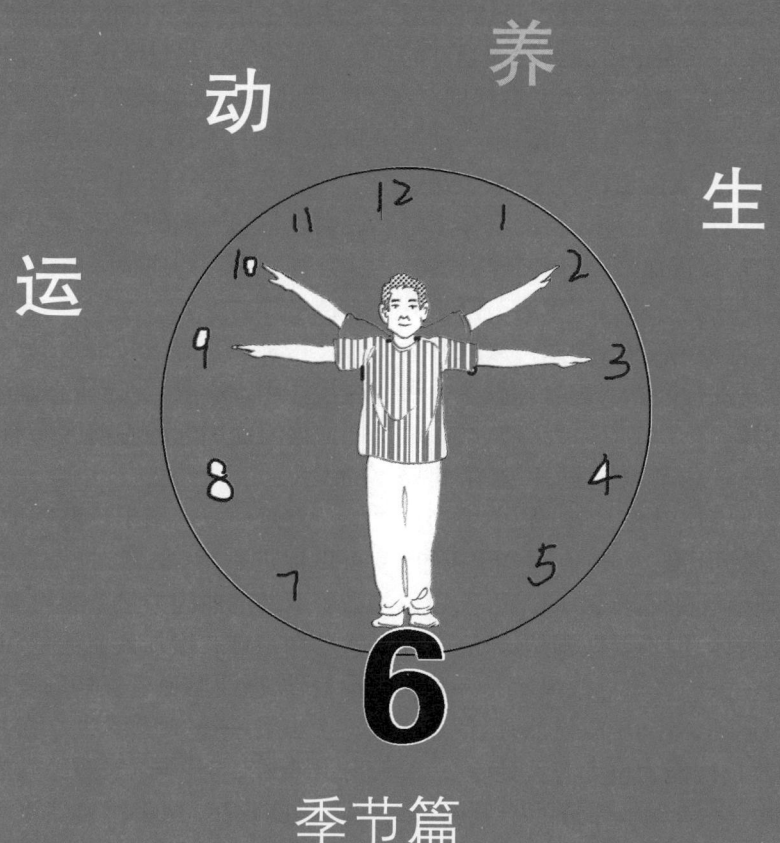

运动养生

6

季节篇

# 运动养生

## 24节气，24种运动——一整年的运动规划

一年有24个节气，每个节气进行合适的养生运动，就能达到锻炼身体、远离疾病的效果。下面是由健身教练制订的节气养生运动法，或许对大家有帮助。

**立春——散步** 春练应以小运动量为宜，以不出汗或微出汗为佳。散步是一种简单易行的健身运动，帮助身体多呼吸新鲜空气，促进血液循环和新陈代谢。

**雨水——健身球** 雨水时节降水开始增多，气温极易变化，因此可采取室内活动的方式进行锻炼。健身球就是一种很好的选择。

**惊蛰——内养功** 两手放在肚脐上，同时以肚脐为中心揉转，先由内向外、由小到大缓缓画圈，左转30圈。再由外向内、由大到小画圈，右转30圈。然后，可以随意活动身体，但不要做剧烈运动。

**春分——放风筝** 放风筝是一种很好的全身运动，有利于放松筋骨、活动肌肉，对提高反应能力也大有益处。

**清明——踏青** 郊野的空气新鲜，包含了人们称之为"空气维生素"的负离子。负离子进入血液循环后，能促进细胞的代谢活动，从而使人精神振奋。

**谷雨——荡秋千** 荡秋千在不断克服紧张和恐惧心情的同时，可以增强心理承受能力和自我控制能力。经常荡秋千者，很少发生晕车、晕船的毛病。

**立夏——头颈操** 夏季可练习头颈操来缓解疲劳：①头向左扭，再向右扭。②头先由左向右转圈，再由右向左转。③头向左扭，再向右扭，再后仰。④头尽量向上伸，再尽量向下缩。⑤嘴尽量张大，搓热手干洗脸数次。以上每个动作之间都停顿一下，反复做四八拍。

**小满——八段锦** 很多人在小满前后会感觉到气温的升高，产生心烦、不思饮食等"苦夏"的症状。而练八段锦能使心情平静。

**芒种——心区按摩** 按摩心区，可直接作用于心脏，能疏通心血运行，预防心血瘀阻而引起的心前区疼痛等心脏病的发生。

**夏至——扇扇子** 悠闲地摇扇不仅可以促进手指、手腕、肘关节的灵活性，锻炼双肢的肌肉力量，更可有效地刺激大脑两半球，增加其血流量和脑血管的柔韧性，减少脑血管疾病的发生。

**小暑——"呵"字功** 练习时，双脚分开直立，与肩同宽。两膝微屈，头正颈直，含胸收腹。两手臂自然下垂，两腋虚空，肘微屈，两手掌轻靠于大腿外侧。全身放松，两眼微开，平视前方。练功时采用腹式呼吸的方法，用鼻吸气，用口呼气。

**大暑——游泳** 经常游泳的人，心脏能得到锻炼，心肌发达，收缩能力强。同时，呼吸肌亦强壮有力，肺活量大。

**立秋——太极拳** 秋季练习太极拳，能达到"秋养阴""养肺气"等养生目

的，也是秋季常见疾病防治、康复的一种有效方法。

处暑——慢跑 秋季是由"盛长"转向"闭藏"的收敛过程，慢跑节奏和缓，而且运动量适中，是处暑时节理想的运动项目。

白露——打羽毛球 白露后，可选择羽毛球运动，以出微汗但不疲倦为度，这样有助于体内气血调畅。青少年运动量宜为中强度，活动时间以40~50分钟为宜。老年人和体弱者运动量宜较小，活动时间以20~30分钟为宜。

秋分——登山 登山是最适合秋天的健身运动了，有益于身心健康，可增强体质，提高肌肉的耐受力和神经系统的灵敏性。

寒露——冷水浴 所谓冷水浴就是用5~20℃的冷水洗澡。初练冷水浴的时间以秋季为最好。水由微温逐渐降低至自来水水温，洗浴时，多次用湿毛巾从上肢开始，轻轻顺沿肩、背、胸、腹和腿部擦洗。

霜降——倒着行走 高龄多病和初学者，可用双手分按腰部两侧，向后倒走。对于较熟练的人，向后倒走，配合摆臂甩手。对于训练有素者，还可以屈肘握拳，进行快速倒行或倒跑。

立冬——长跑 长跑是一项老少皆宜的冬季健身运动。长跑每周至少要进行3次，每次时间在30~40分钟。要注意，过饱和餐后不可立即长跑。

小雪——滑冰 滑冰运动不仅能够锻炼、增强人体的平衡能力、协调能力以及身体的柔韧性，同时可增强人的心肺功能，提高下肢力量，十分适合开车族。

大雪——冬泳 冬泳之前，尤其是中老年人，要认真体检，有严重高血压和心脑血管病的人不宜冬泳。冬泳前要认真进行足够的热身准备活动，并喝一杯热开水。游泳时要量力而行，适可而止，循序渐进。

冬至——爬楼梯 据有关资料统计，爬楼梯时消耗的热量比静坐多10倍，比散步多4倍。循着六层楼的楼梯跑上2~3趟，相当于平地慢跑800~1500米的运动量。

小寒——跳绳 跳绳是一项经济、简便且很有效的健身运动。连续跳绳半小时所消耗的热量，与游泳大致相同，很适宜在冬季进行。每天可跳2~3次，每次10~15分钟。

大寒——滑雪 滑雪是一项既浪漫又刺激的体育运动。大寒时节室外温度非常低，许多人因此对室外活动望而却步，但如今滑雪得到了越来越多人的青睐。

(《益寿文摘》/荐)

运动养生

## 春练"惜汗"，排毒调身心

从养生角度讲，剧烈运动会导致体内之气逆转拥塞，脏腑经血受损，在生理反应上的大量出汗是对身体极限的挑战而非养生之道。

而在春天，锻炼更不宜多出汗。春练要使身心舒展、培养情志。此时大量出汗，会消耗津液，有损阳气。尤其是好"伤春"的女性，运动更应以舒缓、放松心情为主，为一年的身心调养打基础。

要强调的是，"少出汗"不是"不出汗"。适量出汗是身体排毒的方式，所以，最佳锻炼效果以微微出汗，特别是感觉背部有一点出汗为宜。春天万物生发，人们在锻炼时，自然不能浪费了这个大好机会。多与大自然接触，如健走、骑行等有氧运动，不仅有益健康，也是在倡导低碳出行、人与自然和谐相处。

（水草/文）

## 户外运动伤害巧应对

夏季，郊游、户外运动增多，难免会发生一些运动伤害。常见的运动伤害分两种：一是扭伤，一是出血。

扭伤后，受伤部位的组织内部会有大量毛细血管破裂，血液迅速渗出，形成局部淤血。此时不可用药酒按摩或热敷。正确的处理方法是冷敷，用冷冻的水淋洒伤处，以减轻伤处的充血肿胀，让感觉神经反应迟钝，起到止疼的效果。切记，扭伤后一定不要再活动伤处，应尽快去医院诊治。

出血分很多种情况，如动脉出血、静脉出血、毛细血管出血等。首先，发生出血事故后，需先用干净的水冲洗伤口，最好能用酒精等进行消毒。毛细血管出血症状较轻，一般可自动止血。若出血量较大，血液颜色偏暗，则可判断是静脉出血，应该用毛巾、绷带或者干净的衣服在伤口处进行局部包扎，加压止血。若出血量较大，血液比较鲜红，则可能是动脉出血，这种情况应该采用指压止血法或者使用止血带。这一方法要求救助者在伤口近心处用手指压住或者用止血带绑住，然后迅速将伤者送至医院诊治。

（王亚楠/文）

# 新年健康要有计划

## 新年新目标

心理健康与生理健康一样重要，在新的一年里，不妨给自己的健康定个目标，并从一些细节做起。

（1）定一个合理的目标。人首先要正确地认识自己，包括自己的优点和缺点、能力和极限。有一个合理的目标，是避免焦虑的首要因素。

（2）大事化小。把一件看起来杂乱无头绪的事情，分成一个个小的部分，然后从简单的部分入手来处理。每处理掉一部分，你就会更有信心。

（3）不要一味地"宅"。只有多和其他人接触和交往，才能正确认识自己，并且在必要的时候寻求援助。

（4）坚持一项爱好或者活动。坚持体育锻炼被证实能有效地减轻自己的焦虑情绪。它不仅能锻炼身体，而且可以协助调节人体脑部的神经内分泌变化，还可以让人通过简单的动作，集中注意力，并获得乐趣。

## 新年勤锻炼

对于中老年人来说，锻炼不够主要是源于"懒"。所以，在新年即将到来之际，准备个计步器是最有效的方法。通常来说，专家们希望中老年人群应保证1周3次以上、每次30分钟的有目的的锻炼，如果能坚持每周5次、每次30分钟的步行，其实也可以起到一定的锻炼效果。如果你不能一次走30分钟，那么，亦可分成6次，每次走上5分钟。

更简单的方法就是数你走了多少步。你可以给自己定个目标，比如每天8000步，然后不管上午、下午，还是去菜场买菜、遛宠物等，都计算上，看你一天到底能不能走到，走不到就补齐它。坚持一年，自然就能看到结果。

打太极拳也是不错的选择。有关专家研究发现，在对20名老人分组跟踪调查后发现，进行24式太极拳锻炼的老人，在训练8周后，体内的T淋巴细胞和B淋巴细胞免疫功能都显著高于没有进行太极拳训练的一组。甚至因病卧床的

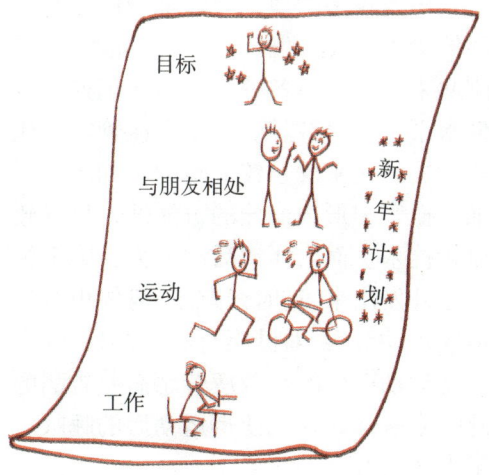

老人如果能坐在床上打太极拳，身体各项素质也会显著优于没有进行坐式太极拳锻炼的老人。

（魏超越　邱元新/文）

## "晨练"与"晚练"，哪个适合你

人们对于早上锻炼还是晚上锻炼各有看法，医学界的观点也都似乎各有道理，那么究竟人们该选择什么样的时间进行运动锻炼呢？

坚持认为晚上运动比早上更好的陈女士称，现在一般人的晨练是到公园里，而公园里的花草树木很多，一早到公园去，享受的是充满二氧化碳的空气而不是清新的富含氧气的空气，这样的空气状况并不理想，在这种不理想的空气中做运动，效果肯定不如晚上。

上班族杨女士认为，对于每天要上班的人来说，早晨的运动时间才是最有保障的——只要早晨早起一小时，就可以运动，不会像其他时间的运动那样，无法保障每天都有时间，不利于坚持。

只要不是下大雨、刮大风，许先生都会坚持每天早起做运动，一个多小时运动下来再洗澡、上班，虽然一天工作比较琐碎忙碌，有时候睡眠时间也不长，但是感觉精神爽利，不疲劳。而有一段时间为了配合家人，许先生将运动的时间改在晚饭后，他感觉效果差了许多，因此，在实行一个月后，他又用晨练代替"晚练"了。

关于运动的时间，医学界一直有很多的研究和争论。

早晨运动之利：医学界研究认为，早晨运动对减肥、防治脂肪肝有特殊的好处。研究还表明，早晨锻炼，有利于振奋精神，促进新陈代谢，对保持充沛的精神和体力投入一天的工作中大有好处。此外，中医讲究天人合一，虽然不是日出而作，但是"日出而动"，符合了天地运行的规律，对身体健康颇有裨益。

早晨运动之弊：早晨树林里的二氧化碳的浓度相对高一些，同时早晨的温度低，空气中前一天的灰尘、悬浮物都会沉淀在地表附近，容易被人体吸入。这时候到植物较多的地方去锻炼身体，对人的健康不利。运动医学也已经证明，早晨刚起来时，人体各脏器的运转仍处于较低水平，这时候锻炼，对于心血管功能比较脆弱的人来说是较危险的。如晨跑增加了血管中形成血栓的可能性，易导致血管栓塞。而人体的活动能力在晚上被充分开发出来，这时候跑步，身体更容易适应运动节奏，对健康有利。此外，晚上适度运动产生的轻微疲劳感需要香甜的睡眠来解除，这就使得运动后的睡眠质量大大提升。

适合自己最重要。从理论上来说，黄

昏时大气内的氧气浓度最高，人的感觉最为灵敏，协调能力最强，体力的发挥和身体的适应能力最强，并且这时血压和心率既低又平稳，确实是锻炼的好时段。但是，这并不表示一天中的其他时间就不适合运动。其实，对绝大多数正常体质的人来说，只要避开饭前半小时、饭后一小时以及睡觉前一小时内，其他任何时间都可以进行体育锻炼。运动只要持之以恒一定会获益多多。

（何碧平/文）

## 春节期间运动应"对症下药"

### 运动摩腹缓解"便秘"

春节期间因高蛋白质饮食、睡眠不正常而导致便秘是令不少人难受的问题。曙光医院主任医师杨巍表示，便秘指排便周期延长，或粪质干结，排出艰难，或粪质不硬，有便意但不畅。

对普通人来说，最简易的治疗方法是以肚脐为中心顺时针按摩腹部，每天按摩15分钟，该方法适用于各种类型便秘。

医生提醒市民，节日期间要注意生活调摄，合理膳食，少食辛辣厚味，或饮酒过度，饮食勿过于精细，宜多食清淡食物，尽量保持心情舒畅，避免忧思恼怒，适当运动，如进行太极拳、八段锦等锻炼，经常按摩腹部以疏通气血。

### 节日"临时运动"做好热身防伤筋

过年过节，一些平时没空运动的人心血来潮，抓住小长假连番激烈运动，没想到久未锻炼的身体一时无法适应高强度的拉伸，导致肌肉、肌腱、筋膜、韧带、神经血管等组织发生的捩伤、扭伤、挫伤、错位或劳损等，从中医角度看，这类疾病均相当于伤筋。

因为打羽毛球、打网球、跑步、滑雪等运动拉伤的例子每年冬天都有发生。天气寒冷，肌肉本来就比较僵硬，春节几天突然进行大运动量的锻炼，身体会吃不消。曙光医院主任医师余安胜说，伤筋可以分为伤气、伤血、伤筋和劳伤四种。

一般伤筋可以使用红花油、活络油等外用药来活血止痛。如果来不及去医院，市民也可以采用一些简易治疗方法进行处理。急性损伤时可以用冰水外敷，外用绷带包扎。受伤早期多采用止血止痛的方法，不可早用活血之剂，以免出血不止，肿胀加重。

如果用推拿手法，则可以取局部阿是穴，用一指禅推法、直推和分推法以行气活血止痛。用推拿方法按压止血时位置需固定，不能移动。而中期以推法为主,禁用揉法、拍法和运动类手法。后期则加强运动类手法。

需要注意的是,在运动时最好提前用护具保护关节肢体,如护腕、护膝、护踝等,同时做好热身运动,并选取适合自己身体状况的运动项目,不要挑战高强度、高难度项目。另外,做好保暖,身体受凉会增加伤筋的危险性。

(肖波/文)

## 初春锻炼有讲究

初春万物复苏,人体各项功能也渐渐苏醒,此时增加锻炼,更有助于身体健康。然而,由于初春季节气候冷暖不定,昼夜温差较大,因此科学健身应有讲究。具体注意以下几点:

1.运动项目要选择,时间要有所控制。每个人应根据各自的身体情况,选择适合自己的运动项目。尤其是老年人不可进行一些时间稍长的有氧运动,宜选择健步走为锻炼的方式。因为在过去的冬季运动较少,初春开始锻炼一定要遵循循序渐进的原则,运动量要从小到大。即使平时坚持锻炼的,由于春节期间走亲访友,可能生活不规律,锻炼中断,在恢复锻炼时也需让身体有个慢慢适应的过程。

2.掌握好运动量,贵在持之以恒。初春健身一定要合理安排运动量,通常是以让身体稍微出汗为最佳。健身贵在坚持,建议每周运动3~4次,每次时间最好达到30分钟,如此才能让身体变得健康强壮。

3.在注意保暖的同时做好运动安全防护,防止运动损伤。眼下多地遭遇雾霾天气,切忌雾霾天在户外进行锻炼,而且要远离马路等有污染源的地方,通风条件不佳的健身房也不宜选作锻炼之地。

4.不要习惯于早晨锻炼。许多人习惯在早晨锻炼身体,而且起得很早,但这并不可取。锻炼身体效果最好的时间段是每天下午的2~7点,因为这时人体的各项功能都处于一天当中的最佳状态。

5.应注意多次、少量、适时补水。老年朋友在夏天进行体育运动时知道补水,可初春锻炼时会觉得出汗不明显或者不多,从而忽略了补水这个环节。其实运动补水很重要,需要在运动前、运动中和运动后都给身体补充水分,少量多次。

(王惠玲/文)

## 春季锻炼的"三大纪律、八项注意"

刚进入春季，受气温和人体自身因素的影响，激烈的运动方式并不是首选，锻炼应当适度，因为春季锻炼需要"三大纪律、八项注意"。

### 三大纪律

第一条"纪律"：锻炼不宜太猛烈

先看一个例子：老张五十多岁，是羽毛球馆里的常客。每周五早上，他总是和一群朋友订下一块场地一起练球。可是前两个星期，他刚打了不久，脚踝关节就扭伤了。老张就犯了春季锻炼的第一条"纪律"：锻炼不宜太猛烈。

虽然春季的气温开始回升，比较适宜进行体育锻炼，但这时候的人体是刚刚经历了比较寒冷的冬季，肌肉和韧带还处于比较僵硬的状态。在这个时候锻炼，如果一开始就过于猛烈，很容易造成肌肉韧带的拉伤。所以春季锻炼前的准备活动非常重要，可以使肌肉和韧带在热身的过程中进入运动状态，目的是唤醒身体、防止受伤。人们常说"磨刀不误砍柴工"，充分活动一下四肢和腰杆，包括手指等细小的关节是非常必要的。

即便是在运动前做好了充分的准备活动，由于身体内的各器官脏器都处于逐渐复苏的阶段，在器官如此"慵懒"的状况下，人体自然而然地就出现人们常说的"春困"。显然在这时候，身体对运动的承受能力还不是最强，因此锻炼的时候还需要注意运动量不能过大。如果一到运动场里就猛练猛跑，很可能会加大心肺功能的负担，这样锻炼反而不如悠着点好。我们也不妨采取慢跑、散步、登山、打太极拳等慢节奏的运动方式，悠哉游哉的，慢慢享受一下春天的气息也不错。春季锻炼注重人体技能的恢复，不能盲目追求运动量。人体运动科学专家们建议的"春季锻炼要循序渐进"，或者是"要学会'韬光养晦'"是非常有道理的。

第二条"纪律"：防寒保暖

还是一个例子：潘姨每天早上都到公园里锻炼身体，有时踢毽子，有时打太极拳。有一天锻炼前，她穿上了一件薄背心，但是运动一会儿就觉得身体很热，加上气温逐渐升高，于是潘姨就脱去背心，只穿一件薄薄的单衣。没想到春天的温差很大，这天很快就转阴了，潘姨一不小心感冒了。显然，她没有注意防寒保暖，这是春季锻炼的第二条"纪律"。

春天的气候就像小孩子的脸，说变就变。在气温冷热变化快的情况下，人体的免疫力调节相对较弱。在这种状况下去锻炼，就更应当注意防寒保暖。特别是运动前身体处于相对"冷"的状态，运动时则"热"，而运动后又很快凉下来。气温的冷热变化与运动前后的冷热交织在一起，非常容易得病，春季锻炼切记：防寒保暖。

**运动养生**

第三条"纪律":空气要清新

春季温暖而湿润,各种病菌处于活跃的繁殖期,很容易弥漫于空气中,悬浮在粉尘颗粒中。雾霾很容易造成空气不够新鲜,在锻炼时肺活量加大,可能会吸入大量的有害物质和病原微生物,影响身体健康。因此应该在太阳出来雾霾消散之后再进行锻炼。

另外,清晨阳光没出来的时候,植物进行的是呼吸作用,氧气的含量比较低。当太阳升起一段时间后,气温开始回升,植物也开始进行光合作用释放出氧气,空气的透明度也有所增加,这个时候就比较适合锻炼了。

因此,室外锻炼尽量选择光照充足、有草有水、空气清新的地方,如果是在室内跳健美操等活动,则需要通风良好。

## 八项注意

除了在上述"三大纪律"的指导下,春季锻炼您还需要"八项注意":

一是注意按照生物钟作息。春天身体的脏器活动逐渐活跃,需要良好的作息时间来调节,虽然"春困"是很正常的,但是要以此作为睡懒觉的借口那就有点说不过去了。

二是注意在锻炼前适量进食。在锻炼前适当地吃微热食物,比如牛奶、麦片等,再补充水分、增加热量、加速血液循环。不过一次进食不要太多,进食后先休息一段时间再锻炼。

三是注意运动的时间和强度,防止急性扭伤。准备活动一定要充分到位,运动不宜过于猛烈,运动量要适度。

四是注意运动场所的卫生通风环境,不要到人多的地方锻炼。春天病菌比较活跃,人多空气不流通,很容易造成交叉感染。

五是注意防过敏。春暖花开,叶芽绽露,花粉、杨絮等东西也很活跃,过敏体质的人在室外活动,特别是去不熟悉的野外,接触到这些东西极容易犯病。如果是哮喘患者碰到这些东西就很危险了。

六是注意防紫外线。春天紫外线开始逐渐增强,特别是高原地带如云南、贵州等地,紫外线一直比较厉害,室外运动接触到过多的紫外线,容易患皮疹。

七是注意补充水分和电解质。虽然春天气温还不算太高,但是只要有运动量就会引起身体缺水,所以需要及时补充水分或者是运动饮料。

八是注意运动后不要马上洗冷水澡,洗温水澡也应该在心跳恢复正常之后进行。洗冷水澡容易感冒、抽筋,过早洗热水澡,又会造成毛细血管扩张而影响到重要脏器的正常血液供应,容易发生危险。

(《益寿文摘》/荐)

## 春季绕楼散步易受凉

因为健身场所有限,不管是年轻人还是老年人,现在都喜欢早上或下班后在小区里绕楼散散步、健健身。但专家指出,这在多风的初春不值得提倡,尤其体质较弱的人更要注意。

南京市中西医结合医院预防保健专家颜延凤称,初春本来就多风,楼与楼之间的风更是强劲。中医认为"风为百病之长",这样很容易受凉引发疾病。

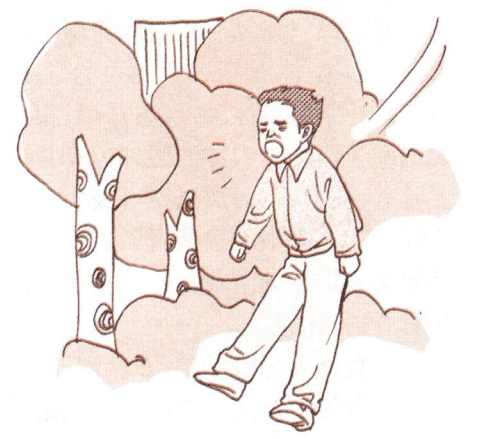

从经验来看,"健身最忌讳的就是骤热骤冷",所以才要讲究运动前的热身和运动后的整理。但现在正是冬春交替季节,气温低,温差大,早晚绕楼极易造成血压波动,这对于平时运动不足的年轻人或是老年人,危害很大。在临床中,医院也接收过一些因运动受凉导致脑血管破裂而发生出血性脑卒中的患者。

颜延凤提醒,运动结束后一定不要站在有风的地方,容易受风造成腰肌劳损,年轻时还感觉不到,年龄大了就会显现出来。颜延凤建议,春天运动最好选择阳光明媚、室外少风的地方。做完运动后一定要注意保暖,选择背风向阳的地方做做整理运动。

(叶子/文)

## 出外踏青养眼睛

春天,万物复苏,大地覆绿,又到了出游的好时节。到户外去,拥抱大自然,真有一种蛰后初醒、生机盎然的情怀。同时,春游还有防治近视的最好功效。其踏青视绿、登高望远、识鸟赏鸟和观放风筝的活动对视力最有益。

### 踏青视绿可恢复视力

眼睛最怕紫外线,游泳不戴墨镜,或在雪地暴露时间过长,都会导致视力损害,白光、红光对眼睛都有较强刺激,室内灯光,特别是电脑、游戏机、电视荧屏对视网膜均有损害。唯独原野、森林、草地的自然绿色最适于人的视觉，春游到大自然中去踏青视绿，对视力的恢复大有好处。

### 登高远望是对视力调节的最好方式

只有远近视野不断地交互变换，才能保持眼内调节肌肉的舒缩灵活而不僵化。人们的日常工作、学习、读书都是近视野，到大自然去远望，是防止眼肌僵化的好方法。

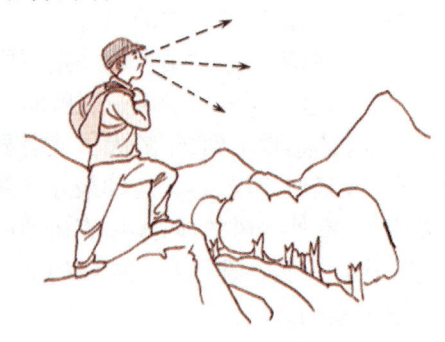

### 观鸟赏鸟可调节视野恢复视疲劳

观鸟赏鸟能在寻觅、追溯飞鸟的过程中，迅速调节视野，变换焦距，对恢复视疲劳大有好处。当然不要用望远镜。

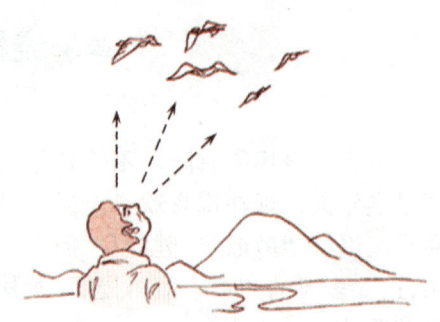

### 放风筝对预防近视有特殊功效

专家指出，近距离、长时间用眼引起眼睛睫状肌紧张，是造成近视的主因，放风筝正好让眼睛专注凝视远方，是很好的眼球调节运动。人体的眼球运动常是往下看近、往上看远，放风筝可吸引孩子专注盯着远方高空的风筝看，这种向上看远处某一定点的游戏特性，正可促使睫状肌放松、休息。

春天野外养养眼，展开双臂迎春风，去亲近大自然吧！这对你的身心健康是大有好处的。

（季玉光/文）

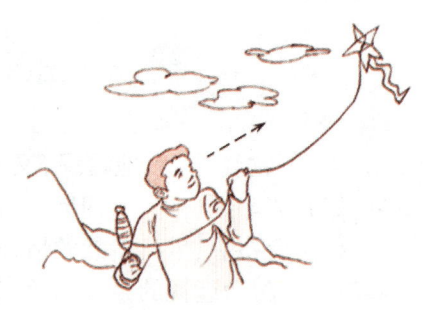

# 夏季健身八注意

时下，运动健身不仅成为一种生活时尚，也逐渐成为人们生活中的必需，不少市民纷纷以健身出汗作为迎战酷暑的高招。但夏季天气炎热，运动健身时应多注意以下几点。

## 避免高温"作业"

夏季要保持低运动量、短时间，让身体慢慢适应炎热的天气。尤其要尽量避免在阳光强烈的正午时分到下午两点期间进行户外运动，因为这个时间里紫外线特别强烈，会灼伤皮肤，甚至使视网膜、脑膜也受到刺激。

## 选择吸汗服装

夏天的温度和湿度都很高，运动时，一定要穿吸汗的棉衫，不要穿紧身运动服，如果湿度排不出去，会对心脏造成很大的压力。最好准备一套干衣服，特别是上衣，运动后马上换下湿衣服，否则容易引发风湿或关节炎等病症。

## 提前补充水分

夏天温度很高，大量运动会使身体内的水分流失比较快，因此，建议运动前半小时喝800毫升水。如果户外运动时间超过30分钟以上，一定要带瓶水，最好是能够补充盐分的。对大运动量的健身者而言，运动前应喝2杯水，运动中应每隔20分钟喝一杯水，水中不但要加少许的盐，还要多添加些糖。如果条件允许，最好能够添加一些蜂蜜。这样可以使健身者能够在运动中保持足够的血糖，使肌肉获得良好的做功能力。

## 合理摄入食物

运动前1小时，要吃些主食或者水果，以防止摄入热量过低，造成体力不佳。

## 饮水不可过量

如果运动后大量饮水，会给血液循环系统、消化系统，特别是给心脏增加负担。大量饮水的结果只会是出汗更多，而盐分也会进一步流失，引发痉挛、抽筋，建议采用少量多次的饮水法。

## 降温不可太急

运动后，全身各组织器官新陈代谢增加，皮肤中的毛细血管大量扩张，此时如马上洗冷水澡或吹电风扇，毛细血管遇冷马上收缩，汗腺关闭，易伤风感冒。

### 莫忘防暑措施

如果做户外运动,最好戴上运动墨镜、太阳帽,擦上防晒霜来防止紫外线的侵袭,并带上清凉油、藿香正气水(丸)来预防中暑。

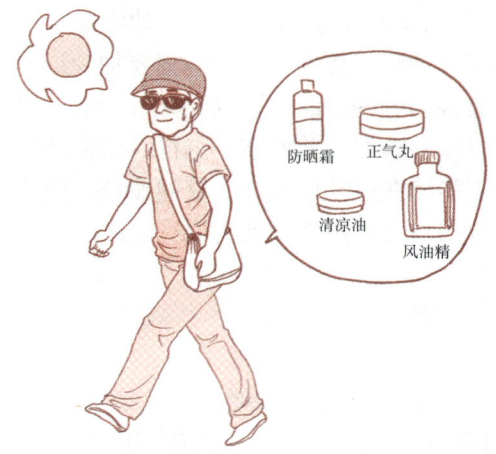

### 适时减少运动

夏季受烈日的影响,许多运动项目就不太适宜进行,可以以攀登楼梯代替登山,以早晚散步代替跑步等。夏季最好的运动是游泳,锻炼的同时还有降温作用。如果一定要做远途运动,注意帮助体温散发,而且要勤休息。

(《益寿文摘》/荐)

## 夏季锻炼须防"热病"

人们在夏季高温环境下进行锻炼,需要特别注意防暑降温,否则不但达不到锻炼目的,反而会罹患"热病",不仅会影响身体健康,严重者还可危及生命。

"热病"主要有三种:

热晕症:是锻炼时血液在身体各部位的分布改变而引起的。锻炼时大量出汗可引起身体失水,使血容量减少,同时由于皮肤散热需要,体表的血液循环大大增强,从而导致血压下降;再加之头部受热过多,引起机体的强烈反应。主要症状表现为头晕眼花、剧烈头痛、恶心呕吐、脉搏细弱、神志恍惚,严重者甚至会昏迷。

热痉挛:由于大量出汗、机体失水失盐,以致电解质平衡紊乱,使肌肉的生物敏感性改变,引起肌肉痉挛,其中负荷较重的肢体肌肉最容易发生痉挛。

热衰竭:是由于血液循环系统和热调节系统的调节功能不能适应热环境锻炼的要求导致的机体部分器官功能紊乱。主要表现为身体产热增加,体温升高,严重者体温可达42℃以上,颜面潮红,皮肤灼热,有时流鼻血,步态蹒跚甚至昏倒。

当锻炼者发生"热病"或有先兆时,应迅速离开热的环境,到阴凉处休息,并喝些含盐饮料或藿香正气水。发生肌肉痉挛者，可多饮些淡盐开水，牵引痉挛的肌肉，并用纱布蘸白酒或醋在抽筋处反复摩擦。头痛剧烈者，应冷敷头颈部，针刺风池、合谷、足三里等穴。对较重的患者，在积极进行急救的同时，要及时送医院诊治。

（吴小毛/文）

## 运动调理，迎接酷暑

初夏时节，如果做一些针对性的运动，将有助于调节我们的身体功能，尽快地适应夏季气候。

### 合理运动，适量出汗

初夏健身要掌握运动量，过量运动会致使血糖偏低、抵抗力降低，严重的还可能引起昏厥。锻炼时当出现体温上升、头昏、头痛等身体不适时，要立即停止运动，并到凉爽处休息。最好保持每次30~45分钟的运动，30分钟最佳。经过20天左右的耐热锻炼，盛夏来临后，人体就不会觉得太热了。

耐热锻炼就要达到出汗的效果，但并不是出汗越多效果就越好。锻炼前，应该对自己的身体有充分了解，适度运动。出汗过多，会造成人体血液流量减少，循环变慢，使人体的散热量减少，从而导致体温升高。尤其是体质较差的人，一定要量力而行。

### 清心入静，保证饮食

夏季养生的关键在于"清"。要戒躁戒怒，努力做到心静。

中医养生专家认为，立夏后天气炎热，昼长夜短，晚间睡眠不足，人体经过一个上午的工作，体力和精力消耗较大，所以午睡对保障身体健康、减少某些疾病的发生起着关键作用。老年人更要加强对心脏的保养，应该保持愉快的情绪，安闲自乐，切忌暴喜伤心，保持神清气和、心情愉快的状态。

运动后要多补充蛋白质、维生素等身体必需的元素。饮食上最好荤素搭配，多喝白开水。可以少吃多餐，多吃水果和蛋白质含量较高的食物，吃含水分高的食物有助于及时补充身体水分。健身运动后切忌冷水刺激，以防感冒。

（秦东颖/文）

运动养生

## 天热摇扇，远离病患

随着人们生活水平的提高，几乎家家备有电扇或空调，手摇的蒲扇、芭蕉扇等大多下岗了。其实，在炎热的夏天，老年人若经常手拿一把扇子，不仅可以消暑，还能起到健身防病的作用。

### 远离肩周炎

手摇扇，是一种需要手指、腕和局部关节肌肉协调配合的上肢运动。在天热的时候，老人坚持摇扇，正是对上肢关节肌肉的锻炼，可以促进肌肉的血液循环，增强肌肉力量和各关节协调配合的灵活性。医学专家认为，老年肩周炎是由于肩关节长期缺乏运动及风扇或空调猛吹感受风寒引起的，而摇扇则可以远离风扇、空调并使肩关节得到锻炼，加强肩关节肌肉韧带的力量和协调性。

### 远离"热中风"

"热中风"是盛夏季节的一种常见病，与外界气温高使用空调不当关系甚大。若装有空调的房间温度调得太低，与外界气温相差悬殊，频繁出入房间，忽冷忽热，会使尤其患有高血压、动脉硬化的中老年人脑部血液循环障碍而发生脑卒中。而摇扇是一种单侧肢体运动，不仅可锻炼肢体的关节肌肉，还可锻炼大脑血管的收缩与舒张功能。日本有学者研究发现，脑卒中患者中大部分是右脑半球微血管破裂出血，而多数中老年人的脑萎缩却发生在左半脑。这是一般人由于长期习惯使用右手，左手运动较少，造成左脑半球锻炼有余而右脑半球锻炼不足造成的。因此，老年人在热天应有意识地进行左手摇扇。通过加强左手运动，活动右脑，改善左侧肢体的灵活性和肌体萎缩，还可以增强右脑半球血管的弹性，减少脑血管疾病的发生。

### 远离精神障碍

心理学研究表明，人的情绪、心境和行为与季节变化有关。在炎热的夏季，许多人会出现情绪波动，特别是中老年人，容易出现情感障碍。用手摇扇消遣，可以怡情逸性。邀二三知己，荫凉下一坐，谈天说地，精神上的郁闷就可一扫而光。手摇扇让人远离了空调环境，也就远离了精神郁闷。

（季卫华/文）

# 夏季体内阳气散发,拍打可通经络、除病气

## 慢性腰痛

多为腰骶部肌肉、筋膜等软组织慢性损伤所致。中医认为与风、寒、湿等外邪侵袭及肾气虚弱有关,治疗上主要采取补肾培元、祛风、散湿、散寒的原则。

拍打方法:①拍打膝盖后侧中央,左右腿各拍2分钟;②拍打膝盖下部,左右腿各2分钟;③拍打大腿根部,左右腿各2分钟;④拍打腰骶部(臀部上方)2分钟;⑤双手对搓发热后,反复轻拍腰骶部3分钟;⑥点按脚心5分钟。每日早、晚各做1次。

## 冻结肩

又称五十肩、肩周炎。多因内有湿热、外感风寒所致,表现为活动时疼痛加剧,肩背肌肉萎缩、肩关节僵直,故早期治疗非常重要。

拍打方法:①拍打脚腕前部及脚腕上部,左右脚各3分钟;②拍打膝盖下部及内侧,左右腿各1分钟;③站立,双手同时拍打大腿根部,左右腿各2分钟;④拍打肩部周围部位,左右臂各拍打4分钟;⑤在放松状态下,用患臂画圈,按顺时针方向转40圈,再逆时针方向转40圈;⑥用患肢抓住单杠或树枝,身体向下垂,适度牵拉被粘连的肌肉1分钟,然后用手揉搓肩部,促进局部血液循环;⑦点按脚心3分钟。每日早起练习1次,连续4周。

## 颈椎病

多因肝阳上亢、肾气不足、颈部软组织变硬所致,临床可见颈部酸痛、头痛眩晕、手指麻木、行动困难。

拍打方法:①拍打腰骶部1分钟;②手心搓热后,反复轻拍腰骶部3分钟;③用手指点按后颈、肩部2分钟;④手心搓热反复轻拍颈椎3分钟;⑤用下颌尖前后画圆圈40次;⑥转动左右足踝3分钟。每日下午1次,连续2周。

(《益寿文摘》/荐)

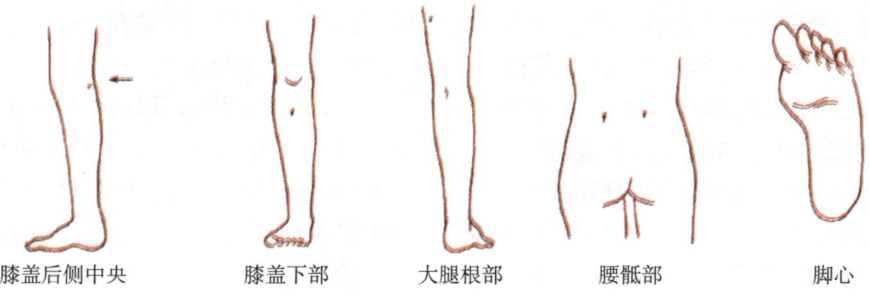

膝盖后侧中央　　膝盖下部　　大腿根部　　腰骶部　　脚心

运动养生

## 中老年人夏季多做撞背运动可增加阳气

在公园里我们经常会看到一些中老年朋友背对墙壁或树干,反复往后撞一下又马上弹出,对此乐此不疲。说是"撞背"养生,能达到强身健体的作用,那么"撞背"真有这样神奇的效果吗?

背部与健康关系密切:中医学认为,背为阳,腹为阴,人体背部分布的基本上是人体的阳经,其中以督脉、足太阳膀胱经尤为重要。在人体背部进行一定节律的拍打、敲击,能提升阳气,有利于人体气机顺畅,阴阳条达,使人体的脏腑功能更加协调,尤其是春夏季节,人体气血运行更为顺畅,趋向于体表,撞背、敲背等锻炼将人体阳气从体内引向体表,能使全身气血通畅,符合天人相应的养生法则,适合于气血运行不畅的中老年人。

古代自我推拿的功法里就有一项撞背功,具体操作的方法和大家在公园里的做法差不多。双足与肩同宽,背靠墙壁站立,相隔20~40厘米,全身放松,身体后仰,用背部撞击墙壁,用力适度,借撞击的反作用力使身体回复直立,撞击下背部时,上身适当前倾,使下背部略向后突出,然后进行撞击。撞击时意念贯注背部,使意气集中于腰、肩、背之间,撞击100次左右。

需要提醒的是:撞背健身最好先明确颈腰背没有明显疾患,运用时需要掌握一定的时间和强度,不可过量,部位也不能太高或太低,如感觉不适,则应及时停止,请医生帮忙诊治。

(艳鸣/文)

## 耐热锻炼宜早进行

众所周知,在盛夏酷暑的日子里,高温环境对人体是个严峻的考验,而每个人的热耐受能力的大小,决定这个人能否适应高温的环境。研究表明,获得或提高热耐受能力的最佳方法是进行耐热锻炼,即在逐渐升高的气温下进行锻炼,以达到适应更高温度环境的目的。

何时开始耐热锻炼呢?专家给出的建议是从暮春开始。我国幅员辽阔,南北气候差异很大,哪一个时段是暮春时节,各地肯定会有差别。不过,从我国大多数地区的气候演变规律来看,每年的4月中旬至5月基本上处于这一阶段。

主动进行耐热锻炼的方法也很简单:每天抽出1小时左右进行室外活动,可根据天气情况,进行散步、跑步、体操、拳术等锻炼项目。经过暮春至初夏两个多月的耐热锻炼,盛夏来临之时,即使室内气温在28~31℃,室外气温在36~39℃,人体也不会感觉太热。

需要提醒的是,耐热锻炼一定要处理好锻炼与出汗的关系。一般来说,耐热锻炼的强度要达到出汗的效果。年老体弱者在进行耐热锻炼时,更要考虑自己的身体情况,活动量要由小渐大,时间也要由短渐长。

(霍雨佳/文)

# 夏季重养心

## 记住早、中、晚3个动作

中医认为"夏气与心气相通","汗为心液",心为阳脏,主阳气。因此,夏季的养生以养心为重,专家推荐3种运动帮您强健身心。

## 早起花间走,颐养心神

立夏以后,温度高了,汗液排量加大,活动量较少的人群,尤其是老年人和经常久坐的人容易出现不同程度的气滞血瘀症状,总觉得心里很闷,提不起精神。这时最需要坚持的是早睡早起,注意养阳,尤其要避免大汗淋漓,因为汗液过多流失,会导致人体内电解质紊乱,伤及体内阳气。建议大家清晨起来在住所附近的林荫花间处散散步,能颐养心神,有助于体内阳气的升华,推动血液循环,增强新陈代谢功能。

## 午睡转眼睛,效率倍增

夏季天气炎热,昼长夜短,不少人会渐渐觉得晚间睡眠不足。所以,午睡对防病养生起着关键作用。中医认为心主神明,所以需"闭目养神",其实这也是在养心。午睡的时候如果能在一开始进行转眼球的练习,不但会增加午睡质量,还能有效缓解视疲劳。具体的方法是双目从左向右转9次,再从右向左转9次,然后紧闭片刻,再迅速睁开眼睛。

## 晚归梳"五经",预防脑卒中

很多人有早上梳头的习惯,其实晚上"梳头"好处也不少。怎么做呢?先是用五指分别点按人头部中间的督脉、两旁的膀胱经、胆经,左右相加,共5条经脉,简称"拿五经"。晚饭前,梳3~5次,每次不少于3分钟,晚上睡前最好再梳3次。中医认为,头为"诸阳之首",梳"拿五经"可以刺激头部的穴位,起到疏通经络、调节神经功能、增强分泌活动、改善血液循环、促进新陈代谢的作用。经常梳头,可使人的面容红润,精神焕发。此外,还能防治失眠、眩晕、心悸、脑卒中等。

(《益寿文摘》/荐)

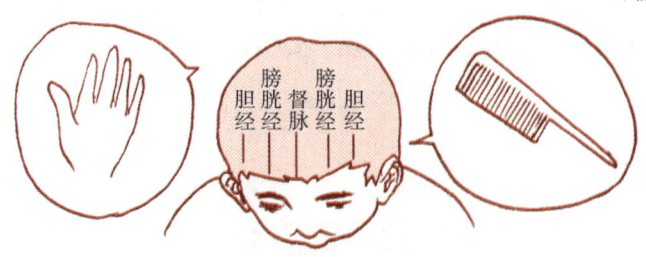

## 夏季健身,趋利避害

大多数人热衷在炎夏做一些运动瘦身。然而,夏天天气炎热、气压较低,喜好健身的人尤其要注意细节,才能趋利避害。

### 晨跑后乏力气短

小艾喜欢早起锻炼身体,常常在清晨四五点就去晨跑,可是,随着气温的升高,最近她在晨练后出现了乏力、气短,甚至头晕的现象。

危险指数:★★★

分析:夏季很多人习惯早起参加体育锻炼,这是一个误区。其实早晨空气中的二氧化碳浓度较高,难以呼吸到充足的氧气。另外,经过夜间睡眠,早晨人体的血液黏度比较大,流动不畅,加上天热,身体内的水分蒸发较多,晨练过早,容易导致心血管疾病。

建议:锻炼时应避免剧烈运动,时间最好在早晨10点前。

### 体力不支易昏厥

Rose为了能快速瘦身,以水果和蔬菜代替正餐,还有每天1小时的有氧操运动。坚持到第五天时,Rose在运动中昏厥。

危险指数:★★★★★

分析:夏季气温高,人体消耗大,如果消耗得不到及时的补充,身体往往比较虚弱。过量运动会导致血糖偏低、抵抗力下降,严重的则会导致昏厥,对健康反而不利。

建议:夏季健身尤其要把握运动量,最好每天坚持30~45分钟的运动。此外,夏日健身就意味着运动会消耗身体更多的营养物质,所以健身者一定要注意补水。同时要注意饮食荤素搭配。

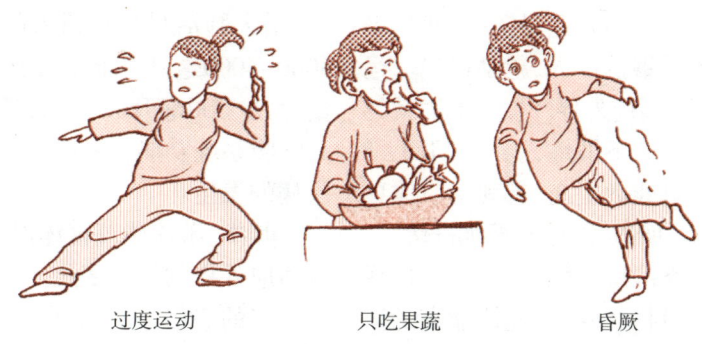

过度运动　　　只吃果蔬　　　昏厥

## 空腹游泳头晕

最近,晓芳每天都会抽空到游泳馆游泳1小时,她发现当空腹游泳时容易出现头晕的现象,而吃得过多后游泳,又会导致肠胃不适。

危险指数:★★★★

分析:空腹游泳影响食欲和消化功能,还会在游泳中发生头晕、乏力等意外情况;而饱腹游泳则会影响消化功能,还会产生胃痉挛,甚至呕吐、腹痛的现象,所以不能在吃饭前后游泳。

建议:在游泳前1小时,可以适当吃点食物,在游泳时可以喝一点水。游泳后不能马上吃东西,至少要等上1小时。

## 洗冷水澡后头痛

Jone认为,在夏天运动后冲个凉水澡,然后大口吃冷饮,是十分畅快的事情,可是第二天却头痛难耐,全身乏力。

危险指数:★★★★

分析:在高温季节,运动后头部特别容易出汗,这时如果用冷水冲洗头部,有可能引起颅内血管功能异常,造成头晕、头痛、眼前发黑,甚至可能出现呕吐现象,严重的话,还可能会引起颅内出血。

此外,运动后大量吃冷饮,会引起消化道强烈蠕动,产生腹痛、腹泻。

建议:①做完运动后,洗热水澡比冷水澡要好;②运动后不宜马上吃冷饮,应先休息一会儿再吃。

(《益寿文摘》/荐)

## 夏练三伏,首选游泳

俗话说:"冬练三九,夏练三伏。"意思是不管天气多寒冷或是多炎热,都应该坚持锻炼,这样才能使身体获得"顺四时,适寒暑"的能力。

高温已经把大家蒸得叫苦不迭,让很多爱运动的人士对室外运动望而却步,更让不爱运动的人退居空调房间。事实上,越是不爱锻炼的人,越是怕热。运动量越少,肌体适应外界环境的能力就越差,在炎热的环境下锻炼,能使皮下毛细血管扩张,散热能力提高,有利于肌体更好地调节体温,所以才提倡"夏练三伏"。

当然,夏季锻炼不能盲目,应该选择合适的运动项目。一些消耗体能高的运动是不宜在夏季进行的。到底什么运动适合夏季呢?首选游泳。

炎炎夏季,泡在凉水中,既能锻炼身体,又能消除夏日的炎热,一举两得。这么想的人不在少数,所以入夏以后,游泳馆里人满为患。

首先,游泳能提高呼吸系统的功能。初次接触游泳的朋友泡在泳池中会觉得呼吸困难,这是因为在水中,胸腔承受的压力比在陆地上要大,为了适应这种压力,就需要用力呼吸,增强呼吸力量、增大肺活量。普通人的肺活量只有3000~4000毫升,而游泳运动员的肺活量可达6000毫升。可见,游泳能有效提高呼吸系统功能,并有助于预防心血管疾病的发生。

其次,游泳能改善体温调节功能,更能适应外界的气温变化。水的导热能力是空气的25倍,人浸泡在水中时,体温散失要比在空气中快很多,肌体需要加强体内的能量代谢,产生更多的热量才能维持体温的恒定。另一方面,冷水的刺激又会引起皮肤血管的收缩舒张反应。所以经常进行游泳锻炼,可以改善人体的体温调节功能,使大脑对外界冷热的感应更灵敏,可以更快地适应外界的冷热变化,从而增强身体抵抗力。

第三,游泳可以起到很好的塑身效果。游泳是一种全身运动,游泳时,人的手臂和腿并用,有节奏地做划水和打水动作,全身肌肉参与其中,周期性地收缩和放松,能使身体各处都得到锻炼,有利于形体的匀称、协调。另外,由于散热快,人在游泳时能量消耗也快,经常游泳,可以消耗多余脂肪,自然是减肥的最佳方式。

此外,有两点要注意:入水前先用冷水擦身,不要急着一头钻进水里,因为肌体不适应冷水刺激,很可能导致抽筋;选择适当的时间去游泳,下午4~5时和晚上7~8时都是不错的游泳时间,如果时间太晚,可能会因神经过于兴奋造成失眠。

(阚宗兵/文)

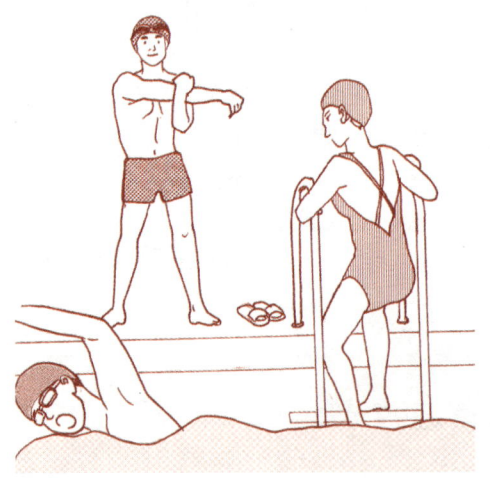

## 防空调病可做手指操

炎炎夏日很多人都躲进了空调房避暑,但空调温度过低却极易诱发感冒。建议您经常做做手指操,预防感冒。①五指并拢,中指贴鼻翼两侧,向上按摩至前额、发际。②双手掌心沿发际向外向下,至下颌还原至鼻翼两侧。③再五指并拢紧贴颈部两侧,沿颈部向后再向前搓擦。这些部位多被空调直吹,搓擦可促进血液循环,增强抗病能力。

(小胡/文)

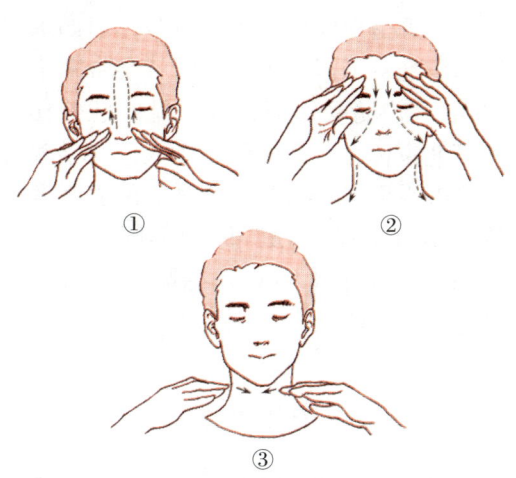

## 夏季减肥有氧运动小技巧

夏季到了,也到了减肥的高峰期。运动是最直接简单的健身锻炼方法,相信很多朋友都知道有氧运动可以帮助身体快速燃烧脂肪,达到减肥瘦身的效果,并且还有提高心肺功能的作用。不过,夏季减肥进行有氧运动也要注意技巧。

1.多选择户外运动。在户外行走或奔跑比你在跑步机上跑步燃烧的卡路里要多出百分之十,无论是跑步、骑脚踏车还是轮滑,练习者在户外运动,身体本身需要消耗更多的热量。

2.适度锻炼。很多人都认为天天运动才能有效,其实过度运动只会加大身体压力,有损身体功能运作。建议每周锻炼4~5次,每次30分钟即可,这样能有效降低患心血管病和癌症的危险。

3.注意热身运动。适当的热身运动能提高体温,增加脂肪燃烧的活性。在运动之前做一个简单的热身运动,逐步提高心率,让肌肉活动起来,身体的热量消耗会获得更大的提高。

4.多样交替锻炼。有些人一运动起来只喜欢做固定的一样,其实选择多种项目、交替运动效果更佳,不妨尝试下慢跑、游泳、骑自行车等,效果会更明显。

(季雪峰/文)

运动养生

## 初秋锻炼应遵"4A"原则

秋天是户外锻炼的好时节，但如果运动前准备不当，不经意间就会带来小损伤。"肩膀受伤便是较常见的意外伤害。"北京体育职业学院运动人体科学教授牛映雪说。专家建议，入秋后的养生锻炼，最好遵循"4A"原则，即重收敛(liAn)、主打慢(mAn)、练耐寒(hAn)、护好肩(jiAn)。

### 敛——金秋养生重收敛

秋季自然界的阳气由疏泄趋向闭藏。因此，金秋的养生原则重在"收敛"。顺应节气变化，从起居方面应调整为"早卧早起"，早起有利于舒展肺气，帮助预防秋季的呼吸道疾病。

### 慢——运动项目主打慢

运动量过大会导致出汗过多，阳气耗损。秋季锻炼应以慢运动为主打。尤其对于中老年人来说，最好选择平缓轻松、出汗较少的运动，如打太极拳、步行等。

### 寒——冷热交替练耐寒

俗话说"春捂秋冻"，从初秋这个冷热交替的时节开始进行耐寒锻炼是提高身体调节反应灵敏度的最有效手段。耐寒训练的项目包括登山、慢跑、冷水浴等。但需注意，晨练不能"耍单儿"，不热身就穿短衣上阵非常容易伤风感冒。

### 肩——最易受伤是颈肩

秋天早晚温差开始变大，低温状态下肌肉的黏滞性较高，如不做热身活动就开练，很容易导致肌肉、韧带损伤。肩颈、腰部是最容易发生运动损伤的地方。专家推荐，除了扭动颈肩热身以外，运动时不妨系个小围巾或穿高领衫，防止凉风吹颈。

（魏雅宁/文）

## 秋季健身，动前先"醒"腰

秋季天气开始变得凉爽，正是运动健身的好时节。如果长时间不运动，身体一时还适应不了大运动量，很容易发生"闪腰""岔气"。这是生活和体育运动中最常见的一种急性损伤，尤其在体操、篮球、排球等运动中容易发生。

因此，在运动前要做好腰部的准备活动，如前后弯腰、左右转身、上跳下蹲等，使腰部肌肉、各关节和血液循环系统被充分调动起来后再进行锻炼。要注意锻炼过程中的正确姿势，动作要协调平衡，用力要得当。同时，掌握循序渐进的原则，合理安排运动量。逐渐加强腰部用力，不要过猛，锻炼后还要进行放松整理运动，以消除肌肉痉挛、疲劳等。

如果有条件，应加强腰部肌肉的锻炼，尤其是以腰部活动为主的健身项目，从而使脊椎的活动度增加，韧带的弹性增强，肌肉更加发达有力，即使在担负较大力量的情况下，也不容易发生撕裂扭伤现象。

此外，人体的血压波动一天内会有早晚两个高峰，由于秋凉渐显，温差较大，此时段血管在低温下收缩，容易诱发心血管及心脏疾病。因此，尤其是老人健身不能过早，要等太阳升起温度稳定后才行。

（董绍军/文）

## 老年人秋练悠着点

立秋之后，天气渐凉，户外湛蓝的天空和习习秋风都让人们有到外面活动一下筋骨的想法。老人抓住秋天好好锻炼一下身体，对迎接严冬的考验非常有必要。秋季气温适度，气候宜人，在这样的季节，中老年人养成锻炼的习惯，让身体受到良性刺激，会适应进入冬季后气候的变化，能增强体质，增进机体耐寒抗病能力，提高心血管系统功能，增加大脑皮质的灵活性，保持清醒的头脑和旺盛的精力。锻炼后，胃液分泌增多，肠胃蠕动加快，可以提高消化和吸收功能。反之，若没有掌握正确的锻炼原则，在锻炼中伤了自己，恐怕事倍功半。因此，老人秋天锻炼要悠着点。

**起床悠着点** 秋季和夏季不同，清晨的气温已经有些低了，锻炼时如出汗较多，稍不注意就有受凉感冒的危险。所以，千万不能一起床就穿着单衣到户外去活动，而要给身体一些适应的时间。尤其是老人，早晨醒来后，不要马上起床，因为老年人椎间盘松弛，突然由卧位变为立位，可能会发生扭伤腰背部的现象。有高血压、心血管病的老人，起床时更要小心，可以在床上伸伸懒腰，舒展一下关节，稍休息一会儿再下床。

**锻炼多穿件衣服** 出去锻炼时，应该多穿一件宽松、舒适的外套，等准备活动做完，或锻炼一会儿身体发热后，再脱下外衣，免得室内外温差大，身体不适应，从而着凉感冒。锻炼后如果出汗多，在往回走的路上，也要先穿上外套，等回到室内，再脱去汗湿的衣服，擦干身体，换上干燥的衣服。

**秋天重热身** 人的肌肉和韧带在秋季气温较低的情况下，会反射性地引起

**运动养生**

血管收缩、血液黏滞性增加,关节的活动幅度减小,韧带的伸展度降低,在没有准备活动的情况下,神经系统对肌肉的指挥能力也会下降,锻炼之前若不充分做好准备活动,会引起关节韧带拉伤、肌肉拉伤等,影响日常的生活,锻炼反而成了一种伤害。所以,无论多大年纪,在锻炼之前准备活动都要做,时间长短和内容可以因人而异,一般应该做到身体微微发热比较好。做完准备活动后,无论进行舒缓还是强度大的活动,身体都能适应。

运动必补水 从潮湿闷热的夏季进入秋天,气候一下子干燥起来,温度也降低不少,人体内容易积一些燥热,而且秋季空气中湿度减少,容易引起咽喉干燥、口舌少津、嘴唇干裂、鼻子出血、大便干燥等症状。再加上运动时丧失的水分,会加重人体缺水的反应,所以运动后一定要多喝开水,多吃梨、苹果、乳类、芝麻、新鲜蔬菜等柔润食物,或是平时多喝冰糖梨水、冬瓜汤等,来保持上呼吸道黏膜的正常分泌,防止咽喉肿痛。如果运动量较大,出汗过多,可在开水中加少量食盐,以维持体内的酸碱平衡,或喝一些含电解质的运动饮料,防止肌肉出现痉挛。如长跑锻炼,还要饮用糖开水,以防低血糖,出现头晕、出虚汗、四肢乏力等不良反应。

运动时补水,不能在运动前后一下子喝很多。运动之前喝多了,造成肠胃负担加重,一动起来胃里咣咣响,也影响锻炼。运动之后猛喝一通,会使部分电解质流出体外,对身体不好。运动时饮水,最好能分次少量饮用,比如锻炼20分钟,喝150~200毫升。

(赵星质/文)

## 秋季健身6个提醒

秋高气爽,正是运动锻炼的好时光,秋季气候条件与夏季不同,大家应及时调整健身习惯,掌握正确的锻炼方法,不要养生不成反伤身。

### 提醒一:以有氧运动为主

秋季天气慢慢转冷,爆发性的无氧运动易引起身体不适,甚至造成运动损害,所以,健身时一定要选择动作幅度较小、热量消耗合适的有氧运动。在详细项目上,可根据年龄差异而有所不同:年轻人可以安排跑步等高冲击有氧运动,这样可消耗更多热量;中年人可安排快走、慢跑、爬楼梯等低冲击有氧运动;老年人可安排散步、瑜伽、太极拳等项目。

### 提醒二:心情低落时不锻炼

入秋后,气温变化不定容易给人的

心理及生理带来一定的影响。部分人常莫名地感到苦闷伤感、疲劳易怒、精力衰退。专家提醒,情绪低落、萎靡不振时进行健身,轻则加重器官的负担,重则损害机体的功能,所以锻炼时最好在精神饱满的时候进行。

## 提醒三:晨跑锻炼不宜在路边

秋天在林阴大道上慢跑,呼吸清新的空气有利于人体健康。但是现在在城市中,车水马龙的马路越来越多,有些人为了省事,就在马路边慢跑来锻炼,其实这是很不健康的。因为秋季气候干燥,灰土容易飞扬起来,使空气受到污染,在马路边跑步,肺活量增加,会吸入更多的灰尘和汽车排出的有害气体,无形中增加了对身体的损害。所以晨跑和锻炼最好选择在公园等安静又干净的地方进行,而不宜在马路边慢跑。

## 提醒四:运动穿衣讲层次

许多人认为,人一旦运动起来,就不会感到寒冷,所以只穿单薄的T恤运动。其实,人体在户外锻炼中产生较多热量的时候仅是中段,运动前后非常容易受到外界温度的影响。户外运动时,要等身体发热后,再脱下外套,而且运动完要及时披上,如果穿着汗湿的衣服在秋风中逗留,十分容易着凉感冒。在运动衣材质的选择上,不少人认为纯棉衣服舒适、吸汗,但实际上,选择透气性相对较好的聚丙烯材质,会更合适。

## 提醒五:秋天运动选择好时间

首先,时间安排上有很大不同,各个年龄段的人要根据自己的身体状况来选择活动的时间段。年轻人由于身体对天气的适应能力较强,体质较好,体力恢复快,秋季健身时间可以安排在早晨和下午;中年人适应能力稍差,可以在放工后,18~20点身心比较放松的时间段进行锻炼;老年人健身的时间一般应选在14~19点,他们身体较差,选择温度最高、有阳光的时间进行健身,更容易活动开,从而避免身体损害。

## 提醒六:配备合适的运动装备

合适的运动装备不但让我们省力舒服,还能避免好多意外事故的发生。运动装备的选择一定要因人、因地、因目的而有变化,评估好目的地的情况和天气变化。尤其是长距离的、难度较大的运动一定要做好充分的准备,力争做到有备无患。

(黄鑫/文)

运动养生

## 糖尿病患者秋季应如何锻炼身体

春捂秋冻,不生杂病。但糖尿病患者并不适合在天气转凉时刻意不添加衣物,来锻炼御寒能力。如果要秋冻,可以选择下午相对暖和时开始锻炼,随着气温的降低,让身体慢慢适应冷空气。

实际上,糖尿病患者常常合并周围血管神经病变,导致微循环障碍,本身局部供血就较差,如果血管突然受到冷空气的刺激,很容易发生血管痉挛,使血流量进一步减少,易引起组织坏死和糖尿病足。而糖尿病和心脑血管疾病又是"难兄难弟",常常合并起来,冷空气的刺激就更容易诱发心脑血管疾病,加重病情,甚至导致心肌梗死等恶性事件。

进入秋季,天气转凉,需要补充食物来提高身体的热量,抵御寒冷,此时代谢较为旺盛,会不知不觉多吃食物,对糖尿病患者来说,血糖相对较难控制,如果再盲目地进行秋冻,容易加速并发症的发生。在医院门诊中,近日就增加了不少这种患者。

但是糖尿病患者也不能完全拒绝耐寒锻炼,毕竟,通过耐寒锻炼可以为抵御冬季的严寒打下基础。其实,秋冻并不仅仅是天凉时少添衣服,最主要的还是加强耐寒锻炼。专家建议,糖尿病患者在锻炼时间上要有讲究,不要在清晨气候较凉的时候出去。此时身体突然受到冷空气的刺激,会导致血管痉挛。可以选择下午相对暖和时开始锻炼,这样随着时间的推移,气温也在一点点变凉,血管接受冷空气时有了"过渡期",自然不容易痉挛。

在运动方式上宜选择较为舒缓的全身运动,如慢跑、打太极拳等。这些运动能够充分活动开周身的血管,促进血液循环,加速新陈代谢,提高机体的免疫力,这样耐寒能力就增强了。另外,糖尿病患者的耐寒锻炼最好不要选择常人的洗冷水浴,因为糖尿病患者的感觉神经末梢并不敏感,当感觉到寒冷时身体可能已经受凉而容易感冒。

(孟湧生/文)

## 秋季登山的"清规戒律"

宜人的秋季是登山的黄金时节。登山运动可以调心养肺,提高内脏器官的功能,只是准备登山时应注意以下几点。

登山前准备:根据个人身体状况,选择登山地点。登山时间尽量避开气温较低的早晨和傍晚,登山速度要缓慢。上下山时,可通过增减衣服来适应天气温度。

登山中注意:登山时,上身向前倾,

弯腰屈腹，稳步踏地前进。途中如果出现气喘、缺氧等症状时，不要勉强前进，可以在原地停歇，做10~15次深呼吸来缓解不适，直到呼吸恢复均匀后，再慢速前进。年老有病者应量力而行。

下山时注意：上身微微后倾，凸腹屈膝，重心稍向后移，步速宜缓慢，步幅小而稳妥。尽量避免在山中的冷风口逗留过长时间，以防身体着凉。

登山后要多喝水：秋季因人体阳气正处在收敛、内养阶段，运动量不宜过大。运动后要多喝开水，宜吃些苹果、梨、芝麻、乳类、新鲜蔬菜等柔润食物，保持上呼吸道黏膜的正常分泌，防止咽喉肿痛。如有条件，在活动之前，要适量饮用糖开水，以防低血糖，出现头晕、出虚汗、四肢乏力等不良反应。

不宜登山的人群：体质较弱或病后初愈，以及患有心血管病，如血压较高、心脏病患者、冠状动脉功能较差者，头晕、胸闷、心悸的老年人都不宜登山。

（张丽/文）

## 秋季要如何运动才能保护心脏

老王是经常在晨练时能跑3 000米以上的人，可最近几天感觉胸闷、失眠多梦，就去看医生。医生检查后告诫他要减少运动量，否则由于运动过量极易造成心脏功能的损伤。相关医学专家提醒，秋季人的身体会出现一定的变化，过量的运动往往达不到健身目的，还会增加心脏的负担，甚至加重原有的疾病。为保证心脏功能正常，在运动时应注意以下几点：

（1）运动适量，以微微出汗为度，不可以出汗过多。秋气主燥，易伤阴液。秋天常见的"秋燥"病的特征是出现各种干燥的症状，如皮肤皲裂、口鼻干燥等。此时若运动量加大，甚至达到大汗淋漓的程度，就会加重"阴津"的耗散，如果使"心阴"受损，就极易出现失眠多梦的症状。

（2）秋天养阴防燥要多饮水。运动后要多喝水，以补充丢失的过量液体，同时可以达到"清心降火"的作用。注意此时的心火正是由于阴液不足造成的虚火，并不是实火，平时可以吃一些滋阴降火

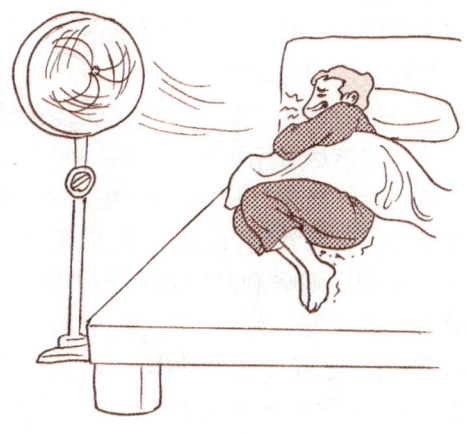

**运动养生**

的水果,如梨、苹果等。

(3)合理安排生活节奏,早睡早起,利于舒肺,使机体津液充足,精力充沛。"燥邪伤肺",轻则少痰干咳、痰黏难咳,重则出现肺络受伤出血、痰中带血等严重症状。中医认为"肺朝百脉",与心脏关系密切,肺受损必然会累及心脏。

(4)运动时应在含氧量充足的地方加强心肺功能锻炼。进行深呼吸、扩胸等运动,不要进行剧烈的运动,应以柔和的运动为主,如打太极拳、散步等。

(5)适时增减衣物,预防感冒。夜间天气凉,但有些人还是习惯开着电扇入睡,让风直吹面部、腹部,加上窗外凉风"助阵",没盖好被子,从外因上形成寒气加重的环境;从内因上讲,人在睡眠中各个器官活动减弱,免疫功能降低,细菌、病毒乘虚入侵,极易使人伤风感冒。感冒可是万病之源,如不及时治疗极易造成对心脏功能的损害,很多心肌炎就是感冒引起的,大家不能不加以重视。

(6)出现心脏不适症状要尽早看医生。运动量过大,极易引起疲劳感,许多人并没有引起足够的重视,认为这才是运动的效果,其实这是不科学的。所谓健康的运动量应该以激发人的兴奋性为主,运动后感觉浑身轻松有活力。相反,感觉疲劳、无力、胸闷,甚至出现失眠多梦等症状,就是心脏出问题的表现了。

(佳山/文)

## 秋季锻炼要避免伤肺

秋季是老年人健身的好时机。然而秋季早晚温差大,气候干燥,锻炼需遵循科学性,否则可能适得其反。秋季锻炼应该注意保养肺部,同时心情低落时最好不要参加运动与健身。

**口鼻呼吸免伤肺** 专家建议,在秋冬季节应该尽量用鼻呼吸,运动时可以口鼻同时呼吸,尽量不要张大嘴呼吸,必要时可以舌头卷起,顶住上颚,以免冷空气直接刺激咽喉和呼吸道而伤害肺脏。健身时的呼吸频率,尽量与动作频率相适宜,可以选择好几个动作一吸,几个动作一呼,这样才能有效加强肺部的功能,也可延缓疲劳的发生。

**心情低落时不锻炼** 入秋后,气温变化不定容易给人的心理及生理带来一定影响。部分人常莫名地感到苦闷伤感、疲劳易怒、精力衰退。专家提醒,情绪低落、萎靡不振时进行健身,轻则加重器官的负担,重则损害机体的功能,所以锻炼时最好在精神饱满的时候进行。

**少选剧烈运动项目** 秋季人体的柔韧性和肌肉的伸展度有所下降,关节活动幅度减小,像足球、篮球、长跑等剧烈活动尽量少选。当然如果非常喜欢这些项目也可参加,在锻炼到有疲劳感时就应停止活动,防止运动过度,造成运动损伤。宜选择一些较为舒缓的健身方式,如登山、慢跑、太极拳和健身舞等。

(黄鹤/文)

## 冬泳不妨从初秋开始

冬泳的队伍越来越壮大,不过,冬泳可不是一蹴而就的。身体素质较好的人,不妨从立秋后加紧锻炼,渐渐成为冬泳者。

冬泳最好从夏季开始练习,秋季尤其需要坚持,以使机体适应低温气候。现在正是开始练习冬泳的好时间。随着气温的下降,游泳的时间最好定时在每日中午气温较高时进行。

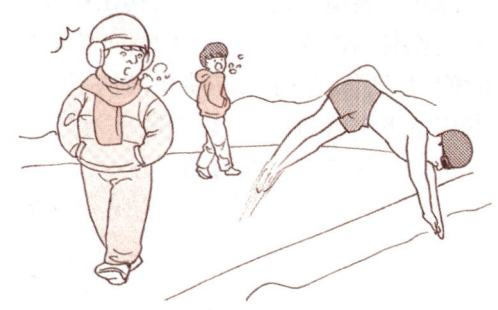

天气凉后,游泳前的准备活动就显得非常重要了,因体温与水温相差很大,必须先在岸上跑、跳、做操,活动全身各关节,摩擦全身皮肤使关节灵活,肌肉放松,全身发热,但以不出汗为宜。

游泳的时间也不能像夏天一样长时间在水里泡着,时间宜短。主要根据个人的身体情况、当天的气温和水温条件来决定。初学者每次游3~5分钟即可上岸,当出现寒战、皮肤变紫、头晕或头痛等现象时,应立即上岸。入水时间一定要因人的体质不同,严加掌握。

(胡安仁/文)

## 冬季锻炼应严防运动损伤

立冬后意味着冬季正式来临。冬季适当的体育锻炼必不可少,适量的运动可增强身体抵抗力,抵挡疾病的侵袭。但是冬季运动伤害比其他季节要高出三成,北京急救中心的专家提醒市民,运动过程中要确保安全,不要因运动损伤使良好的意愿适得其反。

1.充分热身:气候寒冷,肌肉、肌腱和韧带的弹力和伸展性降低,关节活动范围减小,再加上天气干燥,易使人感到身体发僵,不易舒展。如果不做热身活动就锻炼,往往会造成肌肉拉伤、关节扭伤。所以在冬季进行锻炼时,尤其是在室外,首先要做好充分的热身活动,通过慢跑、

**运动养生**

徒手操和轻器械的少量练习，使身体发热、微微出汗后，再投身到健身运动中。

2.衣着适中：冬季进行健身运动，开始要多穿些衣物，并且衣物要轻软，不能过紧，热身后，就要脱去一些厚衣服。锻炼后，如果出汗多，应当把汗及时擦干，换掉出汗的运动服装、鞋袜，同时穿衣戴帽，防止热量散失。另外，在室外进行健身锻炼更要注意保暖，切不可站在风大的地方吹风，而应尽快回到室内。若头、背、脚受冷，冷空气从皮毛和口鼻侵入肌体，不但影响健身锻炼效果，还会感冒生病。

3.环境适宜：人在安静状态下每小时呼出的二氧化碳有20多升。若十多人同时在室内进行锻炼，一小时就是200升以上。再加上汗水的分解产物，消化道排出的不良气体等，致使室内空气受到严重污染。人在这样的环境中会出现头昏、疲劳、恶心、食欲不振等现象，锻炼效果自然不佳。因此，在室内进行锻炼时，一定要保持室内空气流通、新鲜。同时要注意，气候条件太差的天气，如大风沙、下大雪或过冷天气，暂时不要到室外锻炼。若想到室外锻炼，应注意选择向阳、避风的地方。

4.合理锻炼：由于冬季寒冷，身体的脂肪含量较其他季节有所增长，体重和体围相应增加。因此，冬季健身要提高锻炼的强度和力度，增加动作的组数和次数，同时增加有氧锻炼的内容，相应延长锻炼时间，用以改善功能，发展专项素质，消耗体脂，防止脂肪过多堆积。另外，锻炼间隙要适当短一些，尤其在室外应避免长时间站立于冷空气中。如果间隙时间过长，体温下降，易使肌肉从兴奋状态疲惫下来，这样不但影响锻炼效果，而且再进行下组练习时容易受伤。

（《益寿文摘》/荐）

## 老年人冬季运动应掌握四个"细节"

有的老年人因为天气冷，就停止了外出运动，其实，秋冬运动比夏季来得适合。比如冬季的阳光没有夏季的猛烈，几乎不会出现晒伤的情况。其次，冬季运动可以提高人体的耐寒能力和抵抗力，对有呼吸道疾病和骨质疏松症的患者有好处。不过，骨科主任医师魏合伟提醒，运动时要注意做好"细节"工作。

细节一，运动前须先进行热身运动。人们在户外运动时，血管会因低温而收缩，同时关节和肌肉不太灵活。在运动前进行热身运动，就可以让心脏适应并进入了运动状态。

细节二，运动时注意保护外露皮肤。手指和脚趾的脂肪含量少，冬季气温低，在不被保护的情况下运动，容易冻伤。因此，进行运动前，应先搓揉手脚以及脸部，直到微微发热。

细节三，运动时注意呼吸方式的使用。在运动时，尽量避免张嘴呼吸。冬季气温低，呼吸道功能不好的老年人吸入冷气后，会刺激上呼吸道，诱发呼吸道的疾病。无论哪个季节，正确的呼吸方式都是鼻腔呼吸或鼻腔口腔交替呼吸。

细节四，注意运动量的控制。

运动强度的掌握 运动时，心率在每分钟120~150次是最好的，达到这个数值，表明你的运动强度足够了。自测运动心率的最佳时间是刚刚结束运动时。

运动时长的掌握 20分钟到1小时的运动时间，才能达到运动的效果，最多2小时。对于老年人来说，运动的时间并不要求一次性达到，可以分开来完成。

运动的频率 每天一次运动，有助身体健康。魏合伟强调，每周3~4次的运动频率，对于老年人来说，是比较合适的。或者隔天运动一次的频率也是可以的。需要注意的是，运动是因人而异的，符合科学的原则才是正确的运动。

（郭静/文）

## 冬季空气冷，锻炼时别大口喘气

冬季锻炼可以提高身体对寒冷条件的适应能力，从而使得病的机会比一般的人要少很多。不过在这个季节锻炼时呼吸的方法要得当，不要大口喘气，而应该用鼻子或口鼻混合呼吸，这样可以减轻寒冷空气对呼吸道的刺激。

鼻是呼吸道"门户"。鼻黏膜内有丰富的血管和较多的分泌腺，当冷空气通过鼻腔后，可起到保温、保湿的作用，从而避免寒冷、干燥或伴有微尘和致病的微生物吸入肺内。活动时间较长（如跑步）或剧烈运动时，往往需鼻、口同时呼吸、以提高通气量和满足体内需要。当用口呼吸时，应将舌前部稍卷微贴上腭，以免寒冷空气直接刺激咽喉和肺部，导致咽喉炎和呼吸道炎症。

体育锻炼时要有意识地控制呼吸频率，呼吸频率最好不要超过每分钟25~30次，应该加大呼吸深度，使进入肺内进行有效气体交换的量增加。过快的呼吸频率还会因为呼吸肌的疲劳造成全身性的疲劳反应，影响锻炼效果。由于冬季气温下降，冷空气中的病毒和细菌进入呼吸道，会导致慢性气管炎发作，心脑血管疾病患者也常常感到胸闷、憋气、头晕、恶心、全身不适。所以，一定要根据天气和个人的身体状况来安排运动量，运动时间不宜过长，患有心、肝、肾等系统疾病的患者要在医生指导下锻炼。

（杨玉梅/文）

运动养生

# 冬季十大健身误区

### 没有确定的健身目标

很多人今天练腰,明天练腿,结果练了很长时间,也没有什么效果。健身者一定要根据自身情况,设定一个可以期待的目标。

### 忽视力量训练

许多人知道跑步能健美小腿,游泳能让体形匀称,但不知道哑铃对于塑身有重要的作用。力量训练有利于建立肌肉群,这些瘦肌肉群每天消耗的热量要比脂肪高得多。如能把有氧运动和力量训练两者结合,效果会更好。

### 健身项目难度过高

高难度的训练不仅会让人产生强烈的挫败感,还可能在运动中受伤。因此,并非运动的难度、强度越大,效果就越好。

### 以出汗量来衡量运动效果

排汗量并不是衡量运动强度的唯一指标。心率、费力程度才是更重要的标准。

### 喜欢与别人比较

认为"他比我效果更明显",这是没有根据的。因为你根本不知道他的身体状况。不要考虑别人,专注于自己的计划。

### 忽视身体的信号

导致身体疼痛和疲劳的原因很多,可能是受伤或生病,也可能是缺少睡眠。要根据自己的身体状况及时改换健身项目,让身体虚弱的部分得到休息。

### 只关注生理改变

锻炼效果不仅体现在体能的增强上。10分钟的适度训练能提高人的情绪,让人很愉快。锻炼除了能改善睡眠质量,还能提高排解压力的能力。

### 运动后大吃

运动会让你感觉更饿,但运动后一定不要大吃。

### 饮水不足

充足的水分,可以增加能量。除了每

天喝8杯水,夏天在运动的时候,还要每15分钟喝200~300毫升的水。

## 运动前不补充能量

运动前的1小时,可选择酸奶、香蕉和全麦饼干等小零食,它们能让你达到最佳运动状态。

(《益寿文摘》/荐)

## 冬季长跑到底好不好

爱好长跑的人很多,到底冬季长跑好不好?怎么才能达到最佳锻炼效果呢?北京师范大学体育与运动学院副教授赵纪生说,如果不是浓雾、阴霾、大风和雨雪天气,冬季的"冷刺激"还是很适合跑步健身的。因为冬季气温低,跑步时出汗少、水分流失少,跑起来的体表感觉比较舒适,不会像夏天那样,一跑一身汗。而且,其他诸如球类运动等冬季易受限制,而跑步只要穿戴合适,出门就能进行。

要实现冬季长跑对心肺功能、塑身减肥和全身健康的锻炼效果,还有不少讲究。

首先,时间宜长一点。长时间、长距离的长跑属于有氧运动,比起介于有氧和无氧运动之间的中长距离速跑来说,长跑消耗的脂肪更多,需氧量也更大,就更利于减肥,更利于健康。建议以持续1小时以上为佳。

其次,最好在室外跑。跑出去,纵情呼吸新鲜的冷空气,既锻炼意志,又有利于身体健康。而且要尽量远离污染源,最好选择在公园、树林等负氧离子充足的地方进行。

第三,跑道别太硬。在没有塑胶跑道的情况下,草地和土质地面是首选。地面太坚硬,对膝关节和踝关节的损伤就会增大。如果连草地或土质地面也难找,不妨就买双优质的慢跑鞋或软底鞋,带海绵和减震功能的。一旦海绵失去弹性了就换一双新的。毕竟,用买一双鞋的钱换取骨关节的健康,还是值得的。

第四,傍晚跑步最好。中医讲,酉时(17—19时)肾经当令,肾主骨,此时运动,对身体各个关节和运动系统的健康都有好处。但也不必苛求于此,放宽到15—21时之间也可。

第五,老年人要结伴运动。一旦发生意外,另一个人可提供帮助。

此外,赵纪生提醒,冬季跑步尽量用鼻腔呼吸,而不要用嘴呼吸。鼻腔可帮助过滤和温润冷空气,避免其直接通过口腔进入呼吸道内,对身体造成伤害。另外,加减衣服也要适当。出门时最好多穿点衣服,跑热后可解下来系在腰间,等跑完呼吸均匀后再穿上,这样能避免着凉感冒。

冬季长跑,虽有利健康,但也要注意安全,近些年,因长跑猝死的事例屡有发生。赵纪生提醒,感冒患者、先天性心脏病患者和关节炎患者,不宜参加冬季长跑,建议改做动作舒缓的室内健身运动。

(余易安/文)

## 冬季常按肚脐,可使肾气健旺

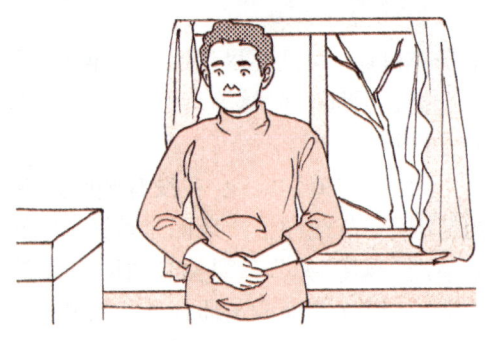

冬季气温较低,肾虚之人怕冷、容易感冒,并可影响其他脏腑器官的生理功能。要想肾精充盛、肾气健旺,可到医院推拿科对腹部的神阙(肚脐)、气海等穴位进行按摩,能起到益肺固肾、安神宁心的作用。在家里也可以自行按摩:两手叠交,对腹脐部施以按揉刺激,用力要适度,同时保持呼吸自然,顺时针方向绕脐揉腹即可。

(郝淑洁/文)

## 冬季护肝四招

### 揉大敦穴

盘腿端坐,赤脚,用左手拇指按压右脚大敦穴(脚大趾甲根部外侧),左旋按压15次,右旋按压15次。然后用右手按压左脚大敦穴,手法同前。

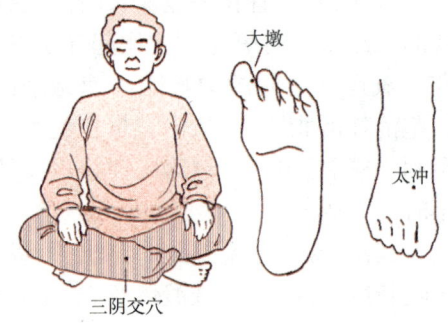

### 按太冲穴

盘腿端坐,用左手拇指按右脚太冲穴(脚背第一、二趾骨之间),沿骨缝的间隙按压并前后滑动,做20次。然后用右手按压左脚太冲穴,手法同前。

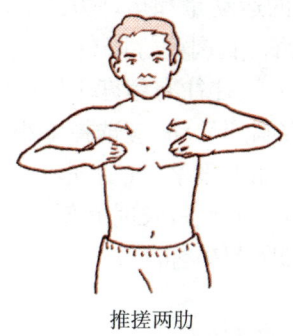

推搓两肋

### 揉三阴交穴

盘腿端坐,用左手拇指按压右三阴交穴(内踝尖上3寸,胫骨后缘处),左旋按压15次,右旋按压15次。然后用右手按压左三阴交穴,手法同前。

### 推搓两肋法

双手按腋下,顺肋骨间隙推搓至胸前两手接触时返回,来回推搓30次。

(军承/文)

## 老年人冬练的"八大注意"事项

冬季,气候寒冷,万物凋零,人体的新陈代谢功能也不如天热时旺盛,是多种疾病的高发期。因而抵御风寒、捍卫阳气,是冬季养生保健之道。冬天进行户外活动,可调节新陈代谢功能,增加热量产生,增强大脑皮质兴奋和体温调节,因而冬练是抗寒护阳的重要方法。但冬练要注意方法,尤其是老年人更应如此。老年人冬练应注意做到以下几点:

### 不要起得太早

"闻鸡起舞"对老年人并不可取。因为中老年人可出现心肌梗死、缺血、心律失常等疾病,早晨为高发期,若在这时候锻炼,会诱发意外情况发生,甚至引发突然死亡。

### 不要空腹锻炼

运动需要能量。此时,人体血液中游离脂肪酸浓度显著增高。老年人由于心肌能力降低,过剩脂肪酸带来的毒性往往使老年人产生心律失常,使肝脏合成的甘油三酯增高,会引起和加剧老年人的冠心病、动脉硬化症。因而,早晨锻炼应吃些食物和喝杯开水为好。

# 运动养生

## 不要搞疲劳战术

一些老同志上班时工作紧张，没有时间锻炼，一旦退休，马上投入大量时间锻炼，想一口吃个胖子，这种情况不可取。过量运动往往会破坏人体内外运动平衡，造成一些生理功能的失调。

## 不要运动后"急刹车"

人在运动时，下肢肌肉血液供应量急剧增加，同时将大量血液自下肢沿静脉流回心脏。如果运动后突然静止不动，就会使下肢血液淤积，不能及时回流，心脏进血量不足，会引起头晕、恶心、呕吐，甚至休克，老年人会出现更为严重的后果，因此，运动后应继续做些缓慢的放松活动。

## 要选择合适的时间和环境

许多人认为，清晨空气新鲜，最适宜锻炼。其实并非如此，空气的洁净度是随季节变化的。冬春季节空气洁净程度在上午8时以前和下午5时以后最差。冬季锻炼的最佳时间应是上午9—11点，并且要选择在没有雾的时候进行。因为雾中溶解了许多有毒物质，吸附着尘埃和病菌等，在雾中运动会大量吸入体内，引发疾病。早晨不宜在树丛中锻炼，因为没有阳光照射，树木本身的呼吸作用会产生大量二氧化碳，长期在树林中锻炼会出现头昏、身体不适的感觉。

## 要选择适宜的运动方式

要根据年龄、健康状况、体质水平等不同情况，恰当地选择冬练方式和强度。老年人、体弱者要遵守循序渐进的原则，确定适宜的运动量和运动方式。冬季人的血管收缩，肌肉弹性降低，易损伤，尤其是老年人，往往有程度不同的动脉硬化，更不宜剧烈活动，应选择中小强度的运动项目，如太极拳、气功、散步、徒手操等。不宜做倒立、较长时间低头、骤然前倾弯腰、仰卧起坐等活动。

## 要注意保暖

人到老年，体温调节功能下降，末梢循环差，抗寒能力远不如年轻时，若贸然到室外锻炼，受冷空气或风寒侵袭，使血管收缩，血液循环受阻，抵抗力降低，致使流涕、咳嗽，诱发感冒、胃痛、心绞痛等疾病，因而冬练时不可忽视保暖。冬练开始要多穿些衣服，戴帽子、手套等。经过10分钟暖身活动后，待身体发热时再逐渐减衣服。锻炼结束后，应擦干身上的汗水，并立即穿上干净衣服。

## 要注意安全

安全是老年人冬练中的头等大事。要注意预防运动意外、运动创伤和疾病发作。锻炼前要做好准备活动，将肌肉和关节活动开，一有异常情况，应立即停止锻炼。老年人冬练前对自己的健康状况要有充分的认识,最好做一次全面的身体检查,看是否患有心、肺、脑等器质性疾病。如果有,应按医嘱进行锻炼,并随身携带急救药品,争取结伴或集体冬练。

(唐凤碧/文)

## 名医推荐"暖身操",专治"寒婆婆"

近日气温降低后,很多人都出现手脚冰凉、怕冷畏寒等症状,有的人即便坐在办公室,也是很久都暖和不过来。这是因为低气温使血管收缩,血液回流能力减弱,使得手脚血液循环不畅造成。长时间手脚冰凉会导致精神不佳、身体畏寒反应,严重的还可引起下肢静脉曲张,所以冬季一定要让身体暖起来。

冬季不太想动,怎么能暖身?其实一些中医的小方法,能起大作用。武汉市中医院推拿科高扬主任医师推荐了一套暖身操,搭配着做效果更好。

### 全身怕冷搓搓脖子

低头时,摸到颈后最突起的高骨,在这高骨的下方就是大椎穴。中医认为"大椎通阳",因为这个穴位是督脉与六条阳经的交会点,大椎是调和全身阴阳的重要穴位,温灸大椎穴可以通络散寒,也是缓解全身怕冷的重要方法。

有手脚冰凉症状的女性,可洗澡时先用热水冲大椎穴几分钟,整个头颈后背,乃至全身皆觉得发热时停歇,沐浴后注意保暖,好好睡上一觉;或发冷的时候,用手搓大椎穴10分钟,穴位处会觉得酸胀发热。

搓大椎穴还可防治感冒。如果觉得感冒袭来,出现头晕、头痛、鼻塞、咽痒等前驱症状,可以用手掌搓热颈后的大椎穴,以皮肤发热、发红为度,就能帮助身体振奋阳气,抗御外邪。

### 上肢怕冷拍拍手臂

在人的手背手腕上,顺着小指内侧下来直到腕背横纹处,有一个阳池穴,是支配全身血液循环及激素分泌的重要穴位。刺激这一穴位,可迅速畅通血液循环,暖和身体,进而消除发冷症状。

刺激阳池穴需缓慢进行,先用一只手的中指,按压另一手的阳池穴,再换过来,这种姿势可以自然地使力量由中指传到阳池穴内。

还可以从手掌内侧往上抚摩,到手臂和肩部交接处,再从手臂外侧向下抚摩到手指,连续3次,然后抚摩另一只手臂。因为手臂上有三条阴经和阳经,抚摩手臂可以疏通手臂上的阴经和阳经,解决阴阳失衡的问题。

**运动养生**

### 下肢怕冷揉揉脚心

"寒从脚下生",脚自古就有"人体的第二心脏"之说。中医学认为,人体诸多经脉都汇集于足底,与全身各脏腑、组织、器官都有密切关系。

刺激位于脚心部的涌泉穴,有补肾壮阳、强筋壮骨的作用,怕冷、肾虚、没力气、精神不振的老年女性,尤其适宜推搓涌泉穴。每天洗脚后,按摩涌泉穴还有助于睡眠。

先用右手掌快速搓揉左脚心,然后用左手掌快速搓揉右脚心,搓到有热感为止。每天早晚搓揉100下,接着搓揉各脚趾100余下。

（《益寿文摘》/荐）

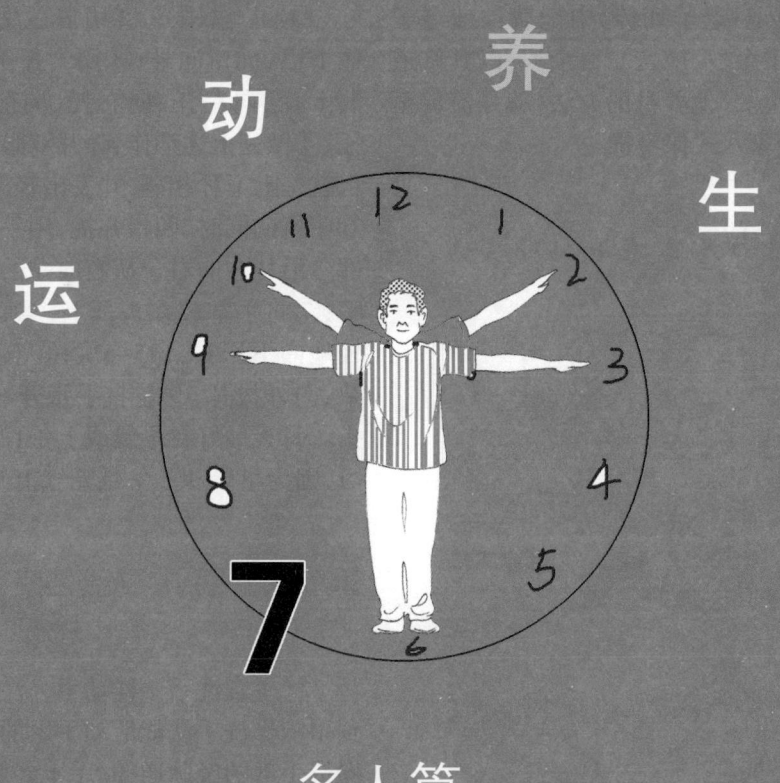

# 运动养生

## 7

### 名人篇

# 老子的"道家八式保身操"

《史记·老子列传》中记载:"盖老子百有六十余岁,或言二百余岁,以其修道而养寿也。"他养身的方法,就是流传至今的"道家八式保身操"。

## 第一式　振阳法:振奋身体阳气

①闭上双眼;②用掌心及掌根处抵住下巴,虎口向外;③用力托下巴,依次向上托、向左托、向右托、向前托、向后托;④做完上述动作,睁开双眼;⑤叩齿,也就是上下牙相碰,并发出轻微的声响;⑥叩齿的同时,四指并拢,用手掌的前半部分沿从左向右、从右向左的方向擦眼睛;⑦将手掌放在头顶上,掌心使劲,轻轻地向下压头,做5~6次;⑧双手抓住耳朵,向外拔耳;⑨左右手张开,用手指梳头。每天最好在早晨或上午12点以前练习,因为早晨和上午是元气上升的时候。

## 第二式　洗手法:关节病患者的福音

像平常洗手一样动手,注意要活动到手腕。洗手法能活动手上的6条经脉,保持手部的经脉通畅。手上经脉通畅,各种风湿或类风湿关节炎引起的手指关节肿大、疼痛等问题就能不药而愈了。

## 第三式　伸臂法:防治肩周炎

①双手十指交叉,然后用两手的掌心按一下胸部;②再翻转手掌,掌心向外;③紧接着,双臂向前方、上方、下方、左侧、右侧使劲伸直,总共做十几次就可以了。此法可以活动肩肘部的气血,所以

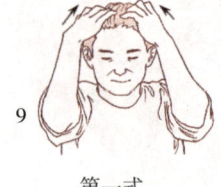

第一式

名人篇

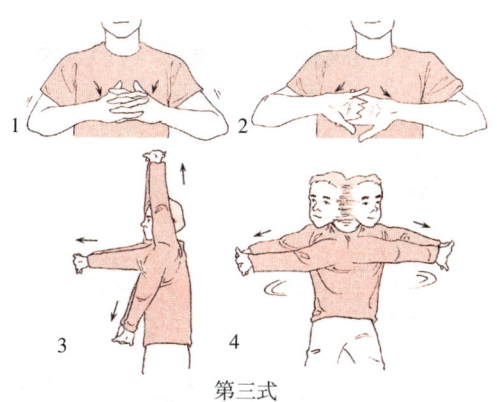

第三式

能防治肘关节疼痛及肩周炎。

### 第四式 松腰法：保肾的大法

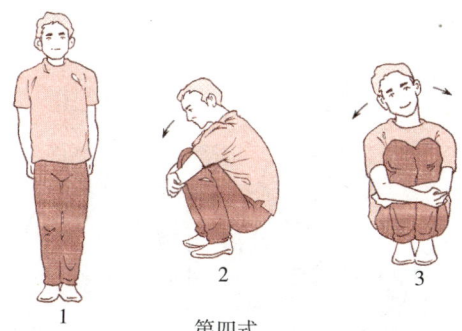

第四式

①站立，双脚并拢；②双手交叉后，抱住小腿；③同时头尽可能地靠近双腿；④保持腰部不动，头向左侧、右侧扭，各扭10次。此法能预防和缓解腰肌劳损，对椎间盘突出引起的腰背疼痛有显著的疗效。

### 第五式 抽肋法：减肥好方法

①坐在椅子上；②两手十指交叉，放

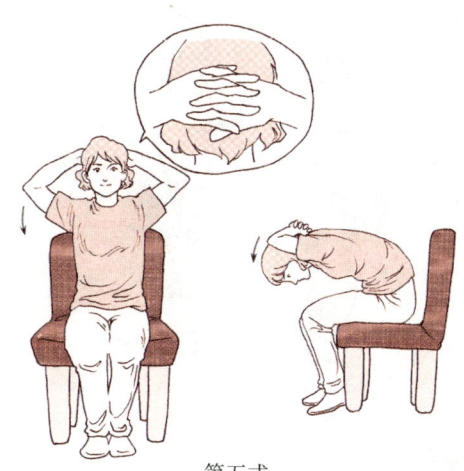

第五式

在头后面，双手抱头；③抱着头向下俯身，头快贴到大腿上；④向左右方向扭头，感觉两肋之间的肌肉被拉紧了。此法可消除各种肋间疼痛、胁肋胀闷。

### 第六式 虎视法：保护视力

①站立；②双手手掌按在膝盖上；③向左右方向扭头、扭腰。此法对中老年人眼睛早花等眼疾有很好的疗效。

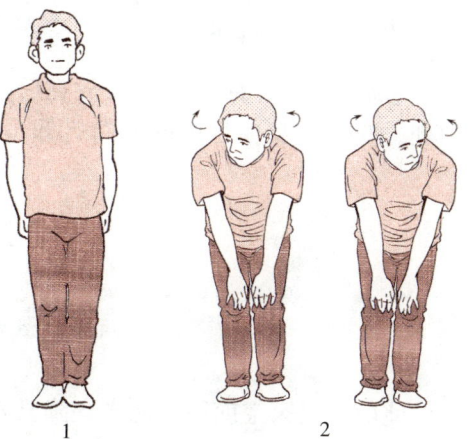

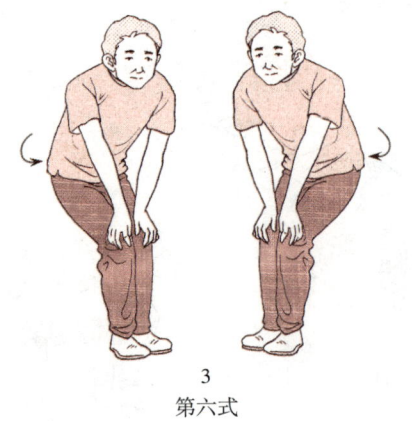

3
第六式

挺直。

三个步骤做完，就是一次完整的"取嗝"动作。连续做10次，就会有嗝打出。每天积攒的浊气就会通过打嗝的方式排出。

### 第八式 开胯法：缓解腰腿痛

①坐在椅子上，将右脚脚踝放在左腿膝盖上方；②将两手放在右腿膝盖上，两手一起轻轻向下压右腿的膝盖；③左右腿交替进行。注意做此式时，不宜用力过猛，不然会伤到胯关节。此式能缓解腰腿痛。

### 第七式 取嗝法：排积气

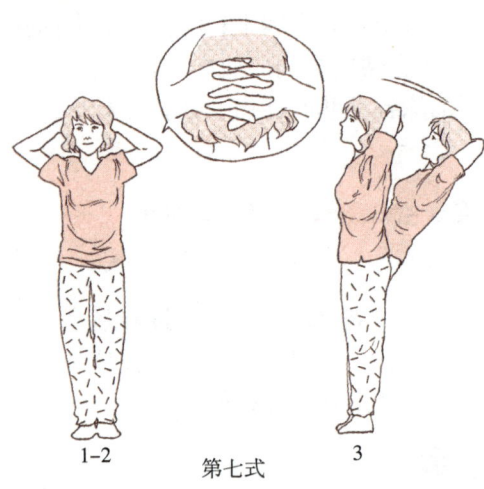

1-2     第七式     3

①站立；②双手十指交叉，放在后脑勺处，抱头；③身体尽可能地向后仰，再

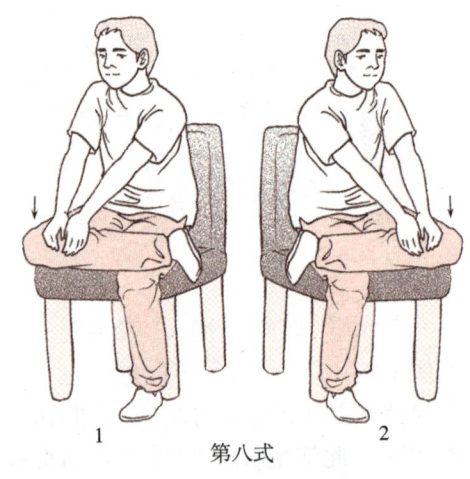

1     第八式     2

（李军红/文）

## 温家宝跳绳很标准

此前，温家宝前往河北省兴隆县六　道河中学，在课间操活动时与学生们一

起跳绳。温家宝跳起来非常轻盈和灵巧。我仔细看了照片和媒体报道，温家宝跳绳的动作非常科学，建议大家不仅学学温家宝跳绳健身，更要学学他科学的跳绳方法。

很多人都知道，跳绳是一项非常好的全身运动，不但能增强心肺功能，强健四肢，还可以起到预防骨质疏松的作用。不过很多人的跳绳姿势往往不正确，这样反而会损害身体。

跳绳一定要用前脚掌起跳和落地，切记不可用全脚或脚跟落地，以免脑部受到震动。温家宝跳绳时一直是前脚掌屈下，这样落地时就保持前脚掌落地的姿势。当身体跃起在空中时，不要极度弯曲身体，要成为自然弯曲的姿势，跳时呼吸要自然有节奏。温家宝跳绳时一直保持上身挺直的标准动作，这非常值得广大跳绳爱好者们学习。

对于中老年人来说，跳绳不用那么剧烈，最好采取简单的慢跳方式。作为年过七旬的老人，温家宝这次选择的就是双脚慢跳。跳绳运动后不要立刻停下来，要做一些伸展、缓和的动作，放松腿部肌肉，才算是真正结束运动。温家宝跟同学们跳完绳后，还与同学们一起打太极拳，这就是非常好的伸展缓和动作。

跳绳的装备和场地也有讲究，最好穿运动服或轻便服装、软底布鞋或运动鞋。选择适当的场地，避免灰尘多或有沙砾的场地及凹凸不平的水泥地。你看温家宝虽然穿得朴素，不过确是一双柔软舒适的运动鞋，选择的场地也是平整的砖地。

跳绳是一项非常不错的运动，夏季你可以选择在公园的树荫下早晨的小区里，一根绳子就够了。

（卫志强/文）

## 名人糖尿病患者的健身招

提起健身，很多糖尿病患者就会条件反射式地想到健身房和各式健身器材。其实，真正的健身是不拘泥于形式、风格和内容的，关键是选择适合自己的方式并坚持做下去。

**朱德：** 体操做了60年

朱德在有20年糖尿病的情况下活到了90岁，与他平常爱运动有着很大的关系。他坚持最好的运动就是做了长达60多年自创的体操，被大家称之为"朱德操"。"朱德操"分呼吸、踢腿、下蹲、甩手、伸臂、上身侧转、头部运动等10个部分。做一次4~5分钟，运动完后，全身上下所有关节都能得到很好的锻炼。朱总司令每天坚持早饭前和睡觉前做操，从不间断。

曾在朱德身边工作过的工作人员徐建柱还讲过一个关于朱总司令做操的小故事:"有一次因为开了一整天会,总司令洗完澡后,就上床躺下了。待我收拾完回来一看,总司令正穿睡衣起床,我问他起床干什么?总司令说忘记做操了。平时在户外做操,今天只好穿睡衣在家做了。做完操,他才安心上床。"

专家提醒:
不要以为做操是一个简单的运动,真正把每一个动作做到位也能很好地锻炼身体。即便不会做"朱德操",也可以做广播体操。

## 邓颖超:坚持散步降血糖

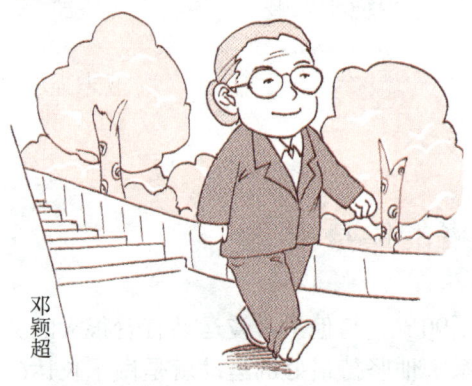

邓颖超

1953年,邓颖超被查出了糖尿病。邓颖超在自己的文章中记载,她当时的体重是10年来最高的,既然根源从这里来,就从这里治疗。从此,她给自己做医生,没用药物,除控制饮食、严禁吃糖外,饭前饭后还坚持散步,没有一次间断,连续做了6个月,她的体重显著减轻,血糖也得到了控制。

专家提醒:
散步其实很简单,难就难在能不能坚持,今天感觉累了懒得动,明天有好电视看不想去,后天又有宴席出不去,三天打鱼两天晒网,血糖也稳定不了。

## 华国锋:亲自管理葡萄架

华国锋家的院子里有两个很大的葡萄架。最多的时候,这里种着50~60种葡萄。然而,华国锋每次却只能吃1~2粒。因为20世纪70年代中期,华国锋被查出患有糖尿病。在力所能及的时候,华国锋亲自管理这些葡萄架。遇上刮风的日子,他就急忙出门捆葡萄架。

专家提醒:
当然,并不是要所有的糖尿病患者都去弄个葡萄架,退休在家,养养花、种种树,锻炼身体的同时还能美化环境,一举两得。

## 星云大师:练习写"一笔字"

星云大师也有糖尿病,但他每天坚持书法写作。随着病情的发展,他开始视物模糊,写字一笔不写完,再从哪里开始就不知道了。于是,他想了一个办法,

名人篇

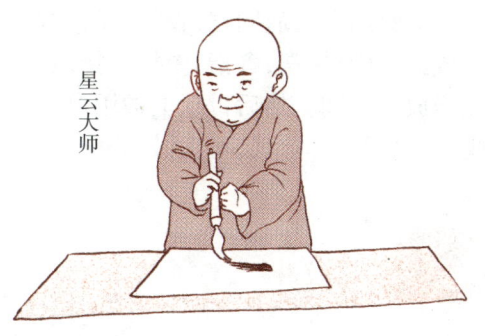

星云大师

已经写好了，几秒钟就可以完成，这样也就避免了手抖写不好字的情况。

> **专家提醒：**
> 写书法也叫运动？当然！练书法必须凝神静气，通过科学的指法、臂法、腕法、身法有机地将点画输送。既能静心，又能使手臂和腰部的肌肉得到锻炼。

就是写快一点，经常是别人还没注意，就

(《益寿文摘》/荐)

## 三式气功助邵逸夫延寿

华语影视人、著名慈善家邵逸夫103岁的时候还精神爽朗。这位在2010年元旦才退休的富豪，比一般人的退休年龄晚了40多年。有人问他养生秘诀何在，邵逸夫笑答："常练气功、笑口常开。"在90岁的时候，邵逸夫曾亲自上武当山，向武当人李诚玉道姑（享年118岁）学了一套延寿气功。从此，每天练气功是邵逸夫的必修之课。他每天早晨5点起床，练功两小时。他说："因为练气功，一天都不疲劳，睡眠质量很好。"下面将这套气功介绍给大家。

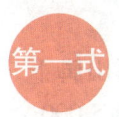

**第一式　提气**

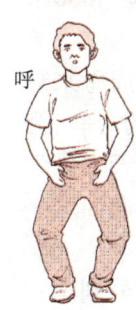
呼

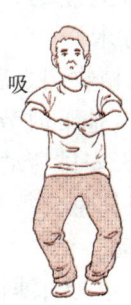
吸

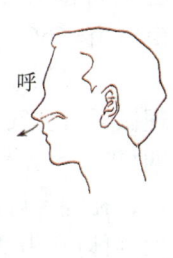
呼

# 运动养生

双脚微微弯曲与肩同宽，提肛顶颚。双手如抱一盆花，放在丹田位置，之后用口吸气，吸气时舌顶上颚，双手亦随之升高到胸前，之后用鼻呼气。每次做15分钟。

## 第二式　剑指桩

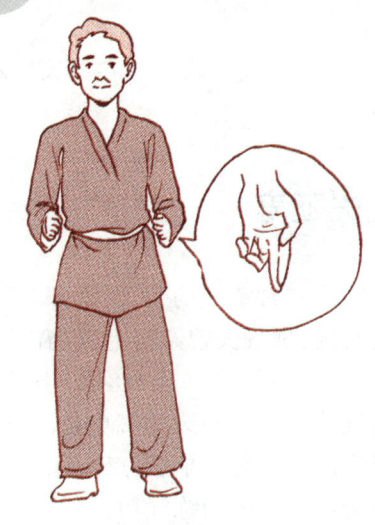

双脚站立与肩同宽，收紧肛门。双手握成剑指（空握拳，食指、中指下指地面）模样放在腰间，然后舌顶上颚用口慢慢吸气，之后用鼻呼气，每次做5分钟。

## 第三式　无极桩

双脚微微弯曲与肩同宽，收紧肛门。左手平摊向下放在丹田，而右手平摊向上放在胸前。然后用鼻吸气，之后用鼻呼气。3分钟后双手会有麻胀和发热的感觉。

（景胜/文）

## 溥仪：植物园劳动得健康

北京植物园坐落在京郊西山脚下，也是周恩来批准兴建的，占地5 000余亩（1亩=666平方米）。

溥仪到香山植物园之后，周恩来总理做了具体安排。他下放劳动的时间，为期1年。每天半天安排劳动、半天安排学习，礼拜天可以休息，每两星期回城一次，可以自由活动。

来植物园的第3天，溥仪被分到温室劳动，温室里汇集了国内和五大洲的2 000多种植物。劳动使他逐渐改变了靠服药才能入睡的习惯，神经衰弱症不见了，脑袋一沾枕头就能呼呼入睡。他自己也承认现在能吃能睡，体质好多了。

第一个月的工资发下来之后，溥仪用这笔钱买了棉花和被面，由同事帮他做了一床紫花面的新被。这是他有生以来，第一次用劳动报酬换来的生活用品。

后来,周恩来又把溥仪找去,问他以后的安排。

溥仪说:"我对历史、文艺方面感兴趣,过去下过功夫,但这不是当务之急,还得在劳动中锻炼……"

后来国家安排他担任政协文史专员,不过他想在文史资料委员会领取待遇,仍住在植物园参加劳动。反映给周恩来之后,周恩来同意他可以每星期去一两次植物园。

(佚名/文)

## 园艺健身,益寿延年
——记女红军莱玲的健身之道

在闻名遐迩的大连红军村,仙居着一位年高德勋的女红军,她就是全军极少数健在的走完长征路的老红军莱玲老人。莱老1933年参加红军,长征时在红四方面军做医务工作,这位小脚红军以坚韧不拔的毅力三过草地,爬越雪山,胜利地走完了长征路。如今,年逾九十高龄的老寿星思维敏捷,精神矍铄,谈锋甚健,身体非常健康。一些老战友、老部下见了她,经常向她打听保健养生之道,莱老总是乐呵呵地说:"我的健康主要源于园艺健身。"

莱玲老人居住在环境幽静、空气洁净的大连市星海湾畔,自家独门独户有个不小的庭院,自20世纪80年代初她从领导岗位上退下来后,兴趣盎然地过起了"晨兴理荒秽,带月荷锄归"的田园生活,经常在庭院里进行翻土、施肥、浇水、除虫、剪枝等园艺劳作,把房前房后的庭院种植成了一处赏心悦目的植物园,各种花卉争奇斗艳,蜂飞蝶舞。她种植的蔬菜有十余种,常年自食有余,还经常送给

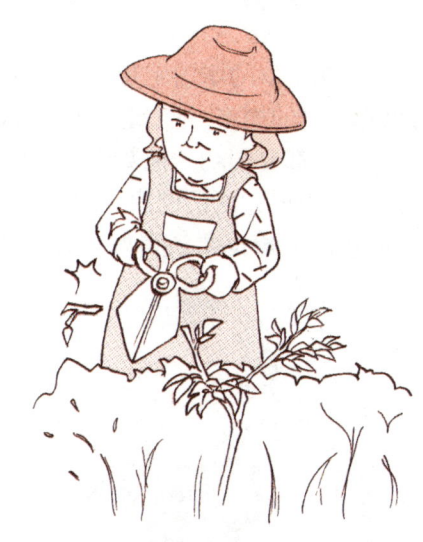

邻居老姊妹和附近的警卫连。步入莱老的大门,过道上有一个拱式高大棚架,棚架上经常爬满丝瓜、苦瓜、葫芦、蛇瓜等,棚架下面种植着五彩椒、白菜、韭菜、茄子等,庭院四周有各种花草及桃树、梨树、柿子树等。红军村是大连市爱国主义教育基地之一,许多参观者路过莱老住处时,被她的植物园所吸引,往往驻足观

# 运动养生

赏,赞叹不绝。

德高望重的老红军莱玲,从长期的园艺健身中体会到,经常在田园里松土、浇灌、剪枝、施肥,不仅可以活动筋骨,锻炼身体,改善睡眠,增加食欲,促进血液循环,还可以预防冠心病和其他老年病。她经常向登门拜访的老战友、老姐妹们介绍说:"园艺健身集劳动、休闲于一身,置身室外进行阳光浴、空气浴有益老年人的身体健康。此外,花草、树木还会释放出大量负离子氧气,在田园里吐故纳新,对人体的精神活动具有重要的调节作用。"莱玲老寿星因长期坚持园艺健身,延缓了衰老,增强了免疫力,很少患头痛感冒,很少去医院,迎来"老骥骨奇心尚壮,青松岁月色逾新"的幸福晚年。

(丁金栋/文)

## 钟南山:慢跑最适合办公族

已经70多岁的中国工程院院士钟南山,堪称健身的模范。他看起来比实际年龄年轻,这都要归功于他数十年的健身经历。钟南山说:"所谓健康,就是指一个人不但要活得长也要活得好。15%的健康来自遗传,自然、社会环境和医疗水平等因素决定了25%,另外60%由生活方式决定。"酷爱跨栏运动的钟南山曾在20世纪50年代参加过全运会,还打破过400米的跨栏纪录。跑步是他日常坚持的运动之一。此外,打篮球、游泳、单双杠训练,每周至少坚持运动4次,绝对可以算是健身发烧友。即使再忙,他也会抓紧时间锻炼。

在钟南山看来,运动就像吃饭一样必不可少。他把有氧运动视为生命能量的重要来源,其不仅使他充满活力,还让他精力充沛地完成繁重的工作。

对于忙碌的上班族,钟南山最推崇的运动是慢跑,他认为最理想的慢跑频率是每天慢跑1次,如果做不到,每星期也要慢跑2~3次。

(左芳/文)

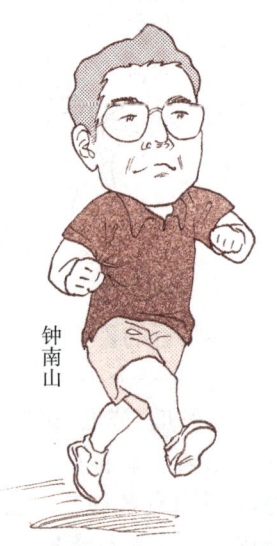

钟南山

## 白岩松的健康公式

最近,白岩松深度解读了"1+1=11"的健康公式。

"1+1指的是管住嘴、多动腿,这两个看似具体的行为加在一起,意味着对生命的支持和激励就能达到11。'11'像人的两条腿,也像一双筷子,加在一起也正好是管住嘴、迈开腿的意思。"从这个意义上讲,白岩松说,1+1去掉任何一个'1'的效果都会减10分。

"1+1"也是"饿加汗",等于鼓励人们保持必要的饥饿感,每周出几次汗。通过"饿加汗"发出更健康的信号,铸造健康的生活。

白岩松的解读,是为了激励更多的人参与到"走"这种人类活动中最简单、最基础、最有效、最时尚的健康运动中来。作为健康激励计划宣传员,白岩松说:"我平时经常步行,尽管昨天腿疼但还是忍着走了走。"

怎么能坚持走动起来呢?白岩松认为,如果把步行枯燥化,人很难坚持。有一句话叫"我们要活出健康",首先要"活",要让生活有滋有味,让人乐于进行并且心情愉悦。所以平常的步行如果调动这一点,就会有一种成就感。而在步行里面添加很多生活的乐趣,步行才能成为一生坚持的习惯。

白岩松极不赞成用减肥药代替运动的方式减肥。他说,减肥药是处方药,用处方药减肥是一种用反健康的方式追求健康,其实是一种不健康。"健康体重"很重要的一点就是不能过胖,也不能过于消瘦,这是中国文化平衡的精髓,也是身体平衡的需要。

在白岩松看来,大家不妨把散步、走路变成很好的跟自己对话的时间。找各种机会步行,自己跟自己对话,就会感觉到心情愉悦。

这种散步,是身心健康的一部分,应该成为这个时代、尤其是年轻人的时尚。因为一方面,现在很多青年人的生活方式并不健康;另外一方面,年轻人越是工作压力大,越要运动。不管是步行还是其他的"吃动平衡",都要从青年人做起。

(易安/文)

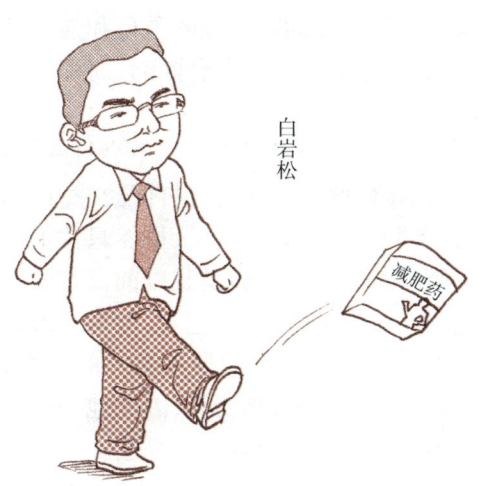

白岩松

## 六小龄童：随身携带"金箍棒"

都说人到中年要发福，可是因出演孙悟空而红遍大江南北的六小龄童，虽已年过半百，身材却依然羡煞不少年轻人。问起他的保养之道，他说，一是心态，二是运动。

"好心态，是慢慢练出来的。"年轻时，六小龄童也愤世嫉俗，也爱意气用事。随着年龄的增长，他不断提醒自己：保持平常心。六小龄童现在保持好心态的秘诀就是"不要20分钟以上想同一个问题"。

关于锻炼，六小龄童说："有一次在地铁里，我身边坐了两个中学生，我听见其中一个小声说：'六小龄童没这么老，不是他！'另一个则说：'长得太像了，八九不离十……'我说：'嗨，没错，我就是六小龄童……'"后来，两个学生在六小龄童的官方网站给他留言，认真地要求："六小龄童老师，我们不许您老。"

"也就是在那天，我第一次意识到岁月不饶人。"他感慨道。从那天开始，他关心起自己的健康来。"我目前的身体状况很好，能吃能睡能干活。不光是观众不许我老，我也不允许自己随便下岗。"他微笑着对记者说。

"我坚持每天练功——舞'金箍棒'20分钟。"说着，他竟拿出随身带来的折叠式"金箍棒"舞动了起来。一下子，记者仿佛走入了齐天大圣的世界。"每天20分钟一套操，雷打不动。"不过，六小龄童提醒道，对于普通人来说，锻炼要分年龄段，各年龄段的人锻炼的项目和强度都不同。超过40岁，就不要像年轻时那样要求自己了。

"我的业余爱好不多，不会打牌，不会打麻将，偶尔和朋友打打保龄球。前不久，和朋友们一起去钓鱼，虽然只钓上了一两条，但那份乐趣是我以前没有体会过的。"六小龄童告诉记者，他现在最喜欢的事情就是收集和猴子有关的东西，比如猴子的雕塑、画册等，因此他一有时间就爱去潘家园旧货市场逛逛。

（李伟民/文）

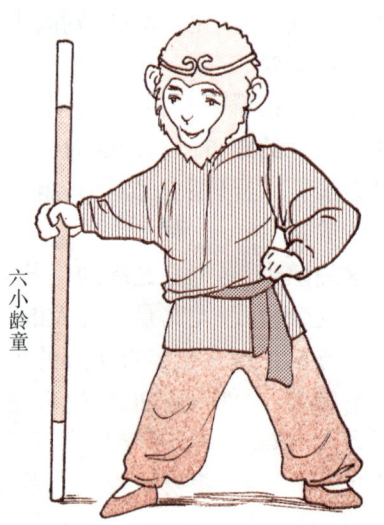

六小龄童

## 名人篇

## 魏宗万:动则不衰,乐则长寿

《水浒》中的高俅、《三国演义》中的司马懿、《湘西剿匪记》中的土匪司令、《三毛从军记》中的老兵……魏宗万塑造的荧屏形象,至今仍为人们所津津乐道,因而有"影视界常青树"的美誉。

魏宗万已经70多岁,虽已退休,但一年中仍有2/3的时间在全国各地奔波和拍戏,却从来感觉不到累。谈到健康的秘诀,他说:"我养生有8个字:动则不衰,乐则长寿。"在上海人民艺术剧院演出时,他总是与工人们一起搬道具,搭布景;家中虽然请了钟点工,但他仍坚持自己洗衣服。魏宗万说:"经常运动和热爱劳动,为我的身体健康打下了扎实的基础。"

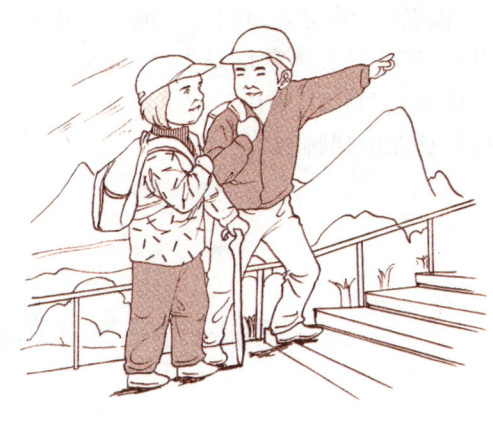

魏老还是个乐天派。平时朋友聚会,只要他一到场,气氛就会活跃起来,讲段笑话,做个鬼脸,大家经常笑得前仰后合。有一次在家里,家人因为一点小事而争论不休。为了打破僵局,他学着唐老鸭的声音说了几句风趣幽默的话,顿时大家的对立情绪消除了。魏宗万说:"幽默并非小品演员的专利,生活中处处有幽默,看你怎样去发掘它。幽默能化紧张为松弛,化忧愁为快乐,是一帖良药,对健康极有帮助。生活中需要幽默,健康需要幽默。"

"老年人如果有条件最好出去走一走,散散心,感受大自然的美好,心胸和眼界会更加开阔。"魏老对旅游颇有兴趣,他认为老年人容易沉浸在回忆中,而赏心悦目的外界环境所带来的刺激,有利于老年人克服认知功能的障碍,尤其对预防老年痴呆症很有帮助。

(祝天泽/文)

## 李伯祥:每天早晚快步走

著名相声表演艺术家李伯祥给人的第一印象是短小精悍,一副精气神十足的样子。当问到养生秘诀时,70多岁的李伯祥笑着说:"养生之道各有其特点,我平时生活习惯是坚持一早一晚散步,喜欢听京剧,爱足球,常保持幽默。"李伯祥

运动养生

说，他每天吃早餐前或晚饭后，都要在小区附近转上几圈，每次快走30~40分钟。若遇上雨天、大风天或雪天时，就在室内走，做做操，活动活动四肢。他的原则是以不气喘、自我感觉良好为度，散步途中还依据自身情况来决定是否休息一下，目的是保证腿脚利落。

他总结说，步行有很多益处，是唯一能终身坚持的锻炼方式；动作缓慢、柔和，不易发生骨折或其他意外；长期步行能增强心血管系统功能，有利于预防肥胖并减肥；能促进食欲和帮助消化，从而增加营养摄取量，有利于关节炎的防治。

（庞津昆/文）

## 一把梳子、一套八段锦养出40岁的好身体

### 他是京城最老的"坐堂医"

国医大师路志正出生于河北藁城县一个中医世家，19岁时便已成为家乡小有名气的中医。如今，路老行医已有70余年，90多岁高龄的他仍然坚持出诊，是京城最老的"坐堂医"。

### 不老法宝是梳子

与路老交谈，他一直保持着敏捷的思维、旺盛的精力以及极强的记忆力，压根儿就看不出他是年过90岁的老人。"当医生的，必须自己先把身体弄好，不然你怎么给患者治病。"路老每年都做体检，最近的一次是两个月前。让人觉得不可思议的是，所有的检查结果均"未见异常"，各项指标都是40岁左右成年人的水平，让很多人自愧不如。

当记者问起大家都关注的"养生秘诀"时，路老首先推荐的便是梳头。"每天工作的人，用脑最多，但头部的运动反而最少，尤其是头皮、面部。"路老说，发为血之余，也跟肾有关，每天梳头可以使气血通畅、调养精神，促进头部血液循环。除了每天睡前要梳头，在他的手提兜里，随时都放有一把梳子，无论是上班还是出差，只要有空都会梳一梳。"梳头时，前后左右都要梳到，有时间就多梳，没时间少梳，10~15分钟就可以。"除此之外，路老还习惯每天早上起来搓脸，用两手掌在脸上上下揉搓，直到发热。

### 坚持锻炼五十余年

最爱太极拳、八段锦

路老对锻炼的重视，是从三十多岁时开始的。那时，他常练吴氏太极拳，后来随着年纪的增大，便改成了八段锦，每次练习不过十余分钟，身法端庄，姿势舒展，几十年来从未间断过。而在日常生活

中,路老也是将运动贯穿其中,"出门诊时运动不了,我就在车上运动。做做头部运动,活动活动手。在楼下等的时候,我就把腿脚运动了。"

每天吃过晚饭后,路老会先休息半小时,"刚吃完饭,血液都到胃里帮助消化了,所以别急着走路。"然后出门散散步,到家附近转一圈,看看别人跳舞,自己做做八段锦,再回家泡脚、睡觉。"泡脚可以使头部的血液活络,解除疲劳,这样更容易入睡。"

采访快结束时,路老告诉记者,自己的生活很有规律,几十年来一直如此。要想拥有一副好身体,关键还是要坚持好的习惯。

(周茂/文)

## 爱因斯坦也爱步行

爱因斯坦在科学上的成就众所周知,可是很少有人知道,他从小就喜欢运动,尤其钟情步行,而且一生都坚持不懈,直到老年,人们还曾尊重地称他为"老年运动家"。

曾经有一次,他获邀去比利时访问,国王和王后准备隆重欢迎他。可是,等到旅客都走光了,也不见爱因斯坦的影子。原来他提着皮箱,拿着小提琴,早已经从前一个小站下车,一路步行至王宫。

在爱因斯坦晚年的时候,他还坚持工作、坚持锻炼,他不仅经常做家务事,还经常邀请朋友去爬山,刻意磨炼意志,锻炼身体。有一次,爱因斯坦还和居里夫人及其两个女儿,兴致勃勃地攀登瑞士东部的安加丁冰川。

爱因斯坦70岁时,每天仍然坚持从他住的地方步行到研究所。他每天从家走到办公室,距离大概有两公里,他不喜欢开车,而宁愿选择步行。因为步行可以让他呼吸到新鲜的空气,也可以更好地思考问题。他还喜欢和朋友一起散步,在轻松的氛围中,可以刺激大脑活动,保障血液畅通。《爱因斯坦传》中记述,一次,爱因斯坦正在散步,突然停下来说:"现在看到的月亮是不是月亮的存在?"这一思维最终引发了相对论的产生。可见步行可以带来灵感。

赶快学习他,每天坚持步行锻炼吧!

(胡建夫/文)

# 毕加索运动养生

毕加索是西班牙著名的现代派画家,终年92岁。

毕加索一生喜欢体育运动。青少年时期就参加各种体育锻炼。他热爱大自然,常常一个人背着画板,带着绘画工具到乡村、山野去写生,欣赏大自然的美景,搜集绘画创作素材。夏天,他常去海滨游泳场游泳,他的游泳技术特别好。随着年龄的增长和身体条件的变化,他适当地改变锻炼的方式,逐步放弃剧烈的运动而改做体操和日光浴,饭后坚持去公园散步,呼吸新鲜空气。

毕加索性格开朗、乐观。作为西班牙人,他熟悉斗牛的情况,并根据生活经验创作了一套别开生面的斗牛舞作品,工作之余他还和妻子、儿女表演斗牛舞。他甚至把家中养的几只小狗当作斗牛加以训练,进行"斗牛"表演。既给生活增添了乐趣,又活动了筋骨,起到了休息大脑、锻炼身体的作用。坚持锻炼,可以说是毕加索的长寿经。

(媛媛/文)

# 看国外领导人如何健身

经常运动的人会有一种很阳光的"气质",这种气质有助于其树立健康的公众形象。据了解,在政治舞台上威风八面的各国领导人,在运动健身方面也同样表现得游刃有余……

## 奥巴马:有氧运动+重量训练

前任美国总统奥巴马是个不折不扣的健身迷。他每周都要坚持锻炼6天,每次锻炼大约45分钟,只有星期天才会休息。在训练中,他通常会交替进行有氧运动和重量训练。周一、三、五进行有氧运动时,通过踩脚踏车的方式来消耗身上的多余脂肪,或者通过椭圆健身机来使心率达到最大值。而在周二、四、六进行

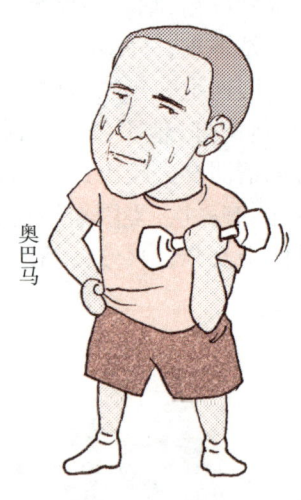

奥巴马

# 名人篇

力量训练时,奥巴马会针对各部位肌肉作举重或负重练习,从而增加肌肉强度,使体型更加匀称和健美。

> **专家点评:**
> 经常进行交替运动,能使人体各系统的生理功能得到交替性锻炼,是自我保健的一种好措施。有氧运动和力量训练交替进行,还能起到很好的塑形效果。

6段的选手,也是世界上首位获得柔道高级段位的总理级人物。

> **专家点评:**
> 柔道通常被译作"一种文雅的运动方式",但它实际上是一种对抗性很强的竞技运动,蕴藏"灵活即力量"的内涵。正如普京所说,柔道能锻炼人的勇气,同时让练习者懂得尊重对手和保持谦虚。

## 普京:柔道高手

曾经有记者问俄罗斯总理普京保持旺盛精力的秘诀,他回答说完全得益于体育锻炼。普京说自己每天早上起床后,都要做30分钟的体操,然后游泳20分钟。而且,他每天总能忙里偷闲,在工作间隙花一个半小时从事各种体育运动。

如果要论真功夫的话,普京是世界领导人中身手最好的。普京是柔道黑带

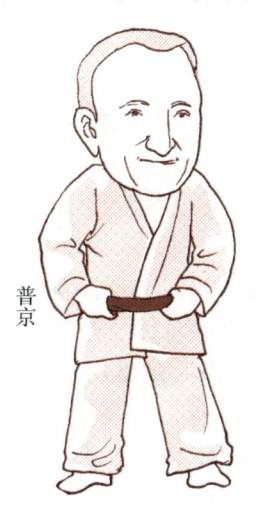

普京

## 默克尔:爱散步

散步是德国人的传统爱好。每逢周日的午餐后,是他们的散步日。他们认为散步是对紧张工作的缓解和精神疲乏的放松。他们的总理默克尔更是特别喜爱散步,2006年她首次访华时,温家宝总理就专门陪同她到北京菖蒲河公园散步。2010年6月俄罗斯总统梅德韦杰夫访问德国时,默克尔也用"散步"招待了他。

> **专家点评:**
> 散步能够缓解压力、强健肌肉、加快血液循环,有助于多种疾病的防治。但餐后血液多供应给胃部,此时散步影响消化,所以最好在两餐之间散步,能快走别慢走,能走土路别走柏油路,越接近花草、树木、流水越好。

273

# 运动养生

## 季莫申科：搭配多种运动

乌克兰前总理季莫申科不是一般的喜欢运动，她和男孩子一样喜欢踢足球，而且踢的是前锋。虽然进入政坛之后，足球不再是合适的运动，但她仍对球类运动钟情有加。此外，常年坚持、已达专业水平的体操运动也为她的身体增加了活力。

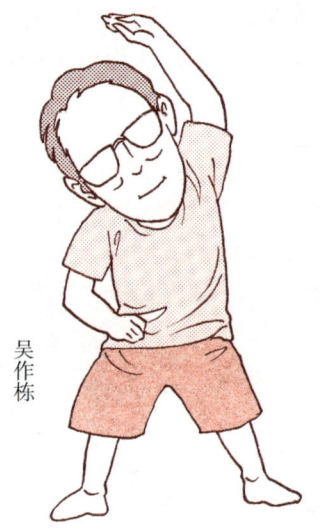
吴作栋

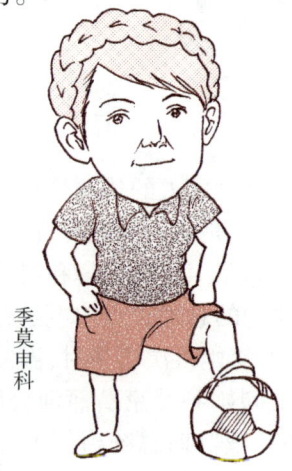
季莫申科

> **专家点评：**
> 她的运动搭配很合适。足球、网球是需要耐力、强度很大的运动，改善的是体质；体操则很舒缓，锻炼的是身体的韧性，这两项加起来正好刚柔并济，焕发出身体最大的活力。

## 吴作栋：跳健身舞

新加坡领导人吴作栋身高1.8米，在各国领导人中算得上是一个"高人"。吴作栋鼓励全体新加坡人把体育锻炼当成与刷牙、看电视一样的生活习惯。他曾在新加坡"健康生活方式日"带领数万国民共跳健身舞。他还喜欢打网球和高尔夫球，认为流汗能够使他保持"最佳健康状态"。

> **专家点评：**
> 舞蹈对肌肉的刺激是全面性、综合性的，它的动作兼顾到头、颈、胸、腿、髋等部位。另外，舞蹈还具有有氧运动的效果，在提高心肺功能的同时，达到塑形减脂的目的。

生命在于运动，运动带来的是乐观的情绪和健康的身体。希望通过这些名人的"示范效应"，能够带动您养成良好的运动习惯。

（王少华/文）